AF591752

TRAITÉ

DES

# MALADIES DE L'ESTOMAC.

POITIERS. — TYPOGRAPHIE DE HENRI OUDIN.

# TRAITÉ

DES

# MALADIES DE L'ESTOMAC

DE

W. BRINTON

TRADUIT PAR

A. RIANT

DOCTEUR EN MÉDECINE DE LA FACULTÉ DE PARIS

PRÉCÉDÉ

D'UNE INTRODUCTION DE M. LE Dr CH. LASÈGUE

PROFESSEUR DE CLINIQUE MÉDICALE A LA FACULTÉ DE MÉDECINE
DE PARIS, MÉDECIN DE L'HÔPITAL DE LA PITIÉ, ETC.

**Avec figures dans le texte.**

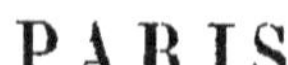

PARIS

ADRIEN DELAHAYE, LIBRAIRE-ÉDITEUR

PLACE DE L'ÉCOLE-DE-MÉDECINE.

1870

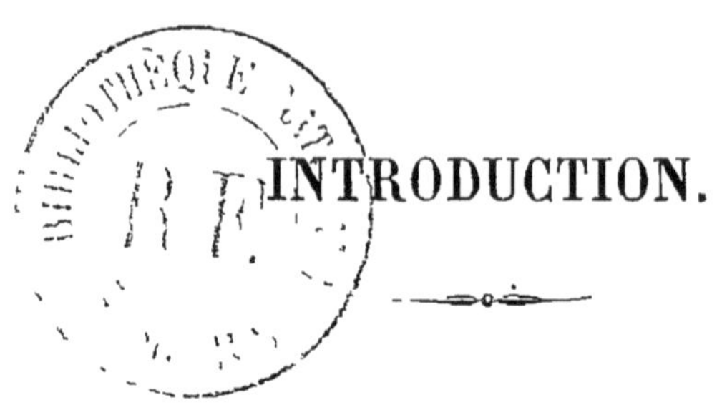

# INTRODUCTION.

## I.

Ce n'est pas sans quelques hésitations et sans avoir eu à me défendre d'un scrupule, que j'ai consenti à écrire cette introduction pour le Traité des maladies de l'estomac, de Brinton.

S'il m'était agréable de signaler aux médecins français un livre dont j'avais apprécié depuis longtemps la supériorité, et de leur recommander l'excellence de la traduction, il m'en coûtait d'associer mon nom à l'œuvre d'un autre, si réservée que fût mon accession.

Brinton vivant, intervenir eût été impossible; lui mort, j'ai pensé qu'ajouter quelques pages à son livre était une façon comme une autre et peut-être meilleure qu'une autre de témoigner ma révérence pour la mémoire de l'auteur. Personne ne se résignerait à mettre même la préface la plus brève en tête d'un ouvrage dont la valeur lui semblerait douteuse.

Brinton a raconté lui-même comment et sous quelles impressions il avait été conduit à consacrer aux affections gastriques une étude approfondie. La perte d'un de ses proches parents auquel il donnait des soins, lui avait fait sentir douloureusement l'insuffisance et le vague de nos connaissances en matière d'affections abdominales. Son idée fut de détacher de la masse confuse des observations quelques types fixes, à symptômes définis pendant la vie, à lésions caractéristiques après la mort.

Aussi les trois grands chapitres du livre sont-ils consacrés à l'ulcère, au cancer, à ce qu'il appelle la cirrhose de l'estomac et secondairement à quelques autres altérations de structure. L'anatomie pathologique fournit là, comme toujours, le critérium le plus sûr, en donnant aux inductions de la clinique la sanction d'une démonstration directe.

L'ouvrage est précédé d'une longue introduction anatomo-physiologique où se retrouvent les aspirations et les aptitudes du professeur de physiologie de l'hôpital St-Thomas, et Brinton exprime la ferme espérance que les principes physiologiques serviront à asseoir le traitement sur une base rationnelle. Néanmoins, qu'elles interviennent à titre d'explications ou d'applications, les notions physiologiques ne sont, pour emprunter le mot de l'auteur, *incorporées* aux notions cliniques qu'avec une souveraine réserve.

Je n'ai pas à louer, j'ai encore moins à commenter les deux monographies, œuvres maîtresses, où il est traité de l'ulcère et du cancer de l'estomac. Brinton était là sur un terrain choisi où se montrent toutes ses qualités d'observateur et d'anatomo-pathologiste : on peut dire, sans crainte d'être démenti, que ces monographies sont déjà et resteront classiques.

Les seuls chapitres auxquels je me permettrai d'ajouter quelques développements ou quelques commentaires sont ceux que Brinton a laissés dans l'ombre, et auxquels il n'avait certainement pas mis la dernière main quand une mort prématurée est venue rompre la chaîne de ses travaux. Je veux parler des leçons consacrées à la séméiologie ou à l'étude des symptômes en général et à la dyspepsie.

La séméiologie ou la séméiotique, car les deux mots sont devenus aujourd'hui presque synonymes, est un mode de classement de nos connaissances médicales que je regarde comme essentiellement défectueux. De deux choses l'une : ou les symptômes sont réputés assez significatifs pour autoriser un diagnostic, ou ils n'ont, pris isolément, qu'une signification restreinte et leur valeur dépend de la combinaison dans laquelle ils entrent. Dans le premier cas, on incline à affirmer la nature de la maladie à l'aide d'un seul signe réputé pathognomonique. Dans le second, on fragmente sans profit la maladie et on fournit au médecin des matériaux qu'il ne sait comment utiliser.

Les manifestations pathologiques ne sont pas comme les mots d'un dictionnaire qui se prêtent à des associations presque infinies, et dont l'emploi d'ailleurs est commandé jusqu'à un certain point par les règles de la grammaire. Brinton ne me semble pas s'être assez mis en garde contre ce que l'on me permettra d'appeler la symptômatologie *lexicographique*, celle qui catalogue et qui énumère plus qu'elle ne coordonne.

Les accidents gastriques principaux, ceux qu'il nomme les

symptômes chefs, sont classés sous six titres : douleur — le mot anglais : peine, vaudrait mieux si on consentait à l'introduire dans notre langue, — éructation, régurgitation, vomissement, hémorrhagie, flatulence.

## II.

Que l'estomac soit, à l'état normal, doué d'une sensibilité très-obtuse, en dehors des sensations spéciales analogues à celles que fournissent les sens, comme la sensation de la faim et celle de la satiété, le fait est incontestable; que dans certaines conditions, l'estomac soit le siége d'impressions plus ou moins pénibles, le fait n'est pas moins assuré. Pour arriver à dénombrer et surtout à classer toutes les variétés que peuvent présenter les douleurs gastriques, il faut d'abord se familiariser avec le vocabulaire des malades et procéder, dans chaque cas particulier, à une recherche minutieuse. Le seul procédé fructueux dont on ne saurait trop recommander l'application consiste à diriger l'enquête, en forçant le malade à apporter à sa propre observation une méthode dont on ne le laisse pas se départir.

Tout individu atteint d'une affection douloureuse ou incommode de l'estomac, commence par une énonciation générale qui résume si confusément la somme de ses souffrances, qu'aux premières questions, tous les malades ont entre eux une trompeuse ressemblance. Dans les stations d'eaux minérales renommées pour le traitement des maladies de l'estomac et où se rencontrent les formes les plus diverses, la plupart des baigneurs retrouvent dans les récits de leurs compagnons la description exacte des maux qu'ils ont ressentis.

Pour peu qu'on se résolve à prolonger l'interrogatoire et qu'on s'ingénie à varier le questionnaire, cette prétendue analogie disparaît : il devient possible de discerner des variétés et de constituer des types.

D'abord existe-t-il des douleurs gastriques violentes, soudaines, de celles qu'on a désignées sous le nom de crampes d'estomac, survenant spontanément, en dehors de l'ingestion de certains poisons ?

Brinton a résolu négativement la question en l'envisageant sous une seule de ses faces. Le chapitre où il traite de la goutte dans l'estomac est un modèle de discussion critique et un exemple de ce que devrait être la séméiologie. Les prétendus accès de gastralgie convulsive auxquels les goutteux seraient sujets, n'existent qu'en vertu d'une de ces traditions qui encombrent la médecine et qui perpétuent les erreurs de diagnostic. Le premier auteur a été trompé par un goutteux qui se trompait lui-même. Il a admis, comme il arrive trop souvent, une interprétation des phénomènes comme si elle n'était qu'une description. Le malade déclarait ou les assistants encore moins compétents annonçaient que la crampe avait son siége dans l'estomac, et l'assertion acceptée sans contrôle pesait sur toute la série des raisonnements. Peut-être n'est-il pas une catégorie de malades plus enclins et plus habiles à nous induire en erreur que ceux qui souffrent de l'estomac.

Brinton a eu cent fois raison, quand il a rapporté aux coliques hépatiques comme à leur vraie source, et par exception aux coliques néphrétiques, les spasmes instantanés et douloureux de l'estomac, chez les goutteux. Il eût pu étendre encore davantage la proposition. Non-seulement dans le décours de la goutte, mais chez les individus affectés de colique hépatique étrangère à la diathèse goutteuse, combien de fois arrive-t-il qu'on méconnaît l'origine réelle de la douleur? Il est convenu que l'ictère ou le subictère est le signe décisif de la colique hépatique; rien n'est plus contraire à l'observation. Dans un nombre de cas si considérable qu'ils représentent presque la règle, les coliques hépatiques s'essayent avant d'aboutir à une obstruction et à la jaunisse. Pendant la durée de ces tentatives infructueuses d'expulsion, la douleur est le seul phénomène, et pas un malade ne manque de la rapporter à l'épigastre, si même il ne lui assigne pour siége le côté gauche. Les vomissements sont rares, les nausées fréquentes, mais attribuées à l'excès de la souffrance. Les troubles de digestion qui succèdent à la crise, viennent justifier l'hypothèse, et ainsi a pris rang dans la science une notion qu'il est temps d'en expulser.

On peut dire, sans restriction, que la crampe d'estomac telle qu'on s'est plu à la décrire n'existe pas; que presque toujours, sinon toujours, quand on constate une douleur soudaine, atroce, occupant le creux épigastrique, sans relation ni avec l'ingestion récente des aliments, ni avec l'introduction d'un poison corrosif, n'aboutissant pas à une indigestion évidente, il y a lieu d'admettre d'emblée l'existence d'une colique hépatique.

La seule réserve a trait aux coliques du gros intestin quand elles occupent la portion transverse. Là, le diagnostic à première vue est souvent difficile, et il faut attendre pour décider la question, l'évolution ultérieure de la maladie. Cet élément de décision ne tarde guère, et le jugement du médecin ne reste pas longtemps suspendu. Quant aux douleurs saturnines, les confondre avec des douleurs stomacales serait d'un médecin inexpérimenté, ou qui s'est contenté de l'examen le plus superficiel.

Brinton s'est attaché surtout à déterminer le siége de la douleur et sa localisation, en signalant les causes d'erreur indéfiniment nombreuses : soit que le malade rapporte à l'estomac la souffrance d'un organe voisin, soit réciproquement qu'il place le foyer douloureux en dehors de la région épigastrique, bien qu'il occupe l'estomac. Plus il est difficile de reconnaître exactement le vrai point de départ de la souffrance, plus il convient de multiplier les sources d'information.

Je suis pour ma part convaincu par une longue et attentive recherche que la douleur gastrique est reconnaissable à des caractères qui lui sont propres, et qu'il n'est pas au-dessus de nos ressources de la distinguer des autres douleurs, dût sa localisation sembler d'abord indécise. De même qu'une douleur utérine ne s'accuse pas sous la forme d'une souffrance intestinale, quoiqu'elle siége au bas-ventre et qu'elle échappe souvent à une localisation précise, de même les gastralgies ont leur cachet qui se découvre sous les récits confus ou diffus des malades.

Attendre davantage de l'étude de la douleur, espérer tirer d'elle seule un indice relativement à la nature de la maladie qu'elle accompagne, c'est demander l'impossible. Il est certain, comme le dit Brinton avec tous les observateurs, que des affections similaires de l'estomac sont tantôt indolentes et tantôt douloureuses, sans que nous soyons renseignés sur les causes qui motivent l'absence, la présence ou le degré de la douleur.

Je ne sais pas si la supposition de Brinton, que la souffrance est due à la distension exagérée des vaisseaux irritant les nerfs distribués dans leurs parois, trouvera plus ou moins de contradicteurs, mais je sais que cette hypothèse ajoute assez peu à la notion clinique du phénomène.

Pour que les sensations douloureuses de l'estomac fournissent au clinicien un élément utilisable, il faut se placer résolument et brutalement au point de vue de la pratique. Le malade sollicité à réclamer un traitement pour une souffrance qui l'inquiète, ne vient pas consulter le médecin à la première impression douloureuse qu'il éprouve. Il patiente quelque temps et souvent trop longtemps ; si bien que son exposé embrasse une série de malaises et ne porte guère sur une seule crise que dans les cas de coliques hépatiques. C'est cet ensemble, c'est le mode de succession des états douloureux, c'est leur intermission complète ou incomplète, c'est la description des sensations incommodes pendant les rémissions qui doivent nous préoccuper. Plus la souffrance s'est répétée, plus il est facile de déterminer les conditions qui la provoquent ou la favorisent, d'en mesurer l'intensité et de grouper autour d'elle les autres accidents de la maladie.

Ainsi conduite, l'enquête déjà moins inexacte n'est pas encore suffisante. Sans même entrer dans le détail des tempéraments et des constitutions normales ou pathologiques, la douleur a des acceptions diverses suivant le sexe et surtout suivant l'âge des malades. Personne ne pouvait mieux que Brinton aborder ce côté du problème, et je regrette qu'il l'ait négligé. J'y reviendrai, avec quelque insistance, à l'occasion des dyspepsies.

Un point tout autrement délicat est celui qui a trait aux douleurs attribuées à des organes plus ou moins éloignés, mais qui proviennent réellement de l'estomac ; en un mot aux douleurs qu'on appelait autrefois et qu'on appellerait encore sympathiques, si la dénomination n'était tombée dans un singulier discrédit. Brinton a touché ce chapitre seulement en passant et pour hasarder une ou deux explications physiologiques entre lesquelles il reste lui-même hésitant. Sans entrer dans la discussion très-complexe de toutes les douleurs secondaires et lointaines provoquées par les affections de l'estomac, peut-être est-on autorisé à poser quelques jalons.

Brinton a essayé d'indiquer sous toutes réserves les caractères et surtout la localisation des gastralgies qui doivent faire craindre le développement d'une maladie grave : d'abord la limitation et la fixité de la douleur, sa prédominance ou même sa présence exclusive au niveau de la ligne médiane de l'épigastre, enfin l'existence d'une douleur rachidienne correspondant à la sensation épigastrique.

On peut, en procédant par la méthode inverse, indiquer les conditions qui, sauf plus ample examen, éloignent l'appréhension d'une lésion profonde, et c'est aux névralgies sympathiques qu'on empruntera les meilleurs indices. Toute douleur intense de l'estomac, à siége précis, exclut habituellement un retentissement douloureux, et réserve à elle seule la souffrance. Dans les cas où la douleur gastrique alterne avec des névralgies d'autres régions, le plus souvent elle passe inaperçue, soit parce qu'elle est légère, soit aussi parce que les douleurs consécutives éveillent davantage les inquiétudes du malade ; enfin le retentissement douloureux ne porte pas indifféremment sur n'importe quelle région, et chacun sait que les accidents céphalalgiques prédominent de beaucoup. L'expérience clinique nous apprend que les maladies graves de l'estomac excluent presque toujours, sinon toujours, ces douleurs sympathiques : céphalalgie, vertiges, pesanteur de tête, sensations congestives de la face, troubles de la vue, tendance à la défaillance de cause cérébrale. Le cancéreux, l'individu affecté d'ulcère gastrique, même celui qui souffre d'une maladie moins grave et correctement définie, est exempt de ces malaises et n'éprouve que les douleurs par propagation. Constater l'existence de foyers douloureux, multiples, distants de leur point d'origine, c'est presque éliminer les formes à pronostic inquiétant.

Si toute lésion grave de l'estomac s'annonçait d'emblée par les symptômes des périodes plus avancées, il serait bien inutile de recourir à ces à peu près. Mais les maladies les plus terribles ont de modestes commencements, et je n'ai pas à rappeler combien les premiers malaises du cancer de l'estomac, quand il s'accuse d'abord par des phénomènes douloureux, laissent d'incertitudes.

De même que la sensibilité de l'estomac est double, de même les hyperesthésies gastriques doivent être envisagées à un double point de vue. Tantôt en effet c'est la sensibilité générale commune à tous les organes et dont les névralgies simples représentent le type, qui est affectée; tantôt c'est la sensibilité spéciale en rapport avec la fonction. et par conséquent sans équivalent ou sans analogue dans aucun autre appareil de l'économie. Pour l'estomac, la douleur, la peine, telles qu'elles viennent d'être considérées, correspondent à la première espèce; l'anorexie, l'appétit excessif, la faim poussée jusqu'au malaise forment la seconde classe. Force est de reconnaître que les perversions de la sensibilité spéciale de l'estomac ont été imparfaitement étudiées, excepté dans quelques maladies où les phénomènes gastriques d'abord proéminents ne tardent pas à redescendre au second plan. Tel est le cas du diabète qui débute si souvent par une sensation exagérée de la faim, par l'impossibilité d'attendre l'heure habituelle des repas, avant même que les urines excrétées en excès aient mis sur la voie de l'affection. L'augmentation et la diminution pathologiques de l'appétit se produisent sous l'influence de causes multiples, et il importe de distinguer celles qui résident dans l'estomac lui-même.

On peut dire en thèse générale que la boulimie, puisque le mot d'hyperorexie n'existe pas, ne se lie à aucune lésion stomacale grave ou superficielle. J'entends par boulimie la sensation de la faim, appelant un surcroît d'alimentation. De la définition doivent être exclues les fausses faims, les défaillances, les tiraillements d'estomac qu'on calme avec une bouchée de pain ou une pilule d'opium.

L'anorexie au contraire portée jusqu'au dégoût invincible de la nourriture ou restant en-deçà de cette limite extrême, peut se produire ou sous l'influence d'un état diathésique cancéreux ou surtout par le fait d'un cancer de l'estomac. Il arrive que ce signe devance de longtemps tous les autres et je n'en saurais citer d'exemple plus frappant que celui d'un malade auquel j'ai donné des soins avec le Dr Broudelar, et qui a succombé à un cancer de l'estomac. Chez cet homme âgé de 75 ans, vert, robuste, d'un appétit régulier, sobre de la nourriture comme de la boisson, l'anorexie éclata subite, sans transition, et demeura pendant plus de deux mois le seul symptôme de la maladie. Ni nausées, ni vomissements, ni douleurs, ni ballonnement du ventre; la langue nette, la bouche fraîche, mais d'emblée une telle répulsion pour toute substance alimentaire que, sans autres désordres, le malade serait mort d'inanition. Quinze jours seulement avant la fin survinrent les vomissements, et presque aussitôt la cachexie caractéristique.

## III.

Les divers actes par lesquels s'accomplit le vomissement, la théorie mécanique de la contraction de l'estomac et de l'expulsion des matières qu'il renferme, la recherche des incitations nerveuses qui interviennent ont surtout fixé l'attention de Brinton. Je n'ai pas à le suivre sur ce terrain, et ce commentaire excéderait les limites d'une modeste introduction, s'il ne se renfermait dans l'étude des vomissements provoqués par une affection primitive de l'estomac.

Il serait superflu de rappeler combien de conditions extrinsèques peuvent déterminer le vomissement, depuis les désordres cérébraux jusqu'aux affections des reins, depuis l'excitation causée par la titillation du pharynx jusqu'aux émotions morales. Peut-on assigner des caractères distinctifs au vomissement symptôme d'une maladie gastrique, et quels sont ces caractères ?

Brinton a-t-il absolument raison, lorsque constatant les obscurités du problème, il dit que l'origine stomacale du vomissement ne se peut déduire ni de sa fréquence, ni de sa violence, ni de sa combinaison avec la gastralgie, ni de son explosion à la suite de l'ingestion des aliments, ni même de la nature des matières rejetées.

Le vomissement n'est, pas plus que la douleur d'estomac, une abstraction. Que, pour le physiologiste, il représente le concours des forces multiples dont il est la résultante, rien de mieux ; mais pour le clinicien le vomissement n'existe pas, il n'y a que les vomissements : cette seule déviation grammaticale qui semblerait presque puérile, change la face de la question. Etant donnée la succession des vomissements, il devient possible d'en tirer les mêmes enseignements que de tout autre élément séméiotique, c'est-à-dire une indication provisoire et le substratum d'une hypothèse.

Un malade qui ne vomirait qu'une fois donnerait prise à bien des doutes, si par impossible on était condamné à formuler un jugement d'après ce seul phénomène.

Les maladies classées qui donnent lieu au vomissement par action reflexe ne sont pas indéfiniment nombreuses; celles qui entretiennent une disposition durable à vomir sont encore plus limitées. Parmi les affections cérébrales on cite toujours les plaies de tête, et à leur suite on doit mentionner les maladies aigues ou qui, sans acuité inflammatoire, procèdent par ictus ; mais les maladies chroniques de l'encéphale ne provoquent pas de vomissements. Pour ne rappeler qu'un exemple auquel peuvent se référer les autres, un paralytique général, à la période stable, vomit parce que n'ayant plus conscience de ses besoins il absorbe un excès de nourriture; aux périodes congestives, il vomit en vertu de la crise aiguë qu'il subit.

Les névroses qui s'accompagnent de vomissements, plus variables dans leurs formes, plus complexes dans leur diagnostic, sont elles-mêmes limitées. Un individu vomissant dans le cours de la sciatique la plus douloureuse, personne n'accuserait la névralgie. La migraine qu'on choisit volontiers pour type ne saurait être mise en cause, attendu qu'elle relève le plus souvent, sinon toujours, d'un trouble préalable des fonctions digestives.

Enfin les affections des organes splanchniques, ou les maladies générales à vomissements, sont fébriles comme la variole au début, comme la pneumonie sénile ou la péritonite, — et on sait combien les affections primitives de l'estomac sont ordinairement apyretiques—;ou elles sont, à la manière des coliques néphrétiques, caractérisées par des symptômes qui en dénoncent la véritable nature. L'élimination des causes extrinsèques à l'estomac n'est pas si laborieuse qu'elle ne serve, comme on dit, à déblayer le terrain.

Dans le cas où l'estomac lui-même est affecté, le vomissement n'est encore qu'un incident, un spasme, une convulsion limitée, pénible pour le malade, mais presque souhaitable pour le médecin, parce qu'elle lui permet de transformer son observation en la rendant objective.

Tant que la symptomatologie stomacale repose sur le dire incontrôlé du patient, elle est plus près de la conjecture que de la certitude; le vomissement substitue des produits à des récits de sensations, et si la membrane muqueuse reste cachée, au moins sait-on quelles sécrétions elle a produites. C'est la physiologie à défaut de l'anatomie pathologique.

Le mécanisme du vomissement auquel Brinton s'est

attaché avec une prédilection que je m'explique difficilement, n'éclaire pas la pathologie, et dût-il savoir pertinemment la série des actes convulsifs qui s'accomplissent, le médecin n'en serait pas plus avancé. Qu'une hémorrhagie gastrique ait lieu, que le sang soit rejeté par l'intestin ou qu'il provoque une hématemèse, l'hémorrhagie est le fait important.

Les états gastriques qui peuvent déterminer le vomissement sont nombreux et divers, et, en dehors des maladies spontanées, nous avons à notre service la plus riche expérimentation thérapeutique. Une quantité considérable de substances médicamenteuses, ingérées dans l'estomac, font vomir, et parmi elles les moins émétiques n'agissent en ce sens que si on en élève la dose. Il faut donc un certain degré d'irritation ou d'excitation, que nous pouvons mesurer pour beaucoup de médicaments avec une presque exactitude, et que malheureusement nous estimons avec moins de sûreté pour les maladies.

Les substances vomitives ont en outre des modes d'action différents. Qu'on prenne par exemple pour types l'arsenic, l'ipecacuanha et la digitale. L'arsenic, poison caustique, destructeur, détermine une série de lésions et de phénomènes où le vomissement, malgré sa ténacité, ne tient qu'une place presque secondaire. L'ipecacuanha, irritant sans être corrosif, épuise plus vîte son action, et ce n'est que si on en continue l'emploi, comme il arrive dans quelques affections catarrhales, qu'il peut prolonger ses effets. La digitale, poison tout spécial, entraîne des vomissements terribles, incessants, qui se répètent pendant des heures et des journées, mais à peine les vomissements ont-ils cessé que l'estomac reprend l'intégrité de sa fonction.

Enfin, et comme quatrième type, l'ingestion en excès de substances inoffensives, les distensions de l'estomac qui en résultent sont des causes communes de vomissements.

La composition des matières expulsées ne fournit souvent que des données incomplètes à la solution du problème, mais il est un grand nombre de conditions où les matières rejetées assurent le diagnostic. Le clinicien doit avoir un compte ouvert où figure d'une part la fréquence. et de l'autre la nature des vomissements. Enfin un troisième élément mérite d'être pris en considération : la périodicité des vomissements et leur rapport avec la plénitude ou la vacuité de l'estomac.

Toutes les fois qu'un symptôme fait fonction d'avertissement et qu'il a éveillé l'attention ou l'appréhension du malade, il n'est pour le médecin qu'une mise en demeure et rien de plus. Le travail de la recherche assemble et classe autour de ce point de départ une foule de phénomènes plus significatifs, plus médicaux pour ainsi dire, et qui servent à assigner son nom à la maladie.

Les faits les plus délicats sont ceux où le vomissement résume toute la séméiologie. Ni gastralgie, ni anorexie, ni constipation, ni diarrhée, la langue nette, pas d'autres troubles fonctionnels, pas de symptômes cérébro-spinaux, pas de maladie en évolution à laquelle on soit en mesure de rattacher les troubles fonctionnels. Quel est le médecin qui ne s'est pas trouvé en présence de ces difficultés de la pratique et qui n'a pas accumulé, presque au hasard, les suppositions et les remèdes. J'ai eu à soigner dans mon service, par intervalles et pendant près de 10 ans, un homme robuste, sobre, ouvrier laborieux, dont la profession n'offrait aucune occasion d'intoxication, et qui revenait deux où trois fois chaque année obsédé par des vomissements invincibles. Les matières rendues étaient acides, filantes, sans caractère chimique ou histologique spécial. La crise durait un mois environ, puis tout rentrait dans l'ordre sans qu'il m'ait été donné même de hasarder une explication vraisemblable. D'autres ont présenté, sous des formes à peine variées, la même disposition également intermittente; j'ai appris empiriquement à les soulager, je n'ai pas réussi à me faire une opinion sur les origines du mal.

Là on peut dire que la séméiotique équivaut à la pathologie.

Il en est autrement dans les cas où le vomissement a des caractères mieux accusés et autorise à formuler un jugement malgré les réticences calculées du malade. Les alcooliques exempts de perversions intellectuelles, chez lesquels vomir est à peu près le seul indice de l'intoxication, ne sont guère enclins à confesser leurs habitudes. En étudiant avec soin le mode des vomissements, leur périodicité, leur fréquence, l'influence de l'alimentation et le plus ou moins de conservation de l'appétit, on parvient assez vite à asseoir une opinion que les malades n'ont plus à contredire.

J'ai rassemblé sans ordre et de parti pris toutes les variétés possibles du vomissement, afin de faire ressortir et l'intérêt clinique et la difficulté de la question. Peut-être n'est-il pas interdit de tenter un classement plus méthodique.

Le vomissement n'est qu'un chaînon dans la série des accidents gastriques ; possible dans toute affection primitive ou secondaire de l'estomac, il indique seulement que l'excitation nerveuse a abouti à une convulsion. Si l'excitant est insuffisant, le malade ne vomit pas. Si, malgré le peu d'activité de l'excitation, l'estomac est exceptionnellement irritable, le vomissement a lieu. Or, ce n'est pas déjà chose indifférente que de constater la susceptibilité gastrique d'un malade.

L'effort convulsif se produit en vertu d'une action nerveuse directe qui porte sur l'appareil locomoteur de l'organe, sans modifier autrement la fonction. Telle est la genèse des vomissements réflexes, de ceux que déterminent le dégoût, l'émotion ou certaines affections, les unes localisées, les autres générales ; les unes douloureuses, les autres fébriles.

Le mouvement convulsif est dû à une irritation toute locale, se produisant par l'intermédiaire d'une sécrétion anomale de la membrane muqueuse, ou au contact avec cette membrane de substances offensives. De là la nécessité d'établir une distinction entre les vomissements de cause toxique et ceux qui résultent d'une sécrétion extra-physiologique de l'organe.

Les vomissements produits par l'intoxication doivent former une classe à part. S'il est possible de les discerner à l'aide de l'analyse chimique des produits, l'urgence oblige souvent à précipiter la décision ou au contraire le temps écoulé depuis l'ingestion toxique rend toute analyse improductive.

Les vomissements provoqués par les matières excrétées dans l'estomac sont de deux ordres : ou ils se lient à une lésion comme le cancer, l'ulcère perforant, ou ils résultent d'une anomalie que nous sommes, à défaut de notions anatomo-pathologiques, obligés de considérer provisoirement comme purement fonctionnelle.

De ces catégories, les deux dernières sont les plus importantes, et s'il m'était loisible d'entrer ici dans quelques développements, j'insisterais sur les vomissements toxiques médiocrement décrits et trop souvent méconnus. J'appellerais surtout l'attention sur les vomissements qui se prolongent un temps illimité après l'intoxication, et les exemples ne manqueraient pas, surtout en se référant aux empoisonnements lents et chroniques. J'ai donné des soins à un malade qui s'était intoxiqué volontairement par le tartre stibié, à doses réduites mais répétées. Depuis cette étrange tentative de suicide, les vomissements se sont reproduits, avec de longues et d'inexplicables intermissions, sans altérer l'appétit, plus semblables aux vomissements des femmes en couches qu'à tous autres, et voilà bientôt sept ans que les choses durent ainsi, sans fièvre, sans phénomènes nerveux, sans aucun des symptômes de ce qu'on appelle l'embarras gastrique, avec des périodes également intermittentes d'amaigrissement.

Enfin, et comme dernière classe, il convient d'indiquer les vomissements liés à un état diathésique encore latent, qui se devine avant d'être affirmé : chez les goutteux, chez les dartreux et chez tant d'autres. Là le vomissement n'est qu'un phénomène accessoire, mais souvent il existe seul, jusqu'à ce que d'autres s'ajoutent pour éclairer le diagnostic.

## IV.

La symptomatologie de l'hématémèse est exposée par Brinton avec autant de brièveté que de précision. L'étude de l'hématémèse ne forme d'ailleurs qu'un sous-chapitre de la seméiotique du vomissement, et il est à regretter que l'auteur n'ait pas consacré quelques paragraphes aux matières non hémorrhagiques rejetées par l'estomac.

Non-seulement, dit Brinton, on ne saurait regarder l'hématémèse comme le signe exclusif ou même comme l'indice principal (*the chief indication*) d'une hémorrhagie gastrique, mais on doit se rappeler que le sang épanché dans l'estomac passe souvent de l'estomac dans l'intestin et dans les matières fécales, sans avoir été du tout vomi. En considérant que le sang est rarement, sinon jamais, vomi assez complétement ou assez instantanément pour prévenir le passage au moins d'une portion par l'intestin, on comprend que l'expulsion par l'anus est en somme le plus fréquent des deux modes d'évacuation.

Cette loi si vraie et si pratique ne s'appliquerait-elle pas aussi bien à un grand nombre de produits qui secrétés par l'estomac sont tantôt rejetés par les deux voies, et tantôt par une seule ? Seulement, tandis que le sang est encore reconnaissable, même mêlé aux matières fécales, soit à l'aide de l'examen direct, soit à des symptômes presque spéciaux quand l'hémorrhagie est profuse, les autres sécrétions anomales de l'estomac versées dans l'intestin y produisent des désordres mal définis et le plus souvent méconnus.

J'aurais souhaité que Brinton ayant ainsi affirmé, à l'occasion des hémorrhagies, la solidarité de l'estomac et de l'intestin, suivît résolument, au risque de courir l'aventure des hypothèses, la route où il a la prudence de ne pas s'engager.

L'indigestion, dont personne n'ignore qu'elle peut se frayer une double issue, aurait pu servir de type. Elle aurait servi à montrer comment le vomissement d'abord indécis, finit par aboutir à l'expulsion des aliments par la bouche ou à la diarrhée.

Le même phénomène a lieu à propos des hémorrhagies qui ne sont elles-mêmes que des indigestions, quand la lésion de l'estomac n'est pas responsable de l'effort.

On peut donc admettre deux espèces d'hémorrhagies, les unes sous la dépendance d'une lésion à laquelle l'estomac reste en quelque sorte indifférent et s'évacuant par l'intestin ou par la bouche. Dans ces cas, le vomissement de sang est brutal, imprévu et n'a pas été précédé par d'autres symptômes. C'est ce qu'on observe dans les formes qu'on attribuait autrefois à une exsudation sans rupture vasculaire et chez certains hystériques. Dans les autres cas, des vomissements répétés, non hémorrhagiques, ont devancé l'hémorrhagie qui se déverse dans un estomac déjà irrité et intolérant.

La première classe réunit les hématémèses dont le diagnostic est le plus obscur, le médecin n'ayant à sa disposition qu'un symptôme, mais elle est aussi celle qui se prête le mieux à l'étude seméiotique.

Il est toujours aisé, dans la description complète d'une maladie gastrique, d'indiquer l'existence ou l'absence des hématémèses, leur probabilité et presque leur possibilité, en les classant à leur rang parmi les symptômes. Il est moins facile, étant donné un vomissement de sang, phénomène initial, de présager l'avenir. La même incertitude existe pour les hémoptysies au début de la phthisie, tandis que dans le cours de la maladie, l'hémorrhagie pulmonaire n'éveille aucun doute.

C'est dans ces conditions d'hématémèses initiales et presque prodromiques qu'on reste souvent indécis sur le lieu d'origine de l'hémorrhagie, que l'évacuation ait lieu par la bouche ou par l'intestin. L'hématémèse n'est pas toujours si différente de l'hémoptysie qu'on puisse *de visu* et sans analyse en affirmer la nature; et quand il faut, comme souvent, se contenter des récits du malade, la question est à peu près insoluble. Les évacuations hémorrhagiques avec les garderobes sont encore plus douteuses, et je ne connais, pour ma part, à défaut de l'anamnèse ou de la douleur, aucun signe auquel on reconnaisse si l'épanchement a eu lieu dans l'estomac ou dans la portion supérieure de l'intestin.

Ces données élémentaires mériteraient à peine une mention, si elles ne nous enseignaient comment on doit procéder à l'étude de la seméiologie dans les affections stomacales ; si elles ne montraient, une fois de plus, que les symptômes qui se présentent isolément sont les seuls que le médecin ait intérêt à isoler.

## V.

Brinton insiste davantage sur les flatulences, mais là encore il est obligé par la force des choses de comprendre, dans son exposé, les gaz qui se développent dans l'estomac et ceux qui s'accumulent dans le tube intestinal.

La théorie physiologique se résume dans les propositions suivantes : l'estomac et les intestins contiennent une certaine quantité de fluides aëriformes, provenant, en grande partie, de la décomposition des *ingesta*. C'est seulement quand ces fluides sont en excès et deviennent incommodes, que leur présence est réellement anomale.

Parmi les causes de la production anomale des gaz ou de la flatulence, les plus immédiates et les plus ordinaires sont : 1° un excès de nourriture ingérée, ou absolu ou en disproportion avec la quantité de sucs digestifs sécrétés par l'individu; 2° la qualité de l'aliment qui, en vertu d'une putréfaction actuelle ou naissante, ou de sa composition, favorise la formation des gaz.

Ce qui revient à dire que l'anomalie n'est qu'une simple exagération d'un état normal et ce qui conduirait à placer la flatulence bien au-dessous de la douleur, du vomissement hémorrhagique ou non, dans la série des symptômes gastriques.

Ces considérations dont je ne conteste pas la justesse appellent d'une part quelques réserves et de l'autre quelques corollaires.

D'abord il peut se produire dans l'estomac, sans parler même de l'intestin, des épanchements gazeux qu'il serait assez difficile de rattacher à l'alimentation. Les flatulences stomacales des hystériques sont d'observation vulgaire et personne n'ignore qu'elles surviennent brusquement, aussi bien à jeun qu'à la suite d'un repas, et qu'elles peuvent se dissiper de même. Dût-on supposer que la distension de l'estomac tient seulement à un relâchement des parois de la cavité et que la quantité des gaz n'excède pas la proportion normale, où trouver une preuve à l'appui? En second lieu, la qualité joue vraisemblablement un rôle au moins égal à celui qu'on attribue à la quantité; et la qualité ou en meilleurs termes, la composition des gaz stomacaux est loin d'être suffisamment connue. Ni la recherche pendant la vie, ni l'analyse après la mort n'est autant dire praticable. Les gaz recueillis dans l'estomac d'un cadavre ne fournissent même pas matière à une induction par analogie et tant que le malade est vivant, la sensation gustative qu'il éprouve est le seul indice.

En troisième lieu, il importe moins au clinicien d'être éclairé sur le mécanisme que sur la signification de la flatulence. Il a non-seulement à chercher la vérité mais à se défendre contre une série de préjugés et d'interprétations traditionnelles que les malades essayent de lui imposer. A ce point de vue, on ne saurait avoir l'attention trop éveillée sur ce que j'appellerai *la chronologie* des flatulences ou leur apparition à des époques plus ou moins éloignées de l'ingestion des aliments.

On devra aussi tenir compte de la facilité ou de la difficulté de l'expulsion, en se rappelant que les gaz stomacaux sont souvent rejetés par la bouche, bien avant qu'ils se soient produits en quantité suffisante pour distendre l'estomac; tandis que d'autres fois ils s'accumulent en proportion considérable sans que l'organe soit sollicité à les expulser.

L'existence des flatuosités se conclut ou de la distension sonore de l'estomac, signalée par la percussion, ou des impressions toujours douteuses énoncées par le malade, ou de l'expulsion des produits gazeux dont le malade est encore le seul témoin et par conséquent le seul juge. L'unique symptôme objectif donné par la percussion est lui-même assez discutable; le médecin n'intervient que par hasard dans la constatation d'un phénomène si souvent fugace. Si la pneumatose est durable, elle a rarement son siége dans l'estomac et les tympanites gastriques persistantes sont assez rares pour qu'on ne doive les admettre qu'avec une extrême défiance.

L'impression que le malade exprime en la rapportant à la distension gazeuse de l'estomac peut avoir, et il faut bien le dire, a fréquemment une tout autre origine; la gêne occasionnée par la pression des vêtements est due le plus souvent à une dilatation passagère des intestins.

L'expulsion des gaz par la bouche devrait être décisive; mais là comme pour le vomissement, il importe de distinguer la vomiturition du vomissement ou l'effort de l'acte. Il existe en effet des spasmes de l'estomac et des premières voies qui aboutissent à une éructation sèche que l'on ne manque pas d'attribuer à des flatuosités, soit parce qu'elles n'amènent pas de liquide dans la bouche, soit parce qu'elles procurent une sorte de soulagement.

Les renvois gazeux sans pneumatose appréciable sont communs, et il est peu de maladies de l'estomac où on ne les constate; leur corrélation avec la nourriture est, comme pour la pneumatose vraie, le meilleur élément de jugement. Si les gaz sont rendus pendant la période de vacuité et par suite de l'inanition relative qui précède le repas, ni la conclusion clinique, ni la méthode de traitement n'est la même que si le phénomène se produit seulement après l'alimentation.

Dans ce dernier cas, on doit encore s'attacher à définir les rapports que les flatulences entretiennent avec les divers aliments. Tout individu qui n'a de renvois gazeux que quand il a ingéré certaines nourritures, réputées ou non flatulentes, souffre d'une affection secondaire de l'estomac. Les lésions organiques excluent ces susceptibilités limitées et la quantité y importe bien plus que la qualité des aliments.

Il aurait fallu pour compléter la séméiologie des affections gastriques, traiter de quelques phénomènes dont l'étude eût été fructueuse : de la nausée, de la vomiturition, des accidents intestinaux consécutifs aux troubles de la digestion stomacale, des indices que fournissent les coliques, les flatulences intestinales, les évacuations alvines, relativement à l'acte digestif qu'on désignait autrefois sous le nom de coction des aliments et de bien d'autres sujets que je n'ai pas cru devoir aborder.

Mon but a été seulement de montrer comment et suivant quelle méthode il convenait de classer les matériaux de la séméiotique. Brinton a écrit un chapitre sous le titre à peine traduisible de : Circonstances liées à l'examen de l'estomac après la mort (*circumstances connected with the examination of the stomach after death*) je n'ai eu d'autre désir que celui de donner le programme d'un chapitre additionnel qui s'intitulerait : Circonstances liées à l'examen de l'estomac pendant la vie.

## VI.

Après avoir traité des symptômes communs aux maladies gastriques ou pour emprunter une fâcheuse nomenclature des *phénomènes généraux*, j'aurais été heureux que Brinton consacrât quelques pages aux généralités thérapeutiques. Peut-être a-t-il eu raison de reculer devant l'ingratitude de la tâche, mais les praticiens lui auraient su gré d'une tentative même très-imparfaite.

S'il est nécessaire d'asseoir d'abord un jugement motivé sur la nature de la lésion, et s'il a été possible de mettre en relief quelques espèces rigoureusement définies en fournissant les moyens de les reconnaître, la thérapeutique est encore loin de marcher du même pas que la pathologie, et d'avoir pour chacune de ses conquêtes le complément d'une médication appropriée. Sauf quelques cas exceptionnels, les indications du traitement se déduisent moins de la nature vraie du mal que des phénomènes accessoires. Qu'un homme soit affecté d'un cancer de l'estomac ou d'une des formes bénignes de la dyspepsie, le traitement aura pour objet de profiter des portions encore saines et d'exploiter ce qui reste de la fonction. Les médications gastriques touchent ainsi de plus ou moins près à l'hygiène.

Tandis qu'il est impossible au médecin de changer la composition de l'air introduit dans les poumons d'un tuberculeux ou d'un pneumonique, de manière à seconder la respiration et l'hématose, il lui est permis de varier à l'infini les substances alimentaires en contact avec l'estomac. Il opère sur une fonction essentiellement intermittente, qui peut se suspendre sans dommage pour la vie et dont on gradue aisément l'activité. Avec les aliments et les condiments, on formerait une matière médicale presque suffisante pour le traitement des affections gastriques.

Et cependant qui contestera que nous sommes réduits aux notions les plus superficielles, aux indications les plus confuses; de telle sorte que, sur la liste indéfiniment longue des remèdes, le choix se fait trop souvent à l'aventure. N'est-il pas étrange que l'estomac, notre voie favorite d'absorption, en contact avec tant de produits médicamenteux, soumis à tant d'expériences poursuivies dans les conditions et durant les maladies les plus diverses, soit encore pour le thérapeutiste un organe si peu connu?

Les raisons de cette ignorance relative sont nombreuses.

L'ordre est loin de régner et d'avoir succédé au désordre dans le classement des phénomènes gastriques. Les auteurs qui ont le plus efficacement contribué à l'avancement de nos connaissances ont constitué des espèces anatomo-pathologiques et n'ont attaché d'importance qu'aux symptômes en rapport avec la lésion. Toute la période prodromique qui, devançant l'altération définie, en prépare la venue, la période initiale qui répond aux premières phases de l'évolution de la lésion, ont été négligées. Leur étude nuisait, en effet, à l'exactitude du diagnostic et il était plus didactique de ne faire commencer le cancer de l'estomac qu'aux vomissements significatifs ou à la perception de la tumeur.

Ces antécédents indistincts sont ainsi restés confondus dans la classe des dyspepsies et le jour où la maladie prenait un nom on les avait déjà oubliés. La thérapeutique ajournée jusqu'à complet informé ne trouvait plus à résoudre que les problèmes insolubles.

Ceux qui ont traité des affections curables de l'estomac, n'ayant pas à leur service de données anatomo-pathologiques, contraints de coordonner des phénomènes d'une observation difficile, découragés par les faits où les prétendues dyspepsies se résolvent en maladies fatales, ont opposé des à-peu-près thérapeutiques aux à-peu-près pathologiques.

Un autre obstacle est venu de l'absence de méthode. Les exemples se présentaient presque innombrables, ils étaient vagues ; les résultats à longue échéance manquaient d'autorité parce que, pendant la durée de la maladie, les essais s'étaient multipliés et qu'on ne savait auquel des remèdes était due la guérison. La succession des médications, ce point capital de tout traitement raisonné, n'avait été rien moins que régulière. Le médecin vivait au jour le jour, espérant soulager d'abord et laissant ensuite à la nature le soin de compléter son œuvre. Qu'on ne dise pas que je noircis à plaisir le tableau et que chacun se réfère à ses propres souvenirs.

Plus l'estomac est accessible, plus les modificateurs qui agissent sur lui sont divers, plus aussi est-il nécessaire et délicat de ne pas confondre leurs actions. Là les moindres accessoires de l'administration des remèdes prennent une valeur considérable. Le même médicament donné à des heures différentes de la journée, plus ou moins contrarié dans ses effets par le régime alimentaire, prescrit avant, pendant ou après le repas, exerce des influences à peine comparables.

Pour méthodiser la recherche, deux procédés sont en présence. L'un consiste à prendre pour point de départ le mode d'action physiologique du remède; l'autre à suivre les errements de l'empirisme clinique. Au point de vue des maladies de l'estomac, comme à tout autre, les deux méthodes pratiquées isolément sont impuissantes. En supposant que l'influence des alcâlins sur les fonctions digestives à l'état de santé soit connue, nous ignorons les déviations que ces fonctions subissent du fait de la maladie, et dans les affections gastriques les plus élémentaires, le praticien hésite entre les alcalins et les acides jusqu'à ce que l'expérience individuelle l'ait renseigné.

Que sera-ce si on aborde le traitement des affections secondaires de l'estomac survenant sous la dépendance de la chlorose, de la goutte, de telle ou telle diathèse ou cachexie?

Le seul moyen serait presque de faire table rase des notions sur lesquelles nous vivons aujourd'hui et de reprendre une à une chacune des médications. En première ligne viendrait l'étude de l'alimentation et même, en limitant ainsi le programme, devrait-on s'appliquer à passer du composé au simple.

Je n'ai ni le pouvoir ni l'espoir de substituer à nos incertitudes, un code de la thérapeutique des affections gastriques; mais je crois qu'un progrès important a été accompli et que la voie est ouverte : je veux parler de l'alimentation univoque, c'est-à-dire de l'obligation imposée aux malades de borner leur nourriture à une seule espèce d'aliments. L'expérience a été faite avec la viande crue, avec le lait, avec la viande cuite, elle reste encore à tenter avec un grand nombre de substances alimentaires animales ou végétales, plus ou moins modifiées par la préparation.

Ces recherches ne nous ont-elles pas appris que, contrairement aux opinions ou plutôt aux préjugés régnants, la diversité de l'alimentation n'est ni une condition nécessaire, ni même un adjuvant favorable de la digestion à l'état pathologique, qu'elle ne sollicite pas l'appétit au degré où on se l'était imaginé, et que, produisît-elle cet effet, l'appétit ne joue là qu'un rôle secondaire? La pratique des maladies aigues nous avait déjà enseigné l'énorme différence qui sépare les aliments liquides des aliments solides, et parmi ces derniers, nous avions acquis, presque à notre insu, le sens qu'il n'était pas à propos d'en varier la composition.

Transformée en règle absolue, cette donnée conduirait à replacer le malade dans une situation analogue à celle de l'enfant nouveau-né, qui digère d'autant mieux que sa nourriture est plus uniforme. La monotonie invariable est tellement la condition du succès en pareil cas, que les praticiens qui ont essayé des alimentations mixtes, où le lait, où la viande crue, par exemple, tenaient seulement une place prédominante, se sont vite découragés, et que les malades eux-mêmes, si persévérants dans l'alimentation univoque, ont délaissé le traitement.

La médication alimentaire, fondée sur ce principe, a d'abord servi à montrer sous quelles réserves les lois physiologiques s'appliquent aux malades, conformément à l'axiome de sens commun que les gens ne seraient pas malades s'ils se comportaient en toutes choses à la manière des gens sains.

Elle a de plus confirmé une des conclusions les plus positives de l'expérience clinique, à savoir : que les médications gastriques ne sont pas de celles où le temps ne fait rien à l'affaire. Les médecins des eaux minérales affirmaient depuis longtemps la nécessité d'un traitement suffisamment prolongé pour améliorer ou guérir les affections de l'estomac ; et, dans toutes les stations, ils s'étaient appliqués à préciser la durée, d'ailleurs presque uniforme, du séjour, insistant sur l'inutilité des cures précipitées, et sur les inconvénients des cures prolongées outre mesure. Cependant le conseil avait peu profité, et on continuait à demander aux médications extra-thermales des effets presque instantanés, quitte à les abandonner pour mieux faire. L'alimentation univoque a rappelé combien il importe de compter par semaines ou par mois, quand il s'agit d'affections à évolution et à régression lentes.

Pour ma part, et après en avoir fait une persévérante étude, je ne saurais trop recommander l'emploi de l'alimentation uniforme, soit au début des maladies graves, soit dans le cours des maladies bénignes de l'estomac ; quand le trouble digestif se traduit par d'autres phénomènes que la douleur, ou quand le malade, fatigué par des remèdes contradictoires, a besoin d'un temps d'arrêt. Je ne saurais non plus trop fixer l'attention sur les divers éléments qui concourent à la réussite de la médication : l'uniformité, la simplicité, la persévérance.

Qu'au lieu d'un aliment on prenne une substance empruntée à la matière médicale, l'opium, si on veut, et on verra de quelle importance il est de régler et de prolonger la médication, au lieu de se borner à calmer la douleur, quand elle devient excessive. Administré par intervalles, l'opium, un des médicaments gastriques les plus curatifs dont nous disposions, n'a d'effets utiles qu'en forçant la dose. Il sert alors en modérant la souffrance ; il nuit en fatiguant l'estomac. Pris uniformément, à petites doses, à l'heure du repas et pendant des semaines, il devient un digestif.

Il en est de même du chloroforme, remède encore peu usité, mais qui répond à des indications qu'on pourrait décrire, si ces sortes d'exposés n'entraînaient de trop larges développements. Il en est de même des préparations alcalines et des amers, que je relèguerai aux derniers rangs, malgré le crédit dont ils jouissent.

Brinton aurait trouvé dans les chapitres de son Traité tous les matériaux d'une thérapeutique générale. Les règles qu'il donne sur l'emploi de la diète lactée, dans le traitement de l'ulcère de l'estomac, sont excellentes et excellemment détaillées ; ses idées sur l'action topique de l'opium sont solides et pratiques. Il lui eût suffi de dégager les principes des applications. et peut-être eût-il été conduit à généraliser des méthodes de traitement, comme la diète lactée, par exemple, qu'il réserve pour des affections spéciales, et qui ne figurent pas dans le traitement palliatif du cancer de l'estomac.

## VII.

Le chapitre des dyspepsies, très-court, trop court malheureusement, débute par des réflexions auxquelles s'associeront tous les médecins; et, tout en reconnaissant qu'il est impossible, dans un traité des maladies de l'estomac, d'omettre la dyspepsie, Brinton s'excuse de n'avoir pu en donner une ample description. Il a dû, à cause de l'étendue et de la complexité du sujet, le réduire à ce qu'il appelle lui-même des suggestions; à plus forte raison, devrai-je me borner à suggérer aux lecteurs quelques indices pratiques à l'occasion des dyspepsies.

Il existe en pathologie une case énorme où sont provisoirement déposés des symptômes vrais, des fragments de maladie, des aperçus plutôt que des notions, qu'une exploitation plus savante parviendra un jour ou l'autre à utiliser.

L'observation a noté, au hasard des événements, les faits sans ordre, sans lien, sans méthode. C'est, pour prendre une comparaison, la main-courante du négociant qui, mieux ordonnée, deviendra plus tard le grand-livre.

Toutes les maladies désignées par leurs symptômes les plus saillants : la diarrhée, l'épilepsie, la polyurie, la mélancolie, et combien d'autres encore, y figurent. La dyspepsie, la gastralgie restent dans ces limbes où jadis étaient également reléguées les hydropisies et les paralysies.

La définition de la dyspepsie est impossible ; celui qui se contente de la définir en disant qu'elle est un trouble ou une difficulté de la digestion, n'a fait que traduire le mot grec dans une autre langue ; celui qui l'appelle une maladie purement fonctionnelle, n'a pas plus avancé la science. Néanmoins, parmi les affections stomacales, le plus grand nombre appartient à cette classe : le médecin qui, par un amour excessif du rigoureux, l'exclurait de la théorie, ne saurait comment la supprimer dans la pratique.

On comprend que l'esprit positif de Brinton se soit senti mal à l'aise sur un terrain si peu solide, et lui-même ne dissimule ni son peu de sympathie pour la question, ni la nécessité absolue de la poser.

La dyspepsie, en premier lieu, ne peut pas être dénommée une difficulté de la digestion, parce que la digestion n'est pas, comme le mouvement d'un muscle, un acte unique, qu'elle se compose d'une série d'opérations, et que le résultat définitif lui-même échappe à notre contrôle. Les malades ont, sans plus d'informé, délimité la maladie. Pour eux, avoir les digestions difficiles, veut dire que le repas est l'occasion d'un malaise spécial, se répétant sous l'influence de l'alimentation. Le phthisique, qui mange assez et ne se nourrit pas ; le diabétique, qui mange trop et se nourrit mal, ne se plaignent pas de dyspepsie, tant qu'il n'est pas survenu de sensations incommodes.

Le dyspeptique n'est dyspeptique qu'à la condition de souffrir et de se plaindre, et, à ce titre, il reste toujours le principal témoin et le plus indispensable, lorsqu'il s'agit d'instruire son histoire. Je sais les inconvénients qu'entraîne cette participation inexpérimentée, maladroite ou partiale du malade; mais il faut se résigner à la subir toutes les fois qu'on est appelé à combattre des impressions douloureuses.

Il résulte de là que les tentatives de classement des dyspepsies d'après les seuls phénomènes objectifs sont condamnées d'avance, quelque légitime que soit la tendance scientifique qui les a inspirées.

Brinton l'a bien senti, sans le dire expressément; c'est en le prenant pour guide que j'essayerai de critiquer les types proposés plutôt qu'admis, et de montrer sur quelles bases peut reposer une nosologie mieux ordonnée. En pareil cas, l'anatomie pathologique faisant défaut, la séméiotique et la nosographie résument tout le possible de la pathologie.

La première idée qui se présente est de classer les dyspepsies d'après la nature des aliments qui les provoquent; la seconde est de prendre pour pcint de départ la physiologie de la fonction, dans l'hypothèse que la digestion est entravée par l'excès ou l'insuffisance des actes fonctionnels de l'estomac.

Brinton, adoptant la classification de Prout, divise les aliments en : albumineux; hydrocarburés, hydrates de carbone; salins, auxquels s'ajoute l'eau comme dissolvant ou comme instrument des phénomènes chimiques et mécaniques de la vie.

Après quoi il passe à quelques applications si sommaires

qu'elles ne se résolvent ni en lois, ni même en préceptes, à la manière des aphorismes hippocratiques. Tantôt c'est la quantité, tantôt c'est la qualité des composants qui produit l'indigestion; d'autres fois, une seule des substances constituantes, albumineuse, comme la caséine, ou hydrocarburée, comme le beurre, devient indigeste.

Le principe même du classement repose sur une hypothèse, à mon sens, inacceptable. C'est que dyspepsie et indigestion sont synonymes. L'erreur vient de ce qu'on confond l'indigestion, fait accidentel, avec la dyspepsie, état morbide durable, à évolution lente. Un homme qui ne digère pas la graisse n'a qu'à s'abstenir d'en manger pour échapper à l'indigestion. Un dyspeptique, auquel nuisent les aliments gras fera sagement de s'en abstenir, mais il n'en restera pas moins un dyspeptique.

Il est vrai que certains individus atteints de dyspepsie ont des intolérances toutes spéciales pour quelques aliments; mais combien il s'en faut que la division physiologico-chimique s'assouplisse aux capricieuses répugnances de leur estomac! Tel qui mangera impunément la chair d'un homard ne pourra pas goûter à celle d'une écrevisse; un autre tolérera l'oignon, qui souffrira de l'introduction d'une parcelle de ciboule. L'expérience ne montre-t-elle pas que diverses substances alimentaires semblent acquérir, chez certaines personnes, des propriétés toxiques, tandis que d'autres produits chimiquement identiques ou analogues sont inoffensifs?

Dans les maladies aiguës, tout le monde admet que la graisse et les huiles se digèrent difficilement; de même dans les cachexies cancéreuse et tuberculeuse, qui s'accompagnent d'anorexie. Mais n'est-on pas souvent trompé par les malades qui, au lieu d'exprimer leur dégoût pour cette nature d'aliments, déclarent qu'ils ne peuvent les digérer parce qu'il leur répugne de les ingérer? L'usage quotidien de l'huile de foie de morue chez les phthisiques ne prouve-t-il pas d'ailleurs à quelles exceptions sont astreintes les règles de pure théorie?

Autant on est fondé à dire que la diète des dyspeptiques doit être l'objet d'une assidue surveillance, autant il est douteux que les erreurs ou les écarts du régime alimentaire proprement dit occupent une place importante dans la genèse des dyspepsies. On aurait peine à trouver une forme de dyspepsie plus complète, plus correcte, pour ainsi dire, que celle des filles chlorotiques appartenant aux classes aisées de la société et nourries avec tant de sollicitude et de régularité. Qu'on prenne pour terme de comparaison les filles pauvres des ouvriers, dont l'alimentation est insuffisante, grossière, et appartient au groupe des hydrates de carbone, ou plus vulgairement à celui des farineux et qu'on se demande si, chez elles, la dyspepsie chlorotique présente un seul caractère distinctif.

La seconde classification, empruntée à la physiologie, c'est-à-dire au fonctionnement de l'estomac en rapport avec l'alimentation, est tout autrement séduisante; mais, comme dit Brinton, si l'avenir lui appartient, dans l'état actuel de nos connaissances, le plan est à peine esquissé (*scarcely foreshadowed*).

La règle fondamentale de tout classement, en histoire naturelle comme en médecine, c'est que les caractères distinctifs soient aisément reconnaissables et contrôlables. S'il fallait procéder à l'autopsie pour différencier deux espèces animales, la zooclassie deviendrait une utopie. Or, à quels signes reconnaîtra-t-on la composition des sécrétions de l'estomac et leurs réactions chimiques ?

Deux procédés ont été mis en avant, mais, à vrai dire, plutôt proposés qu'employés. L'un, consistant à analyser les liquides rejetés par la régurgitation ou le vomissement, n'est évidemment applicable qu'aux cas où ces deux phénomènes se produisent, et se réduit à distinguer l'alcalinite de l'acidite. On lira dans le livre de Brinton les objections brèves, mais décisives, qu'il soulève.

L'autre emprunte à la thérapeutique des renseignements encore plus discutables. Tout malade qui guérit par l'emploi des préparations acides souffre d'un excès de réaction alcaline, et réciproquement. La pepsine a, dans ces derniers temps, été introduite sous le couvert de cette donnée physiologico-pathologique, et je ne crois pas qu'il soit utile de montrer ici combien le plus infidèle des remèdes sert peu la moins solide des théories.

Hors de là restent les classifications pathologiques où les symptômes observés chez les malades sont seuls mis en cause et où l'interprétation est remplacée par la constatation des faits. Brinton a énoncé plutôt que décrit les principaux types ainsi constitués, et qu'il accepte avec raison sous bénéfice d'un plus ample inventaire. C'est d'abord ce qu'il appelle la dyspepsie ordinaire ou commune, à laquelle peu d'hommes échappent dans le cours de leur existence. Viennent après les dyspepsies moins habituelles, susceptibles de revêtir des milliers de formes, et dont les symptômes se prêtent à d'infinies combinaisons. Le seul possible aujourd'hui est de signaler une ou deux variétés principales.

Si la douleur épigastrique domine, ce sera la cardialgie, élevée à la dignité d'une espèce (*dignified into cardalgia*). Si les flatuosités se produisent en excès, ce sera la dyspepsie flatulente ; quant aux vomissements, ils répondent à des désordres plus profonds. La diarrhée et la constipation seront considérées comme appartenant aux dyspepsies intestinales.

On peut encore distinguer la dyspepsie ingestive ou qui suit immédiatement l'ingestion des aliments, et peut être attribuée à une susceptibilité morbidede l'estomac ; la variété peu digestive ; enfin une dernière variété qui n'a pas reçu de nom et qui se produit quand l'estomac est à jeun (*fasting dyspepsia*).

J'ai insisté sur cette analyse critique pour faire toucher du doigt les difficultés du sujet et l'inanité de tentatives qui n'ont réussi qu'à décourager un observateur de la supériorité de Brinton.

Est-ce à dire qu'il faille abandonner la partie, en s'en

remettant à l'avenir, déjà surchargé d'engagements, du soin de jeter quelque lumière sur la question ? Je ne le crois pas, et sans écrire, sous prétexte d'introduction, un traité des dyspepsies, j'indiquerai dans quel sens les recherches me paraissent devoir être dirigées.

La dyspepsie n'est qu'un terme provisoire, mais le temps n'est pas encore venu où il disparaîtra par le progrès de notre savoir. Actuellement le mot exprime un état pathologique des fonctions digestives, en entravant ou en modifiant l'exercice, sans empêcher qu'en fin de compte la fonction s'accomplisse. La dyspepsie n'est pas plus l'apepsie que la dysurie n'est l'anurie.

Toute perversion nutritive dont le malade n'a pas conscience est à éliminer de la dyspepsie. Tel est le cas des cancéreux ou des tuberculeux, qui se nourrissent amplement, qui n'éprouvent aucun malaise et qui maigrissent. A l'inverse, toute perversion digestive ressentie par le malade et créant des sensations incommodes rentré dans la définition des états dyspeptiques.

Cependant une autre condition doit encore être remplie, et elle réside dans la continuité du malaise. Un homme qui, pour une cause quelconque, subit une indigestion accidentelle, sait de reste qu'il a un bon estomac, et ne confond pas sa situation avec celle de son voisin qui n'a jamais vomi, mais qui convient avoir un médiocre estomac.

Tout ensemble de phénomènes pathologiques qui n'est pas une infirmité correspond à ce qu'on appelle, dans la langue classique des médecins, une maladie; c'est-à-dire est soumis à une évolution dont chacun des temps représente un processus. Les gastralgies n'échappent pas à la loi; elles ont un commencement, un milieu et une fin, et pour être souvent indistinctes, leurs périodes n'en existent pas moins.

Les indispositions passagères provoquées par des indigestions et ne se renouvelant pas sous l'influence des mêmes causes sont à éliminer. Symptomatiquement les phénomènes sont semblables, qu'ils se prolongent ou ne persistent pas; mais il y a la même différence qu'entre une heure de tristesse et une crise de mélancolie, qu'entre un instant d'ivresse et un accès d'alcoolisme. Il faut donc d'abord exclure du type tout accident transitoire.

Etant acceptée la définition, il importe de rappeler la notion banale que les affections gastriques sont, plus encore que les autres, à séparer en primitives et secondaires.

C'est surtout à l'étude des intoxications lentes qu'on doit avoir recours pour se faire une idée vraie de la marche des dyspepsies primitives; je parle des empoisonnements graduels, procédant sans brusques perturbations et donnant lieu à des affections longues et curables.

L'alcoolisme modéré fournit le meilleur exemplaire. On y voit les symptômes se développer peu à peu et, au milieu des troubles communs à un grand nombre d'états dyspeptiques, apparaissent des signes particuliers qui affirment l'origine de la maladie. L'anorexie n'est pas celle des cancéreux, et l'état nauséeux survenant exclusivement au réveil, cessant par l'ingestion de l'aliment même le plus indigeste ou de la boisson la plus irritante, est sans analogues.

Plus tard des lésions plus ou moins profondes pourront apparaître; mais ces malaises n'en sont pas l'antécédent obligé, et encore moins en sont-ils la conséquence.

Outre qu'elle nous renseigne sur le mode de recherches à l'aide duquel on arrivera à constituer des variétés ou des types, la gastralgie alcoolique nous apprend que les troubles digestifs résument toute la maladie ou sont seulement les prodromes d'une altération fixe destinée à s'accuser par d'autres signes et à laisser des traces qui persisteront après la mort.

C'est sur cette distinction que portera toujours l'enquête la plus anxieuse du médecin. On a dit avec infiniment de raison que rien n'est plus difficile; que les désordres, petits ou grands, sont les mêmes dans les deux cas; qu'ils s'associent suivant des combinaisons illimitées, individuelles, impossibles à classer. Le fait n'est vrai qu'autant qu'on a l'étrange prétention de faire intervenir dans les considérants du jugement les symptômes gastriques, à l'exclusion de tous les autres. Un enfant qui présenterait les signes habituels d'un cancer de l'estomac au début serait-il supposé atteint de cette maladie? Pourquoi non? par le seul motif qu'en raison de son âge, il en est supposé préservé. Un adulte qui, après une courte dyspepsie, maigrit tout en s'alimentant, devient faible, pâle, anémique, appellera-t-il le diagnostic d'une dyspepsie de l'espèce de celles que Brinton appelle ordinaires, et qui n'apportent pas d'empêchement effectif à la nutrition?

Une fois mis sur la route par des indices faisant fonction d'hypothèses, le médecin cherche, et il découvre dans les accidents gastriques eux-mêmes des éléments de décision qui lui avaient échappé: un vomissement dont le malade n'avait pas gardé mémoire, des sensations épigastriques, une rachialgie, des douleurs qui deviennent de plus en plus signifiantes; et comme il est convaincu que la dyspepsie ne se compose pas d'accidents sans lien, il s'enquiert de l'évolution et rencontre là des anomalies qui justifient ses appréhensions.

L'enquête se fait alors parallèlement à la marche de la maladie; elle ne procède pas suivant l'ordre des traités dogmatiques qui, ayant admis tout d'abord l'existence du cancer de l'estomac, remontent par une investigation presque rétrospective le cours des symptômes. Le diagnostic se consolide à mesure que les accidents se multiplient ou se confirment. La comparaison du cas observé avec les types auxquels il confine se limite de jour en jour; mais aux premiers temps elle ne porte que sur les variétés de dyspepsie, parce que le malade n'est apparemment rien autre qu'un dyspeptique. La règle essentielle est donc de ne pas borner l'examen, par une séméiotique toute artificielle, aux phénomènes gastriques, d'y faire concourir les altérations générales ou locales de la santé, en un mot de rejeter les désastreuses tendances qui, sous prétexte de médecine exacte, engagent à faire de la médecine *épisodique.*

Le malade qui souffre d'une névralgie intercostale n'est pas réellement atteint de la même affection, suivant qu'il est chlorotique, anémique, rhumatisant. Les prévisions se déduisent de la condition générale bien définie de la santé, et l'épiphénomène douloureux ne mérite ni une étude approfondie ni une description spéciale.

Mais que la névralgie éclate comme signe initial, qu'elle soit la première révélation d'une transformation imminente de la santé, qu'elle remplisse, au début de l'affection chronique, le rôle du frisson qui annonce l'invasion de la maladie aiguë, ne sera-t-il pas précieux de prévoir la diathèse ou l'état pathologique encore latent? N'aura-t-on pas intérêt à connaître les caractères propres à la névralgie des chlorotiques, et la définition ne sera-t-elle pas incomplète, tant qu'au nom générique de névralgie on n'aura pas adjoint l'épithète spécifique ?

Le propre des dyspepsies est justement de préparer des affections multiples, soit qu'elles en dénoncent seulement la venue, soit, comme il est plus probable, que les perversions de la digestion aient un rôle pathogénique plus élevé. Pour ma part, je me résigne difficilement à admettre que la dyspepsie prémonitoire du diabète ou de la gravelle, est un simple hasard, et je suppose plus volontiers qu'elle accompagne les débuts d'une transformation profonde. Il suffit d'étudier, à l'aide d'une minutieuse anamnése, la biographie pathologique des malades atteints de lithiase hépatique ou néphrétique, de goutte et de glycosurie pour voir combien longue a été la période d'incubation, et quelle place y ont occupé les troubles digestifs dont le malade lui-même avait conscience.

Il faudrait, pour donner un corps à ces aperçus, décrire successivement chacune des espèces qu'il me paraît actuellement possible de constituer en rapport avec un état pathologique ou naissant ou confirmé. Ce serait dépasser de beaucoup la tâche que j'ai consenti à accepter, et écrire un livre à côté du traité de Brinton. Se défendre de la séduction qui nous entraîne à développer une idée est toujours chose facile ; à ce programme sommaire, qu'il serait hors de propos de remplir, je n'ajouterai que peu de mots, et ils ont trait à la thérapeutique.

Brinton est essentiellement décourageant. Un médecin aussi expérimenté qui commence l'histoire du traitement par cette proposition : les drogues ne guérissent pas la dyspepsie (*drugs do not cure dyspepsia*), essayera inutilement de tempérer son scepticisme en ajoutant : au moins dans la majorité des cas.

Mon opinion va juste à l'inverse : la dyspepsie se guérit par les drogues et, sans médicaments appropriés, les modificateurs hygiéniques sont insuffisants. En cela je suis conséquent à ma conviction que la dyspepsie a sa racine dans les profondeurs de l'organisme, et qu'elle n'est pas le résultat passager d'un écart de régime. La preuve, il faut la demander à l'expérience. Or, quel est le médecin qui s'associera sans réserve à l'opinion exprimée par Brinton, qu'une diète convenable et un régime approprié suffiront, dans un nombre énorme de cas, à éloigner les symptômes actuels de la maladie existante et à prévenir son retour? Et je ne parle pas des dyspepsies qui ne sont que la préface des lésions graves de l'estomac ; j'entends celles qui guériront et qui, dussent-elles persévérer, ne compromettront pas la vie.

Toutes les raisons bonnes ou médiocres que Brinton fait valoir : qu'il invoque l'abus du charlatanisme, les déceptions faciles, les erreurs et les illusions des malades, ne me touchent pas. Les objections contre les remèdes exotiques, et qui doivent leur renommée à ce qu'ils viennent de loin, ou contre les conclusions hâtives, l'appel à la *vis medicatrix naturæ*, me laissent aussi indifférent. Si des maladies, en apparence identiques, ont été heureusement modifiées par dix remèdes différents, ce n'est pas le remède qu'il convient d'accuser, mais le médecin, ou c'est qu'il s'agissait peut-être de dix variétés différentes de maladies qu'on avait confondues, faute d'une suffisante analyse.

Le catalogue dressé par Brinton des médicaments antidyspeptiques se compose : des contre-irritants, de la pepsine, de quelques métaux, comme le fer et le zinc, des alcalins, des acides, des apéritifs, des sédatifs, du régime, de l'alcool, des toniques, etc. Ainsi énumérés, sans subordination, ces remèdes sont également improductifs et utiles. Il n'y en a pas un seul qui se superpose à tous les autres ; si bien que la formule banale est celle-ci : telle substance rend de signalés services dans certains cas ; dans d'autres, elle reste absolument impuissante.

Or, pour ne mentionner qu'un exemple, autant les alcalins seront nuisibles aux dyspepsies des anémiques, autant le fer sera nuisible aux dyspepsies des goutteux. Je n'ai garde de conclure que le jour s'est fait dans une des questions les plus obscures de la pathologie. Tout homme qui propose une méthode, c'est-à-dire qui indique le chemin pour arriver au but, déclare que le but n'est pas atteint.

Pour résumer brièvement ce programme, ma ferme croyance est que le mode employé jusqu'ici pour classer les dyspepsies est défectueux, et qu'au lieu de compter sur des données physiologiques, à peine en voie d'élaboration, on doit s'en tenir à l'observation des malades.

La dyspepsie et la gastralgie ont été considérées de tout temps comme solidaires l'une de l'autre. Tantôt la douleur dominait, tantôt le malaise digestif prenait le dessus ; mais il existait entre ces deux termes une différence de degré plutôt que de nature. Cette manière de voir reste encore l'expression de la vérité, et la conception d'une dyspepsie indolente est en contradiction avec les enseignements de la clinique.

Les dyspepsies représentent des états morbides plus semblables aux névroses qu'à tout autre type : intermittentes comme les névroses et, comme elles, à longue échéance ; mobiles, sans se porter sur d'autres organes que l'estomac, et, pour ainsi dire, protéiformes sur place. Élever chaque collection symptomatique passagère à la hauteur d'une espèce pathologique, c'est prendre un des chaînons de la série pour la série tout entière.

D'autre part, les dyspepsies se caractérisent par des sensations incommodes. Le malade en a conscience ; il les tolère péniblement, et avertit le médecin ; elles deviennent ainsi le premier indice d'affections graves. Il se peut que des signes mieux assurés tardent à venir en aide au diagnostic, et que le médecin doive se contenter des phénomènes subjectifs confondus sous le nom générique de dyspepsies. Il importe alors de discerner le malaise de la maladie, la névrose de la lésion naissante, et on n'y parvient que par une connaissance approfondie des accidents dyspeptiques, de leurs formes, de leur évolution, et surtout des aptitudes pathologiques du malade.

Enfin, c'est une faute d'isoler, par une analyse arbitraire, la pathologie gastrique de la pathologie intestinale. Que des affections redoutables de l'estomac existent sans participation de l'intestin, le cancer, à lui seul, en est un irrécusable témoignage. Mais, dans un grand nombre de cas, peut-être dans le plus grand nombre, les prétendues dyspepsies ne sont que des affections intestinales. La digestion, plutôt précipitée que ralentie, verse dans l'intestin des produits imparfaitement transformés : et qui ne sait combien l'intestin est plus irritable que l'estomac, n'étant pas, comme lui, assujetti au contact de tant de substances à peine élaborées! N'arrive-t-il pas encore que, dans des conditions inverses, les dyspepsies ne sont que le retentissement ou le complément d'un trouble intestinal primitif?

Je m'excuserais d'avoir étendu, presque outre mesure, cette introduction au livre de Brinton, si elle devait faire double emploi, et si je n'avais eu l'espérance de compléter par quelques développements la pensée même de l'auteur.

Le livre se fût aisément passé de mon approbation sincère et convaincue : il se recommandait de lui-même.

Je ne saurais, en terminant, marquer trop de reconnaissance pour ce que m'a appris le *Traité des maladies de l'estomac*. Les ouvrages comme celui de Brinton ont deux qualités : ils instruisent, et surtout ils font penser.

CH. LASÈGUE.

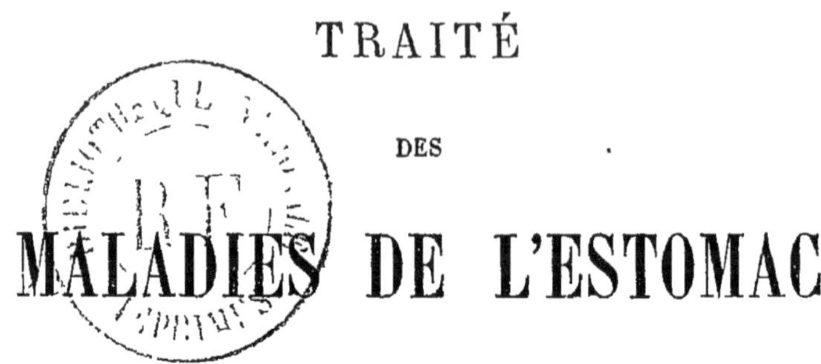

# TRAITÉ

DES

# MALADIES DE L'ESTOMAC

## ANATOMIE ET PHYSIOLOGIE.

L'estomac, la partie la plus large et la plus dilatable du canal alimentaire, présente quelques variétés de forme suivant les différents individus. Séparé du corps, et modérément distendu, il prend généralement la forme représentée ici (fig. 1), forme qu'on ne peut mieux comparer qu'à un cône courbé, recevant sur sa face concave l'insertion du canal œsophagien à l'union de son quart supérieur avec ses trois quarts inférieurs. L'estomac présente une face antérieure et une face postérieure, un bord supérieur et un bord inférieur, une extrémité droite et une gauche, enfin deux ouvertures, le cardia et le pylore, par lesquelles il communique d'une part avec l'œsophage, d'autre part avec le duodénum; et ainsi il se relie au reste du tube digestif.

La description de ces parties varie avec l'état de l'organe. Vide et non contracté, l'estomac est aplati verticalement, ses faces antérieure et postérieure se touchent, tandis que ses limites supérieure et inférieure méritent réellement le nom de bords. Mais quand l'organe est distendu, toute section verticale transverse devient presque un cercle, ses bords et ses faces se confondent. Sa partie la plus élevée est cependant encore reconnaissable : c'est *la petite courbure* (*a*, *e*, *b*, fig. 1) ; sa partie inférieure forme *la grande courbure* (*g*, *d*, *f*, *c*, *b*). La petite courbure est surtout concave dans ses trois premiers cinquièmes ; à partir de là (*e*), elle se termine par une légère convexité. Souvent en face de ce point une petite échancrure (*c*) divise la grande courbure en deux portions, et ainsi se trouve délimité *le cul-de-sac du pylore* (*c*, *b*, *b*, *e*). *L'extrémité cardiaque*, *la grosse tubérosité ou l'extrémité splénique* est la partie à gauche du *cardia* ou de l'orifice œsophagien (*a*) qu'elle dépasse d'environ trois pouces. A cet orifice, on voit l'œsophage se dilater graduellement, de façon à ressembler à un entonnoir renversé. A droite de l'œsophage, l'estomac s'élargit un peu de façon à atteindre son

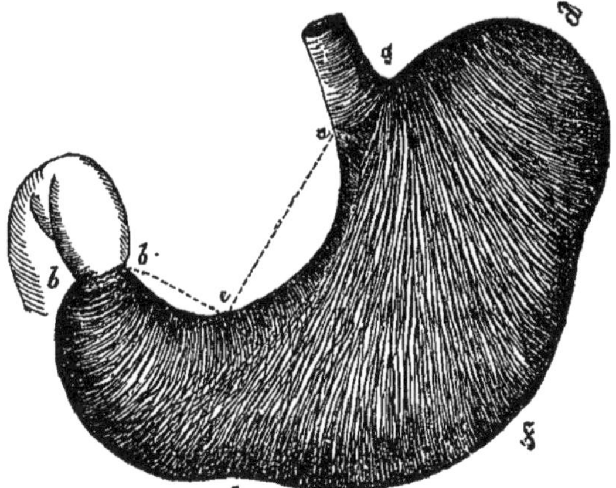

FIG. 1. — Estomac insufflé dont on a enlevé la tunique péritonéale, la couche de fibres longitudinales, et une partie de la couche de fibres transverses de la tunique musculaire.

*a*, *g*, cardia ; *b*, *b*, pylore ; *a*, *e*, *b*, petite courbure ; *g*, *d*, *f*, *c*, *b*, grande courbure ; *g*, *d*, jusqu'à *f*, tuberosité cardiaque ; *c*, *b*, *b*, *e*, sac pylorique. (Au-dessus de *a*, *g*, on voit les fibres transverses de l'œsophage, et au-dessous, les fibres obliques les plus élevées de l'estomac, se dirigeant vers *c*. Les fibres transverses viennent recouvrir le sac pylorique. La ligne ponctuée *a*, *e*, *b*, indique combien la petite courbure est modifiée par une distension exagérée de l'organe.)

diamètre maximum environ vers le milieu de l'organe (*f*); au delà de ce point il diminue de volume jusqu'au pylore (*b*,*b*), où une brusque constriction indique le siége de la valvule.

Les dimensions de l'organe sont encore plus variables que sa forme. Chez l'homme sain, vers l'âge moyen de la vie, l'estomac, modérément distendu, a environ 13 à 15 pouces (de 32 à 37 centim.) de long, et son diamètre peut avoir au plus large 5 pouces (12 centim.), vers le pylore 2 pouces (5 centim.). Sa surface totale correspond à 1 pied 1[4 carré (14 $^{\text{d. c.}}$,48 $^{\text{c. carrés}}$); sa capacité est de 175 pouces cubiques environ (2 $^{\text{d. c.}}$,734 $^{\text{c.m.c.}}$), ou 5 pintes; il pèse 7 onces (224 grammes)[1].

L'estomac est maintenu surtout par le prolongement de ses extrémités avec le duodénum et l'œsophage, qui sont plus fixes. Le duodénum est en rapport avec la paroi postérieure de l'abdomen; l'œsophage traverse le diaphragme, et pénètre dans l'abdomen environ un pouce (2 $^{\text{c. m.}}$,5) en avant du bord gauche de l'aorte, par une ouverture entièrement et partout musculaire, quoiqu'elle soit en contact avec le bord postérieur du tendon. Certains appendices du péritoine contribuent encore à fixer l'estomac. A gauche de l'œsophage, le *petit épiploon phrénogastrique* passe du diaphragme sur la dilatation (*pouch*) cardiaque, qu'elle atteint un peu en arrière. Encore un peu plus bas, l'estomac est uni à la rate par l'*épiploon gastro-splénique*. Le bord inférieur de l'organe fournit le *grand épiploon*, qui descend à une certaine distance vers la partie inférieure de l'abdomen, et se réfléchit de bas en haut pour atteindre le bord antérieur du côlon

1. Chez les femmes et les enfants, ces dimensions approximatives doivent subir une réduction proportionnelle. Elles s'accroissent par une distension habituelle ou par le relâchement dû à la vieillesse; elles diminuent par l'exercice, ou par l'usage d'une très-petite quantité de nourriture.

transverse, auquel il forme une gaîne en se divisant. Le bord supérieur de l'estomac est fixé au moyen de l'*épiploon gastro-hépatique ou petit épiploon*, qui descend du sillon transverse du foie. Tous ces replis sont doubles, quoique les quatre feuillets du *grand épiploon* réfléchi soient souvent réunis de façon à ne pouvoir être séparés.

*Situation.* — L'estomac est placé presque transversalement dans la partie supérieure de la cavité abdominale ; sa direction est de gauche à droite, de haut en bas, et un peu en avant. Cette direction résulte de ses rapports avec l'œsophage et le duodénum, l'insertion de l'œsophage se faisant à la partie supérieure, et près de l'extrémité gauche de l'estomac, tandis que le duodénum n'est que la prolongation de l'extrémité droite ou pylorique. Ainsi dirigé de gauche à droite, l'estomac occupe successivement l'hypocondre gauche et la région épigastrique, et il vient se terminer dans l'hypocondre droit. Sa face antérieure est par conséquent en contact avec le diaphragme, au point où ce muscle tapisse les cartilages des dernières fausses côtes; elle est aussi en rapport avec la paroi abdominale. Sa face postérieure est en rapport avec le pancréas, l'aorte, les piliers du diaphragme ; ces parties la séparent de la colonne vertébrale. Son extrémité gauche est en contact en haut avec le diaphragme, en bas avec la rate ; en arrière elle est en rapport avec la capsule surrénale gauche et le rein. Son bord supérieur est en rapport avec le foie, c'est-à-dire avec le lobe gauche, avec le *lobe de Spigel*, et en partie avec le *lobe carré*. Son bord inférieur est parallèle et contigu au côlon transverse. Une distension ou dimension anormale modifie surtout la situation de l'organe, qui alors descend plus bas, dépasse ou déplace le côlon transverse, et peut atteindre les régions ombilicale, lombaire gauche ou iliaque gauche. On voit alors son extrémité gauche pénétrer plus avant dans l'hypocondre correspondant, de façon à être plus complétement recouverte par les côtes. Son extension par en haut diminue la capacité du thorax, quoiqu'il en résulte rarement une gêne pour l'abaissement du diaphragme, dans les inspirations ordinaires modérées. Son extrémité droite peut atteindre la vésicule biliaire.

Il n'est pas inutile de rechercher comment la distension progressive de l'estomac influe sur la forme, la situation et les rapports de cet organe. Vide d'aliments, non distendu par des gaz, l'estomac aplati est suspendu presque verticalement dans la région épigastrique. Dans cet état de l'organe, le bol alimentaire, qui y pénètre par l'ouverture œsophagienne, descend immédiatement dans la portion cardiaque, qui est la plus déclive.

L'arrivée d'une nouvelle quantité d'aliments eaffce les bords supérieur et inférieur, et transforme leurs lignes presque droites en ces courbes que nous avons mentionnées ci-dessus, en même temps qu'elle détermine la séparation des deux surfaces jusqu'ici en contact ; l'organe prend alors la forme d'un cône, à convexité inférieure et antérieure. La convexité antérieure est surtout marquée à l'extrémité pylorique, où elle s'accuse quelquefois brusquement, sans transition. Ces changements résultent de l'augmentation de longueur de l'organe et du peu de distance qui sépare ses orifices, comparativement fixes. Mais la tunique musculaire y contribue aussi largement, puisque la distension de l'estomac détaché du corps imite assez bien (sans l'égaler pourtant) la courbe que prend l'organe quand il est modérément distendu *in situ*. Ces épiploons dont nous avons parlé se prêtent, en vertu de leur texture molle, souple et élastique, à l'expansion de l'estomac entre leurs feuillets, sans qu'il en résulte aucun désordre dans les connexions nerveuses et vasculaires de l'organe, lequel ne cesse pas d'être couvert de son enveloppe séreuse. Enfin, quoique l'estomac lui-même se distende à peu près également dans tous les sens, cependant, après avoir rempli l'hypocondre gauche, il se dirige, grâce à la mobilité de sa courbure, vers le point de la cavité où il rencontre le moins de résistance, c'est-à-dire vers la paroi antérieure de l'abdomen. Et alors, si l'intestin distendu lui-même ne lui permet pas de descendre beaucoup, il proémine en avant, de telle sorte que ce qui était sa face verticale regarde maintenant obliquement en haut, tandis que son bord inférieur vient se mettre en contact avec l'épigastre, où on peut sentir battre l'artère gastro-épiploïque, chez les sujets très-amaigris.

Dans l'examen physique de l'estomac pendant la vie, l'exactitude avec laquelle on peut délimiter par la percussion les dimensions de l'organe est donc sujette à de grandes variations. Si l'estomac est modérément distendu, le son fourni par l'extrémité cardiaque permettra de la distinguer du côlon (et *à fortiori* du petit intestin), quelle que soit d'ailleurs la distension gazeuse des segments voisins. La transition graduelle de cette résonnance tympanitique profonde à celle de l'intestin présente moins de difficultés qu'on ne pourrait croire, d'abord en raison de ce que cette partie est superficiellement placée, et de ce que sa résonnance contraste avec le son fourni par le foie en haut, et le côlon en bas.

Souvent il arrive cependant que ce moyen de distinction fait défaut, parce que le petit ou le gros intestin vient recouvrir l'estomac : résultat plutôt dû à la pression exercée par la distension des parties voisines, qu'à la dilatation même de l'organe. Enfin, la tubérosité cardiaque distendue est difficile à délimiter avec exactitude. Sa résonnance tympanitique est graduellement obscurcie par la lame de plus en plus épaisse de poumon qui s'interpose entre les téguments de l'hypocondre et la partie la plus élevée (ou diaphragmatique) de la tubérosité cardiaque : aussi il est rare de pouvoir établir la ligne précise de démarcation.

De même que la portion sous-diaphragmatique du canal alimentaire, l'estomac présente trois tuniques : une externe ou séreuse, une moyenne ou musculaire, une interne ou muqueuse. La première relie l'organe à la cavité dans laquelle il est situé; elle limite, aide et facilite les mouvements que la seconde a pour fonction d'exécuter. La troisième est la plus importante; elle forme la surface de sécrétion et d'absorption : c'est d'elle surtout que dépend la fonction de l'organe.

La tunique séreuse de l'estomac se continue avec les doubles lames du péritoine que nous avons mentionnées plus haut, et qui se séparent pour enfermer l'organe, quand elles rencontrent ses bords. Là elles sont très-lâchement unies l'une à l'autre, et à la tunique sous-jacente, par une grande quantité de tissu aréolaire très-élastique. Mais, vers le milieu de la surface de l'estomac, le péritoine, sans perdre son élasticité, s'unit très-intimement à la tunique musculaire sous-jacente. Nous avons déjà indiqué les avantages de ce mode d'union.

La structure de la tunique séreuse est exactement celle que présente partout le péritoine viscéral. Une couche d'épithélium aplati, de forme hexagonale, repose sur un lit de tissu aréolaire contenant les rares vaisseaux qui alimentent cette production de cellules (*cell-growth*). Immédiatement au-dessous de la couche épithéliale, le tissu aréolaire est condensé, ferme; sa surface, en contact avec les cellules, présente l'aspect uni et continu de cette lamelle membraneuse qui a reçu le nom de *basement-membrane*[1]; mais il est impossible de la séparer de la couche de fibres déliées et jaunes située au-dessous, couche à travers laquelle elle sort peu à peu, sous forme de tissu lâche, élastique, sous-séreux. On trouve fréquemment une quantité variable de tissu adipeux dans les larges mailles de ce dernier tissu.

La tunique musculaire de l'estomac est formée par les fibres lisses de la vie organique constituées, suivant Kolliker, par des fibres-cellules (fig. 2, *a*, *b*). La longueur de ces cellules varie de $\frac{1}{200}$ à $\frac{1}{100}$ de pouce (de $0^{mm},1$ à $0^{mm},2$); leur largeur est de $\frac{1}{6000}$ à $\frac{1}{4000}$ de pouce (de $0^{mm},004$ à $0^{mm},006$) vers leur milieu, point où elles sont aplaties, et d'où elles vont ensuite en s'effilant pour se terminer par des extrémités coniques et pointues.

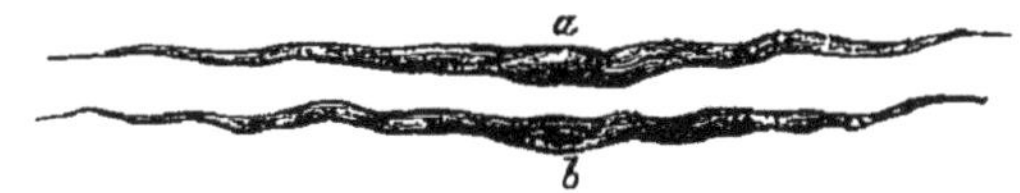


Fig. 2. — Fibres-cellules de l'estomac de l'homme, vues avec un grossissement de 450 diamètres.

*a*, fibre-cellule avec son aspect normal, *b*, fibre-cellule dont les bords sont ondulés, irréguliers.

Elles contiennent un noyau, long de $\frac{1}{2000}$ à $\frac{1}{1000}$ de pouce (de $0^{mm},01$ à $0^{mm},02$), et d'une largeur six fois moindre. Leur texture est une substance pâle, en apparence homogène, mais consistant en réalité en une membrane servant d'enveloppe à un contenu granuleux ou à peine strié. Dans d'autres cas, elles présentent des renflements (*b*) que l'on rencontre

1. Brinten entend par *basement-membrane*, une pellicule d'une finesse excessive, d'une transparence parfaite, sans structure appréciable, qu'on trouve partout sous les cellules épithéliales ou épidermiques, auxquelles sa face libre sert de support, sa face adhérente étant en rapport avec les capillaires destinés à la nutrition des cellules (Bowman). Goodsir l'appelle *primary-membrane*, parce qu'il suppose qu'elle fournit en outre les germes des cellules.

(*Note du traducteur.*)

rarement dans les fibres associées, et qu'on peut dès lors supposer provenir de contractions locales accidentelles de la substance charnue elle-même. L'arrangement de ces fibres-cellules est très-simple : elles sont réunies en rangées parallèles, leurs faces aplaties adhérant fortement l'une à l'autre. Elles forment ainsi de petits faisceaux entre lesquels sont interposés les vaisseaux qui les nourrissent, situés au milieu d'une faible quantité de tissu aréolaire. L'union et l'entrelacement de ces fascicules forment les couches de la tunique musculaire. Le développement des fibres-cellules a lieu par l'allongement d'une cellule ovale, dans laquelle se dépose en même temps une substance, qui enlève bientôt à la cellule primitive sa transparence.

Dans l'intestin, ces fibres sont disposées en deux couches, une externe, dans laquelle les faisceaux ont une direction longitudinale, et une interne, dans laquelle ils sont placés circulairement ou transversalement à l'axe du tube[1]. Mais, dans l'estomac, la forme particulière de l'organe commande une modification de cet arrangement.

La couche des fibres *longitudinales* de l'estomac est la continuation des fibres de la tunique musculeuse de l'œsophage. Cette tunique, arrivée au cardia, rayonne de tous côtés ; ses faisceaux, s'amincissant à mesure de leur divergence, finissent par se perdre dans les diverses fibres avec lesquelles ils se bifurquent et s'entrelacent. Mais, sur la petite courbure de l'organe, ils restent beaucoup plus distincts, et peuvent souvent être reconnus, sous forme de deux ou trois larges faisceaux, jusqu'à une très-courte distance du

1. Il est plus probable qu'ils forment une spirale. A l'appui de cette opinion, voir l'article de l'auteur (« Stomach », *Cyclopedia of anatomy*, suppl. p. 311).

pylore. La couche de fibres longitudinales qui couvre l'extrémité pylorique ne paraît pas se continuer très-directement avec la précédente. Les fibres qui la constituent naissent par des faisceaux épars, vers le milieu de l'organe, et souvent réunies en deux larges bandes qui occupent le milieu des faces antérieure et postérieure ; elles ne tardent pas à former une couche cylindrique, qui passe sur le pylore pour atteindre le commencement du duodénum.

Les fibres *transverses* ou *circulaires* se trouvent immédiatement au-dessous des précédentes, et forment une couche beaucoup plus épaisse. A gauche du cardia, les anneaux qu'elle présente sont plus rares et moins distincts ; elle est remplacée par la troisième couche ou couche des fibres obliques. Mais de la droite de cet orifice elle se continue vers le pylore (*p*, fig. 3), en augmentant toujours d'épaisseur, jusqu'à ce qu'enfin, atteignant le bord de cette valvule, elle s'infléchisse vers l'axe de l'estomac par une courbe brusque, qui descend presque verticalement vers le duodénum. Celles de ses fibres les plus rapprochées de

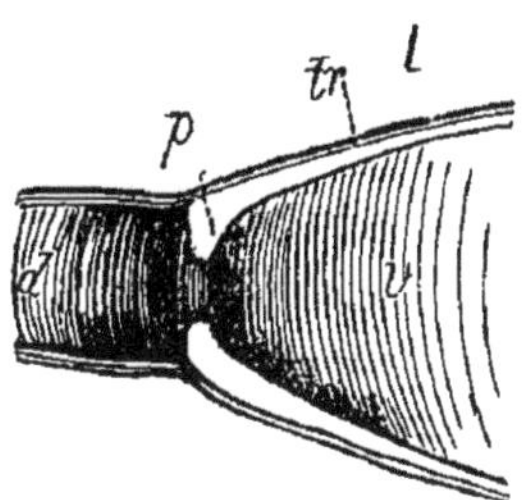


Fig. 3. — Section longitudinale de l'estomac et du duodénum, pour montrer la valvule pylorique.

*v*, sac pylorique de l'estomac, *l*, la couche des fibres longitudinales ; *tr*, la couche des fibres transverses qui vont s'épaississant jusqu'en *p*, le pylore ; *d*, commencement du duodénum.

l'extrémité gauche sont un peu moins régulièrement transversales. Quelques-unes d'entre elles s'entre-croisent ; d'autres, se dirigeant en bas à partir de la limite droite du cardia, gagnent obliquement l'extrémité gauche de l'organe.

La troisième couche, ou couche *oblique*, est plus profondément située que les deux précédentes. Aussi la voit-on plus nettement en retournant et en insufflant l'estomac, surtout après qu'on a enlevé avec soin la membrane muqueuse. Au point de jonction de l'œsophage et de l'estomac, les fibres transverses du bord gauche se rapprochent d'un faisceau aplati de fibres occupant l'échancrure (*g*, fig. 1) qui limite la grosse tubérosité, et semblent être visiblement continues. La partie droite, ou la plus épaisse de ce ruban aminci, passe obliquement en bas, vers le côté droit, s'écartant bientôt de la terminaison de l'œsophage, et de là elle continue à travers la couche transversale déjà décrite, pour gagner la grande courbure, où se réfléchissent l'une sur l'une des couches semblables venant des deux faces de l'organe. Sa limite, ordinairement bien nette, occupe et forme même l'échancrure (*c*, fig. 1). La partie postérieure et la plus mince naît à la fois de la dépression (*g*, fig. 1) à gauche du cardia, et des bords supérieurs de la grosse extrémité de l'organe; ses fibres, plus verticales, se continuent aussi par en bas jusqu'à la limite inférieure de l'estomac, où elles se rencontrent pour compléter le circuit de la tubérosité cardiaque.

*Mouvements de l'estomac.* — Le rapport intime qui existe entre les mouvements de l'œsophage et ceux de l'estomac s'explique aisément par la continuité évidente des tuniques musculaires que nous venons de mentionner.

Quand la déglutition est accomplie, les fibres inférieures de l'œsophage se contractent avec une telle force, que non-seulement elles oblitèrent l'ouverture cardiaque, mais encore qu'elles projettent la membrane muqueuse de cette partie dans la cavité de l'estomac. Cet état dure quelques moments. Le bol alimentaire, une fois arrivé dans l'estomac, excite par sa présence les mouvements musculaires. Quant à l'état du cardia pendant la digestion stomacale, la force avec laquelle il reste fermé est supérieure à la pression exercée sur le contenu de l'organe par les contractions musculaires de ses parois. Nous ne savons pas encore quelle part revient dans cette force à la contraction des fibres de la partie inférieure de l'œsophage, et quelle part à la forme, à la position et à la structure de l'estomac lui-même. Mais il est probable que l'entre-croisement des fibres transverses et obliques de l'organe autour de l'insertion de l'œsophage aide puissamment à l'oblitération de la partie inférieure de ce conduit. En tous cas, il n'est pas douteux que l'orifice cardiaque soit surtout fermé par une contraction musculaire active de ses propres parois, contraction excitée par la présence des aliments dans l'estomac, et qui, autant qu'on en peut juger, semble être indépendante de toute action du diaphragme dans le même sens.

Les mouvements exécutés par l'estomac et qui ont pour effet de brasser les aliments pendant leur séjour dans l'organe, varient suivant la période de la digestion et la nature des substances ingérées.

L'estomac vide, à jeun, n'exécute aucun mouvement. Si les aliments forment une masse compacte, solide, ils ne peuvent recevoir aucun mouvement dans l'intérieur de l'organe, et de plus ils gênent ou empêchent complétement l'action de la tunique musculeuse. Au contraire, une petite quantité d'aliments liquides excite l'action vermiculaire; une faible contraction se manifeste, destinée à les saisir : les plis ainsi formés par la membrane muqueuse se referment doucement sur l'aliment, et l'étendent graduellement sur la surface entière de l'organe[1].

Mais l'état ordinaire de l'estomac de l'homme, pendant la digestion, est également éloigné de ces deux extrêmes, et se rapproche d'une distension modérée ; par suite de la présence d'aliments déjà modifiés par la mastication, la salive et le suc gastrique, et transformés en une sorte de pulpe demi fluide.

Peu de temps après l'introduction du bol alimentaire dans l'estomac, commence le mouvement péristaltique, constriction transversale, qui a son point de départ au cardia, et de là s'étend lentement vers le pylore. Comparativement faible jusqu'à ce qu'elle atteigne le commencement du sac pylorique (*c*, *e*, fig. 1), elle devient alors beaucoup plus distincte, et se continue rapidement en avant, sous forme d'une dépression circulaire bien nette, jusqu'à ce qu'elle arrive au pylore, qui est maintenu complétement fermé. Son arrivée en ce point est suivie d'un relâchement interrompu après une minute de durée, par une répétition de ce mouvement péristaltique, qu'accompagne un peu de diminution du diamètre longitudinal de l'estomac.

Quant aux mouvements que ces contractions font subir aux aliments, il y a le rapport le plus étroit entre les effets mécaniques de l'acte qui vient d'être décrit, et les résultats qu'on peut produire dans une expérience. Les effets des mouvements péristaltiques dans un tube fermé et distendu peuvent être représentés au moyen d'un cylindre creux, inflexible, rempli de liquide, muni d'un diaphragme perforé parfaitement adapté à son calibre, et capable de se mouvoir

1. Beaumont, *Expériences et observations sur le suc gastrique.*

librement dans son intérieur. Dans quelque sens que se meuve ce diaphragme, il exerce aussitôt une pression sur la masse liquide contenue dans la portion du tube vers laquelle il se dirige. La pression étant égale dans toutes les directions, une partie du liquide s'échappe en arrière par l'ouverture. Ce courant rétrograde augmentera continuellement de longueur à mesure que le diaphragme s'avancera vers l'extrémité du tube. Le mouvement lent et successif d'une série de semblables diaphragmes établirait ainsi deux courants continus dans le liquide : un périphérique en avant, un central en arrière.

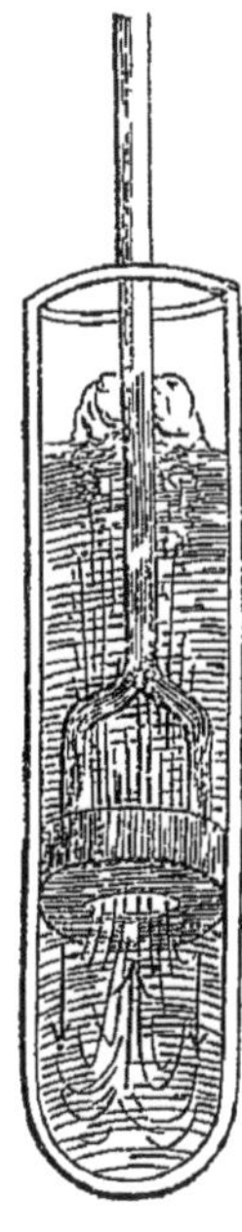

Fig. 4, destinée à montrer l'effet du mouvement péristaltique dans un tube fermé contenant un liquide.

Le piston muni d'une ouverture est censé se mouvoir de haut en bas, ce mouvement produit deux courants. un courant périphérique dirigé de haut en bas, un courant central dirigé de bas en haut, comme l'indiquent les flèches correspondantes.

L'existence de deux courants de cette nature serait peu modifiée par la nature membraneuse et la forme particulière de l'estomac humain. Car si d'une part l'inactivité relative de la grosse tubérosité n'empêche pas leur production, comme conséquence du mouvement péristaltique du pylore, d'autre part les contractions très-modérées de cette partie presque inerte suffisent à déterminer l'axe et le courant central, suivant la ligne courbe qui unit les ouvertures cardiaque et pylorique. « Le bol alimentaire, en franchissant le cardia, tourne vers la gauche, traverse l'ouverture, descend dans l'extrémité splénique, et suit la grande courbure en se dirigeant vers le pylore. De là il revient suivant la direction de la petite courbure, se représente de nouveau à l'ouverture pour descendre dans la grande courbure, et recommence une semblable révolution. Ces révolu-

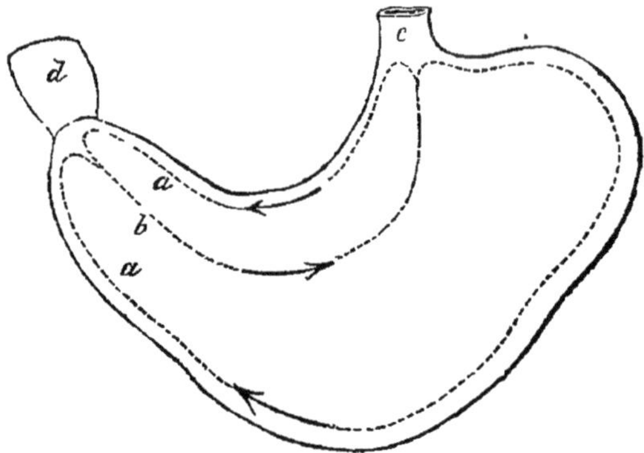


FIG 5, indiquant le mouvement de la masse des aliments dans l'estomac.

*a, a* Le courant périphérique, ou de la surface, produit par le mouvement péristaltique, entraînant les aliments à moitié liquéfiés vers le pylore encore fermé, là, ils se réfléchissent en *b* dans le courant central, situé dans l'axe réel de l'estomac, qui s'étend de l'orifice cardiaque *c* à l'orifice pylorique (entre *b* et *d*).

tions durent de une à trois minutes »[1]. En d'autres termes, il y a un mouvement rétrograde des matières contenues dans l'estomac, mouvement qui part du pylore, suit l'axe réel de l'estomac, allant d'un orifice à l'autre, près de la petite courbure. De la sorte, tous les points de l'estomac sont occupés par l'un ou l'autre de ces deux courants, et leur mélange vers leurs limites respectives produit une diffusion uniforme des différentes matières alimentaires qui se meuvent avec eux. Enfin, la réflexion d'un courant dans l'autre au pylore assure un contact égal de tous les aliments demi fluides, avec la surface de la membrane muqueuse, puisque les parties qui occupent l'axe de l'estomac dans un moment sont destinées à suivre sa périphérie dans le moment qui suit.

1. Beaumont, *op cit.*, p. 101.

A une période plus avancée de la digestion gastrique, les contractions de l'extrémité cardiaque semblent encore moins actives qu'auparavant, et le raccourcissement longitudinal de l'organe est aussi moins marqué. Le point de départ principal de la contraction est à la même place (*c*, *e*, fig. 1) où d'abord avait existé une augmentation de volume, et où maintenant on voit une constriction profonde, ou contraction en forme de sablier. Cette contraction ne dure qu'un temps fort court, puis elle se propage vers le pylore par un mouvement péristaltique rapide, qui semble devoir presque oblitérer l'organe dans son parcours, et se termine en se perdant dans l'anneau musculaire de la valvule. Ce mouvement péristaltique est suivi de près par un léger degré de relâchement auquel succède une dilatation complète du sac pylorique. Enfin, la contraction en forme de sablier disparaît quelquefois elle-même, et un intervalle d'environ deux ou trois minutes précède la répétition de tout cet ensemble de phénomènes. Il arrive néanmoins souvent que la constriction persiste jusqu'à ce que le mouvement péristaltique recommence.

Ces contractions produisent sur le contenu de l'estomac deux effets distincts. Le mouvement péristaltique qui oblitère le sac pylorique, y arrête tout courant suivant l'axe, et aide à la sortie dans le duodénum d'une petite portion de chyme. Mais, dans les intervalles de ces violentes contractions, le mouvement péristaltique ordinaire se montre avec le double courant indiqué ci-dessus.

La structure du pylore déjà décrite et les mouvements de l'estomac que nous venons d'indiquer, nous forcent à concevoir l'action du pylore comme bien différente de cette faculté d'élection qui lui est d'ordinaire attribuée, et qu'implique son nom (Πυλωρὸς, *portæ custos*). Loin d'être un tissu spécial, indépendant, se contractant sur les aliments dans le premier temps de la digestion, pour se relâcher ensuite et permettre le passage du chyme, il faut le regarder comme un simple épaississement terminal de la tunique transverse (fig. 3, *p*), doué d'une force proportionnée à son épaisseur, et destiné à agir non-seulement d'une façon analogue aux fibres transverses[1], mais même exactement comme elles dans les deux temps de la digestion stomacale. Au lieu de se relâcher simplement à la fin de cet acte, et de laisser passer, grâce à un faible mouvement péristaltique à travers l'ouverture, une portion déterminée des aliments, le pylore, à toutes les périodes de la digestion stomacale, est représenté par une inflexion de la tunique transverse contractée, formant un passage où sont continuellement filtrées les parties les plus fluides et les plus homogènes du contenu de l'estomac, par petites quantités, et à des intervalles rapprochés, sous l'influence d'un effort musculaire plus ou moins énergique. En un mot, cet acte n'est qu'une filtration grossière, facilitée par une pression mécanique.

*Membrane muqueuse.* — La membrane muqueuse, d'où dépendent essentiellement les fonctions des diverses parties du canal intestinal, est modifiée de telle sorte dans l'estomac

1. Il est intéressant d'observer combien le pylore résiste à toute excitation qui ne vient pas de l'estomac lui-même. L'écoulement de la bile dans l'estomac vide peut être regardé comme une sorte de concession faite par le pylore à un liquide non-seulement inoffensif, mais récrémentiel. Dans le cas d'obstruction intestinale, les matières fécales remontent du duodénum à travers la valvule, quoique l'estomac, irrité par leur présence, les rejette par le vomissement : fait qui généralement semble impliquer l'occlusion du pylore. Magendie a observé que les gaz de cette partie de l'intestin peuvent être poussés à travers cette valvule avec une égale facilité, tandis que ceux qui distendent l'estomac provoquent la contraction pylorique.

que son arrangement complexe y forme un contraste avec la disposition plus simple des couches qui tapissent le pharynx et l'œsophage. Cette membrane s'y distingue encore de la membrane de l'intestin par une structure spéciale, à savoir la cellule gastrique (*gastric cell*), ou épithélium glandulaire, comme on l'appelle souvent.

Les autres éléments histologiques de cette muqueuse sont semblables à ceux que l'on trouve dans l'intestin. Une membrane délicate se développe et se moule sur une certaine quantité de tissu aréolaire. Ce dernier tissu forme la trame ou *matrice* (*matrix*) de la muqueuse ; il contient ses vaisseaux, ses nerfs, ses lymphatiques, et il la met en rapport avec la tunique moyenne ou musculaire. D'autre part, la *membrane limitante* (*basement-membrane*) sert de support à un nombre considérable de petites cellules qui tapissent la cavité du canal.

Examinée à l'œil nu *in situ*, la membrane muqueuse de l'estomac présente une couche assez ferme, malgré sa souplesse ; sa couleur est d'un rose pâle ; elle revêt lâchement toute la face interne de la tunique musculaire, en formant sur sa surface de nombreux replis qui font saillie dans l'intérieur de l'organe. Ces *rides* occupent surtout la moitié cardiaque de l'estomac, où elles présentent des circonvolutions qui, malgré leur irrégularité, semblent affecter surtout une disposition longitudinale. Les replis s'effacent par la distension de l'estomac. Si on étend la membrane muqueuse, on peut aisément reconnaître que toute la face interne présente une quantité innombrable de petits trous ou enfoncements : les intervalles qui les entourent et forment des saillies, ont d'autant plus de longueur qu'ils s'approchent davantage du pylore, où on peut les comparer à de courtes villosités. Les dépressions sont les orifices des glandes en tube (*stomach tubes*) ou glandes propres de l'estomac.

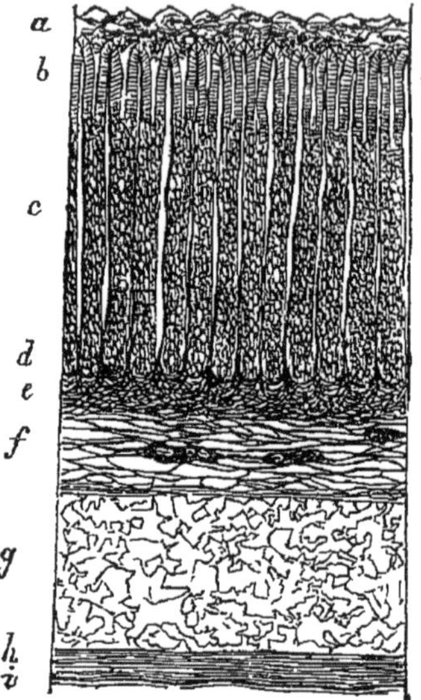


Fig. 6. — Section verticale de l'estomac, vers son milieu, parallèlement à son grand axe. Grossissement de 30 diamètres.

*a*, orifices des glandes en tubes et saillies qui les séparent; *b*, extrémité supérieure des tubes, tapissée d'épithélium cylindrique; *c*, partie plus profonde, occupée par les cellules gastriques propres; *d*, extrémités recourbées des tubes; *e*, tissu aréolaire dense, contenant des fibres-cellules, il se continue avec le tissu qui sépare les tubes, *f*, tunique sous-muqueuse, aréolaire ou cellulaire, d'une texture plus lâche, contenant les vaisseaux (on en voit plusieurs qui ont été coupés); *g*, couche des fibres transverses de la tunique musculaire, *h*, fibres longitudinales, *i*, tunique péritonéale.

*Les glandes en tube* de l'estomac (*a*, *b*, *c*, *d*, fig. 6) peuvent être décrites comme des cylindres de la muqueuse (*basement-membrane*); ils sont verticalement situés l'un à côté de l'autre dans une couche mince de tissu aréolaire dense (*matrix*), et contiennent des cellules spéciales. Au-dessous ils se terminent par des extrémités fermées et arrondies (*d*). En haut, ils s'élargissent un peu, avant d'atteindre la surface libre de la membrane (*a*), où les bords des uns et des autres viennent se mettre en contact, de façon à former de légères saillies, présentant une largeur et une hauteur variables suivant les différentes parties de l'estomac. La longueur de ces tubes est environ de $\frac{1}{25}$ de pouce (1 millimètre). Leur diamètre est d'environ $\frac{1}{350}$ de pouce ($0^{mm},07$). Ainsi le rapport de leur longueur à la largeur est comme 10 ou 12 est à 1. Leur forme s'éloigne fréquemment de celle d'un cylindre, et présente de légers rétrécissements ou des ondulations. Parfois même ils se terminent par une sorte d'ampoule cœcale, plus ou moins prolongée. Ces ampoules prennent naissance à l'extrémité inférieure des tubes, qui acquièrent généralement un diamètre plus grand dans leur voisinage. Mais, sauf ces exceptions (qui, je crois, sont le résultat de violence mécanique), les tubes gastriques forment des cylindres simples, droits, et ne s'élargissent qu'au point où ils s'ouvrent sur la surface interne de l'estomac.

La *membrane limitante* (*basement-membrane*) de ces tubes ressemble exactement à cette couche homogène et délicate qu'on rencontre dans les autres muqueuses : elle a ici une finesse égale, sinon plus grande encore. Elle n'apparaît que comme un contour foncé, limitant une portion isolée du tube. Beaucoup plus rarement elle se présente sous la forme d'un repli mince, flottant, affaissé, qui, lorsqu'on y ajoute une solution alcaline, se gonfle d'abord, pour disparaître ensuite. Sur les saillies qui réunissent les extrémités des tubes, il est tout à fait impossible de la séparer des tissus sous-jacents ; là elle présente une adhérence intime, qui contraste d'une manière frappante avec la facilité avec laquelle on peut l'isoler de la couche profonde, qui se prolonge autour des tubes eux-mêmes.

Quant au contenu de ces tubes, le quart ou le cinquième supérieur de leur longueur présente une seule couche d'épithélium cylindrique (*b*, fig. 6 ; *a*, *a*, fig. 7). Si on considère isolément chaque cellule de cet épithélium, on voit qu'elle est cylindrique, et renferme un noyau près de son extrémité adhérente. Mais si on examine ces cellules en place, et par le côté libre de la membrane muqueuse, elles apparaissent comme autant de prismes de forme hexagonale, contenant des noyaux, si rapprochés de leurs extrémités inférieures, qu'ils ne sont séparés de la muqueuse (*basement-membrane*) que par la paroi des cellules.

Le reste du tube est d'ordinaire occupé par des cellules ovales ou quelque peu angulaires, de grandeur considérable (*c*, fig. 6 ; *c*, *c*, fig. 7)[1].

Les plus volumineuses de ces cellules ovales ont $\frac{1}{1200}$ de

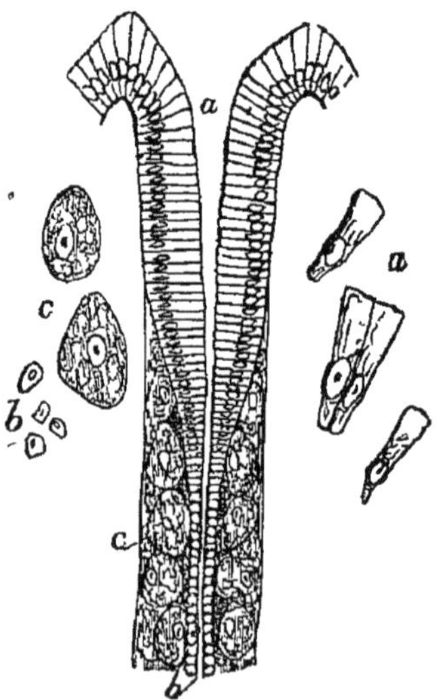


Fig. 7. — Partie supérieure d'une glande en tube, du milieu de l'estomac de l'homme ; on y voit la disposition des cellules d'épithélium cylindriques et ovales. Grossissement de 200 et 500 diamètres.

*a*, *a*, cellules d'épithélium cylindrique de l'extrémité supérieure libre et *in situ*, *b*, *b*, petites cellules anguleuses, libres et *in situ*, qui remplacent plus bas les précédentes, pour former une couche circulaire qui entoure la lumière du tube ; *c*, *c*, les cellules propres de l'estomac, ou cellules glandulaires, libres et *in situ*.

1. Quant à la prétendue expulsion de ces cellules pendant la digestion gastrique, voyez les remarques sur le suc gastrique, à la fin de ce chapitre.

pouce ($0^{mm},02$) de diamètre ; leur enveloppe membraneuse est plus ou moins distincte.

Le noyau qu'elles contiennent est d'ordinaire en contact avec le côté de leur paroi qui est fixé sur la membrane (*basement-membrane*) du tube, et quelquefois il présente un nucléole. Leur contenu est finement granuleux, avec çà et là des points réfringents, qui ressemblent beaucoup à des globules huileux. En outre de ce contenu granuleux, la plupart de ces cellules semblent contenir de nombreux (de 5 à 15) cytoblastions pâles, aplatis et très-petits. Le centre de la couche formée par ces cellules paraît être revêtu d'une série de petites cellules angulaires (*b*, *b*, fig. 7), qui entourent et circonscrivent une cavité étroite, filiforme. Plus haut, elle se fondent dans la couche d'épithélium cylindrique, qui se trouve dans la partie supérieure de la glande (*stomach tube*). Les interstices des cellules ovales semblent être occupés par des granules ou de petits cytoblastions.

*Glandes lenticulaires de l'estomac.* — Pour la forme, la grandeur, la situation et le contenu, elles rappellent exactement les follicules [1] ou glandes solitaires de l'intestin. Leur nombre est extrêmement variable. Quelquefois il est impossible d'en trouver une seule. Dans d'autres cas, elles sont disséminées en plus ou moins grand nombre dans toute l'étendue de l'organe. On prétend qu'elles occupent surtout la petite courbure, mais je les ai vues réunies en très-grande quantité dans la région pylorique exclusivement. Chez les enfants, il est très-rare qu'elles manquent.

*Trame* (*matrix*).—Les tubes cylindriques de l'estomac sont

1. *Voyez* l'article de l'auteur intitulé « l'intestin », dans *Cyclopædia of anatomy. suppl.*, p. 357 et suiv.

unis l'un à l'autre dans toute leur hauteur, par une petite quantité de lacis fibreux ou stroma (*matrix*), leur extrémité fermée reposant aussi sur une couche (*e*, fig. 6) continue avec celle qui entoure leurs côtés. Vers la face libre ou interne de l'estomac, cette substance est presque homogène. Mais, dans les parties plus profondes de la membrane muqueuse, il est facile de distinguer, outre les vaisseaux, les fibres qui environnent les tubes, et s'entre-croisent entre elles. On retrouve cette trame (*matrix*) autour des glandes en tubes de l'intestin; ainsi elle s'étend du cardia à l'anus. Elle est formée d'un mélange variable de tissu aréolaire et de fibres musculaires non striées. Celles-ci semblent venir des couches obliques et transverses de la tunique musculaire, à travers la tunique celluleuse, pour se terminer dans l'intervalle des tubes, sous forme de faisceaux qui s'entre-croisent à angle aigu. L'action de ces fibres a sans doute pour objet de faire suivre à la membrane muqueuse les déplacements nécessités par les contractions de la tunique musculaire propre.

*Tissu cellulaire.* — Une couche de tissu cellulaire sous-muqueux lâche (la tunique *nervea* des auteurs) réunit les enveloppes muqueuse et musculaire. Une coupe verticale (*f*, fig. 6) montre que son épaisseur est un peu plus grande que celle de la couche précédente, sur laquelle repose l'extrémité des tubes. Ce tissu est composé des éléments ordinaires blancs et jaunes du tissu fibreux ; les filaments jaunes sont très-courts. En dehors, il s'unit étroitement à la tunique musculeuse, dont il reçoit des fibres et à laquelle il envoie des prolongements formant les cloisons des faisceaux musculaires. Plus en dedans, là où il se rapproche de la couche fibreuse, ses mailles sont larges et lâches : ce qui permet à la muqueuse de former des plis, lors de la contraction de la tunique musculaire. Il contient les vaisseaux, les nerfs et les lymphatiques destinés aux autres tuniques.

*Les vaisseaux* de l'estomac sont volumineux et en grand nombre. Les artères viennent de l'aorte abdominale. Les veines se jettent dans la veine porte, qui se ramifie dans le foie.

*Les artères* émanent du tronc cœliaque. Ce vaisseau qui sort de l'aorte, en face de la première vertèbre lombaire, se continue obliquement en avant, sous forme d'un tronc large et court, qui, après une longueur d'un demi-pouce (1c m.,25), se termine en fournissant trois larges branches : la gastrique, l'hépatique et la splénique.

*L'artère coronaire stomachique* (*a*, *a*, fig. 8), ou l'artère propre de l'estomac, est la plus petite des trois.

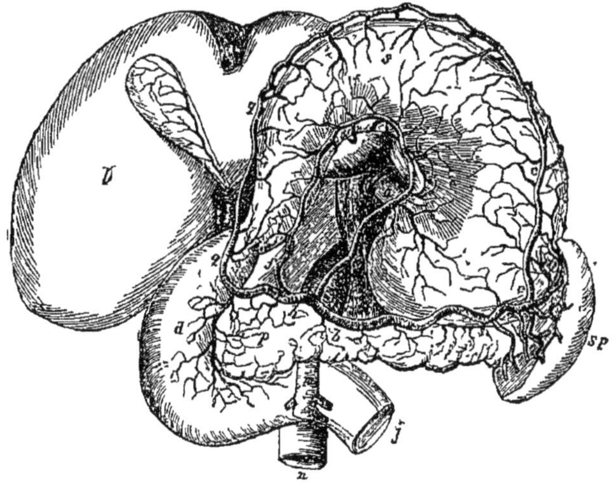


FIG. 8. — Artères de l'estomac ; l'organe est relevé et laisse voir comment ces artères naissent du tronc cœliaque.

*s*, estomac ; *d*, duodénum ; *l*, foie, *p*, pancréas ; *sp*, rate ; *j*, jejunum ; *a*, *a*, artère coronaire, *b*, artère splénique ; *c*, artère gastro-épiploique gauche ; *e*, vaisseaux courts ; *f*, artère pylorique supérieure, *h*, artère hépatique, *m* artère mésentérique supérieure, *n*, aorte ; *q*, *q*, Artère gastro-épiploique droite.

Elle se dirige en haut et à gauche, au-dessous du péritoine, qui forme la face externe du sac épiploïque, jusqu'à ce que, arrivée presque à l'extrémité supérieure de cette cavité, elle se jette en avant dans une petite projection ou repli de la membrane séreuse. Dans ce repli, elle suit un trajet très-court, et un peu arqué, pour se rendre à l'extrémité gauche de la petite courbure de l'estomac. Là elle passe entre les deux couches de l'épiploon gastro-hépatique. Puis elle se continue, suivant une ligne tortueuse, le long de cette courbure, tout près de l'estomac, diminuant de calibre à mesure qu'elle fournit des branches, jusqu'à ce qu'enfin, vers l'extrémité droite de l'organe, elle sè continue avec la branche pylorique (*f*) de l'artère hépatique.

Ses branches les plus considérables, et qui ont reçu un nom, sont les artères *œsophagiennes* et les artères *gastriques*. Les premières abandonnent l'artère coronaire au point le plus élevé de sa course, ou au point où elle entre dans l'épiploon gastro-splénique. Elles remontent vers l'œsophage, avec lequel elles passent par l'ouverture du diaphragme, et elles s'anastomosent avec les vaisseaux thoraciques fournis à l'œsophage par l'aorte. Les ramifications gastriques de l'artère coronaire se dirigent en bas sur chaque face de l'estomac, s'anastomosant par leurs extrémités avec les branches fournies par les artères splénique, gastro-épiploïque, et pylorique supérieure.

*L'artère hépatique* (*h*, fig. 8), autre branche du tronc cœliaque, s'en détache en dehors et un peu en avant pour aller gagner le commencement du duodénum. De là elle se dirige verticalement en haut, entre les deux couches du péritoine, qui forment l'épiploon gastro-hépatique, en avant de l'hiatus de Winslow, et se termine en se distribuant au foie. Dans ce trajet, elle fournit deux branches à l'estomac, la gastro-duodénale et la pylorique.

*La gastro-duodénale* (au delà de *h*, fig. 8) est la première et la plus volumineuse des deux. Elle quitte l'artère hépatique en arrière du duodénum, et se dirige verticalement en bas, croise l'intestin pour aller gagner le bord inférieur de sa première portion. Dans ce trajet, elle fournit quelques petites branches à l'estomac et à l'intestin ; on a donné à certaines d'entre elles le nom d'*artères pyloriques inférieures*. Au bord inférieur de l'intestin, elle se bifurque en deux branches : l'une considérable, appelée *gastro-épiploïque*, l'autre petite, appelée *pancréatico-duodénale.*

*La gastro-épiploïque droite* (*q*, *q*, fig. 8), artère volumineuse, qui fait suite à la gastro-duodénale, est ainsi appelée parce qu'elle se dirige entre les feuillets du grand épiploon, qui descendent de l'estomac pour former « l'épiploon », ou le repli en forme de tablier, qui recouvre la plus grande partie de l'intestin. Partie du bord inférieur du duodénum, l'artère se dirige de droite à gauche, le long du bord inférieur ou de la grande courbure de l'estomac, et à peu de distance de là, elle devient tortueuse et présente de nombreuses courbures. Dans son trajet, elle fournit en haut des branches aux deux faces de l'organe, aussi bien qu'à l'épiploon lui-même. Vers le milieu de l'estomac, elle se termine en s'unissant à une branche correspondante, de plus petit calibre, qui vient de l'artère splénique.

*L'artère pylorique*, qu'on distingue quelquefois par le nom de *pylorique supérieure*, des petites branches ci-dessus indiquées de la gastro-duodénale, est généralement fournie par le tronc de l'artère hépatique, vers le bord supérieur du duodénum. Plus rarement, on la voit naître de la branche gastro-duodénale. Dans tous les cas, elle pénètre entre les feuillets de l'épiploon gastro-hépatique, s'y dirige de droite a gauche, le long du bord supérieur, ou de la petite courbure de l'estomac, pour atteindre l'artère coronaire. Elle donne des branches nombreuses aux deux faces de l'organe.

*L'artère splénique* (*b*, fig. 8), la troisième branche du tronc cœliaque, n'a pas de rapports directs avec le canal digestif, jusqu'auprès de sa division en branches terminales qui pénètrent dans la rate; elle fournit alors la *gastro-épiploïque* gauche, et les *vaisseaux courts*.

*La gastro-épiploïque gauche* (*c*, fig. 8) naît du tronc de l'artère splénique, près du point où elle se divise sur la face interne de la rate. Elle se dirige en bas, en avant et à droite; placée d'abord, pendant une courte distance, dans l'épiploon gastro-splénique, elle pénètre ensuite entre les feuillets du grand épiploon, en continuité avec ce repli. Après avoir suivi le long du bord inférieur ou la grande courbure de l'estomac, elle va se continuer avec le vaisseau correspondant du côté droit, en fournissant des branches aux deux faces de l'estomac.

*Les vaisseaux courts* (*e*, fig. 8) sont de petites branches qui viennent des divisions primaires et secondaires de l'artère splénique; ils se dirigent dans l'épiploon gastro-splénique vers la grosse tubérosité. Là ils se ramifient, s'anastomosent entre eux, et avec les artères coronaires et gastro-épiploïques.

*Les veines* de l'estomac sont *la pylorique supérieure* et *la gastro-épiploïque droite et gauche.*

*La veine pylorique supérieure* reçoit et continue une veine volumineuse qui correspond à l'artère coronaire, et suit un trajet semblable (mais en sens inverse) le long de la petite courbure jusqu'au pylore. De là elle se dirige en haut pendant quelque temps, avant de s'ouvrir dans *la veine porte*, près de sa terminaison dans le foie. Dans quelques cas, elle s'infléchit pour gagner *la veine splénique.*

*La veine gastro-épiploique droite* correspond à l'artère dans la plus grande partie de sa distribution. Elle se termine d'ordinaire dans la veine mésentérique supérieure, un peu avant que celle-ci forme la *veine porte*, par sa jonction avec la *veine splénique.*

*La veine gastro-épiploique gauche* accompagne aussi l'artère du même nom, et se termine dans la veine splénique, ou dans l'une de ses branches primitives.

Tous les vaisseaux ci-dessus sont caractérisés par la fréquence de leurs anastomoses, dans tous les points de leur cours, depuis l'aorte jusqu'à la veine porte. Cette disposition est surtout remarquable pour les artères, aucun autre organe de même volume ne recevant des artères aussi nombreuses ni aussi considérables. Il en résulte non-seulement qu'une quantité énorme de sang arrive à l'estomac, mais aussi que le courant sanguin éprouve une moindre résistance et acquiert une plus grande rapidité. Enfin, avec un pareil système, l'afflux du sang à l'estomac peut être à tout moment réglé, suivant les besoins très-variables de la circulation de l'organe.

La direction tortueuse, les rapports lâches des vaisseaux avec l'estomac permettent la distension de ses parois. En effet, à mesure que l'estomac se dilate entre les feuillets du péritoine, les vaisseaux se tendent graduellement ; leur situation respective varie, ainsi que leurs rapports avec l'organe.

Les subdivisions des artères et des veines perforent la tunique musculaire à différents intervalles, par des rameaux qui s'unissent entre eux dans le tissu sous-muqueux de façon à former deux réseaux aplatis : l'un composé de petites artères, et l'autre de veines. Les vaisseaux du dernier plexus sont, comme d'ordinaire, plus volumineux et en nombre plus considérable que les artères correspondantes.

*Capillaires.* — Les branches artérielles qui quittent ce réseau sous-muqueux, pour pénétrer dans la couche musculaire dense entourant les glandes de l'estomac, se divisent là une ou deux fois, et leurs dernières ramifications, qui ont un diamètre d'environ $\frac{1}{1500}$ ou $\frac{1}{1800}$ de pouce de ($0^{mm},016$ à $0^{mm},013$), se dirigent verticalement en haut, sur les parois latérales des tubes, jusqu'à leurs ouvertures supérieures, où ils forment un réseau superficiel de capil-

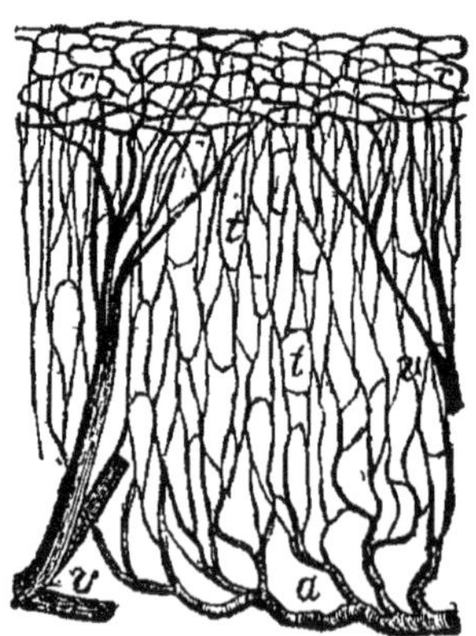


FIG 9. — Vaisseaux de la membrane muqueuse de l'estomac, sur une section verticale. Grossissement de 30 diamètres.

*a*, petite artère du plexus dans le tissu aréolaire sous-muqueux ; *t*, capillaires formant un réseau autour des glandes en tube ; *r*, capillaires plus volumineux, formant un réseau superficiel sur les saillies qui séparent les orifices des tubes ; *v*, veines constituées par des branches de ce dernier réseau, et se terminant en bas dans le plexus sous-muqueux.

laires. Dans leur trajet ascendant, ils fournissent d'autres capillaires, qui entourent les tubes aux différents points de leur hauteur, de façon à former un second et plus profond réseau. Les mailles de ce dernier plexus sont un peu allongées, moins cependant que celles du réseau capillaire des muscles striés. Leur grandeur varie de $\frac{1}{100}$ à $\frac{1}{550}$ de pouce (de $0^{mm},2$ à $0^{mm},03$). Les capillaires dont il est formé ont en moyenne environ $\frac{1}{5000}$ de pouce de diamètre ($0^{mm},005$). Le réseau plus superficiel (*r*, fig. 9) diffère du plus profond, non-seulement en ce que ses capillaires ont environ le double de la grandeur sus-indiquée ($\frac{1}{5000}$ de pouce) ($0^{mm},005$), mais aussi en ce que ses mailles (fig. 10) sont près de deux fois aussi serrées (de $\frac{1}{500}$ à $\frac{1}{800}$ de pouce) (de $0^{mm},05$ à $0^{mm},03$). Mais les deux plexus s'anastomosent si librement, qu'ils se continuent, pour ainsi dire, l'un avec l'autre à l'ouverture libre des glandes en tube. Quant à la forme du réseau superficiel, elle correspond exactement aux intervalles des tubes.

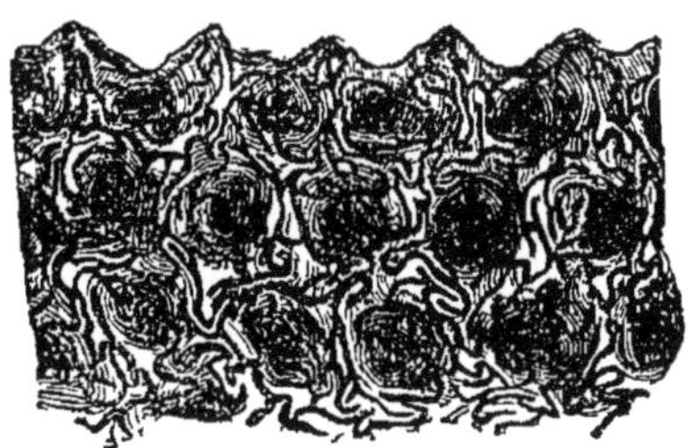

FIG. 10. — Capillaires superficiels de la membrane muqueuse gastrique, d'après une injection. Grossissement de 60 diamètres.

En effet, les saillies qui occupent la surface de l'organe sont toutes, pour ainsi dire, moulées sur les capillaires, dont l'union constitue un réseau qui embrasse l'orifice de chaque tube, en lui formant un anneau (*r*, fig. 9), renforcé encore par d'autres mailles (fig. 10) de chaque côté, dans l'intérieur même de chaque orifice. Pour la forme et la grandeur, ces mailles rappellent exactement celles qu'on trouve au-dessous des reliefs ; leur situation seule permet de les en distinguer. Plus bas, leur diamètre diminue, les mailles s'allongent, et finissent par se perdre dans le réseau capillaire qu'environne le tube.

De ces capillaires volumineux qui composent le réseau superficiel naissent presque exclusivement les radicules des veines (*v*, fig. 9). Ce ne sont à leur point de départ que de petits vaisseaux de $\frac{1}{1500}$ de pouce environ ($0^{mm},016$) de diamètre ; mais, par l'union successive d'un vaisseau semblable, ou des branches plus considérables qui en naissent, ils acquièrent bientôt un diamètre de $\frac{1}{400}$ de pouce ($0^{mm},06$). Alors il se dirigent verticalement en bas entre les glandes en tube, pour s'ouvrir dans le plexus veineux du tissu aréolaire sous-muqueux.

Voici l'influence générale qu'exerce ce mode de circulation dans l'estomac : le sang qui a déjà traversé les capillaires des tubes est ramené vers la surface ; de plus, quant à leur dimension et à leur situation, les capillaires superficiels de la membrane muqueuse gastrique offrent quelque analogie avec les veines. Aussi est-il probable que la circulation y est plus rapide que dans tout autre tissu. Ils seraient ainsi admirablement disposés pour l'absorption, que leur situation sur la face interne de l'estomac indique comme leur principale fonction.

*Les nerfs* de l'estomac viennent de deux sources : du pneumo-gastrique et du grand sympathique.

Les branches du *pneumo-gastrique* naissent des troncs nerveux, à la partie inférieure de l'œsophage, et après un trajet variable dans une direction presque verticale, la branche gauche passant en avant, la branche droite passant en arrière de l'estomac, elles pénètrent la tunique musculaire. Devenues de plus en plus petites, elles se ramifient dans le tissu aréolaire sous-muqueux, dans lequel on peut les suivre fort loin, jusqu'à ce que, réduites à une ténuité extrême, elles se perdent dans la face inférieure de la membrane muqueuse. Dans ce trajet, leur disposition est si compliquée, qu'il est presque impossible d'en donner une description. Ainsi, par exemple, chacune d'elles forme un réseau de ses propres branches, au voisinage du cardia, et un plexus plus étendu, au-dessous de ce point. Ces deux branches se réunissent non-seulement entre elles par l'anastomose de leurs rameaux, mais encore avec les nerfs de l'estomac venant du grand sympathique ; dans tous les points de leur distribution, elles sont visibles à l'œil nu, depuis le plexus solaire et les ganglions semi-lunaires, jusqu'aux rameaux secondaires et tertiaires qui entourent les vaisseaux, et même jusqu'aux branches que reçoit la tunique celluleuse de l'estomac.

Les nerfs du *grand sympathique* qui se distribuent à l'estomac sont des branches fournies par le grand centre prévertébral de ce nerf dans l'abdomen ; ils viennent du ganglion volumineux et si compliqué que forment, en avant de l'aorte, les ganglions semi-lunaires latéralement, et le plexus solaire qui les réunit sur la ligne médiane. Ainsi constitué, ce gros ganglion plexiforme fournit le plexus cœliaque, qui enveloppe le tronc cœliaque d'un réseau nerveux très-dense, pour se diviser lui-même à son tour en plexus secondaires, autour des branches coronaire, splénique et hépatique de ce tronc artériel (*a*, *b*, *h*, fig. 8).

Etroitement entrelacés autour de ces vaisseaux, et fournissant de temps à autre des rameaux à leurs tuniques, les plexus correspondant aux artères ci-dessus les suivent jusqu'à l'estomac, dont ils pénètrent la tunique musculaire, pour disparaître dans le tissu sous-muqueux, comme les branches gastriques des nerfs pneumo-gastriques. De ces trois artères, cependant, la coronaire est celle qui paraît ainsi transmettre le plus grand nombre de rameaux nerveux à l'estomac, puis viennent les branches pyloriques du plexus hépatique.

L'examen microscopique de ces nerfs fournit peu d'éléments nouveaux à leur description. Ils semblent échanger leurs branches à des intervalles rapprochés ; mais cet arrangement ne présente pas assez de régularité ni d'ensemble pour mériter le nom de plexus. Çà et là on peut parfois trouver des traces de corpuscules ganglionnaires, de même que de véritables bifurcations des fibres nerveuses primitives. Il est facile de constater la diminution du diamètre de ces fibres, dans leur trajet du plexus solaire à la face inférieure de la membrane muqueuse. Mais dans ce tissu même, ou entre les glandes en tube de l'organe, il a été jusqu'à présent impossible de découvrir des nerfs, et on ne peut que conjecturer leur présence.

Il règne une incertitude non moins grande sur les fonctions des tissus nerveux émanant de ces deux sources. La section des deux nerfs pneumogastriques a une remarquable influence sur la digestion stomacale : la sécrétion du suc gastrique est diminuée, presque supprimée ; il y a des vomissements, et un trouble, sinon une abolition des sensations de la faim et de la satiété. Mais, chez l'animal qui survit, ces effets diminuent et finissent par disparaître.

De même, une violente irritation du pneumo-gastrique ou du plexus solaire, chez un animal qui vient d'être sacrifié, provoque des mouvements dans la tunique musculeuse de l'estomac. Mais de tels faits sont loin de donner la démonstration précise des fonctions de ces nerfs, et jusqu'à ce que nous soyons mieux éclairés sur l'importance des nombreuses communications entre les branches du pneumogastrique et du grand sympathique dans l'estomac, nous devons nous borner à supposer qu'il y a ici quelque chose d'analogue à ce qui résulte des rapports correspondants de ces nerfs dans le cœur.

*Les lymphatiques* de l'estomac se divisent en deux couches : l'une située sous le péritoine, immédiatement en dehors de la tunique musculaire ; l'autre (formant un plexus de vaisseaux plus volumineux, et présentant plus d'anastomoses) dans la membrane sous-muqueuse, entre les tuniques muqueuse et musculaire. Ils s'anastomosent librement aux extrémités de l'estomac avec les lymphatiques du foie, de la rate et du pancréas; ils se continuent encore plus directement avec quelques glandes d'un petit volume chez l'individu sain, et qu'on trouve près de la petite courbure de l'organe. Jusqu'à quel point ces vaisseaux font-ils l'office de vaisseaux lactés, outre leur fonction d'absorption? En d'autres termes, sont-ils à la fois chylifères et lymphatiques? C'est une question qui n'est guère susceptible d'une solution précise. Mais il est difficile de leur dénier une certaine action de cette nature, bien qu'ils ne contiennent presque jamais un liquide manifestement chyleux.

*Changements pendant la digestion.* — La face interne de

l'estomac sain, dans l'état de vacuité, est d'une couleur d'un rose pâle. La membrane muqueuse elle-même, présentant presque toujours une réaction acide, est couverte par une mince couche de fluide alcalin, provenant (ainsi que le démontre surabondamment l'examen chimique et microscopique) des différentes sécrétions qui pénètrent dans l'organe par l'œsophage et le duodénum. L'introduction des aliments dans l'estomac donne lieu à deux modifications principales. Elle met en jeu les divers mouvements ci-dessus décrits de la tunique musculaire. En même temps, la muqueuse prend une teinte d'un rose plus vif, et commence à sécréter un liquide, le suc gastrique.

*Suc gastrique.* — Les contradictions et les divergences que l'on rencontre dans les auteurs sur la nature du suc gastrique, tiennent en grande partie aux difficultés que présente l'examen de cette sécrétion. La situation et les fonctions de l'estomac expliquent pourquoi il est presque impossible d'obtenir ce liquide à l'état de pureté. Tantôt mêlé avec de la bile, toujours étendu d'une grande quantité de salive; délayé avec des substances alimentaires, elles-mêmes en voie de transformation, le suc gastrique qu'on trouve dans l'estomac qui digère est nécessairement impur. A jeun, l'estomac contient une quantité de suc gastrique trop faible (surtout en comparaison du résidu des aliments et des autres sécrétions qui s'y trouvent), pour fournir les éléments d'une analyse concluante. Les changements qui résultent de la maladie, ou qui se produisent après la mort, constituent de nouvelles sources d'erreur. Il faut avouer que l'étude la plus attentive de ces circonstances ne permet pas de formuler, au moyen de résultats si peu comparables, une description unique et satisfaisante. Mais elle montre qu'il y a une foule de conditions qui, suivant qu'on les a évitées, qu'on en a tenu compte ou qu'on les a négligées, rendent telle observation ou telle expérience probante, comparable ou sans portée. Telle est sur ce sujet controversé la base des opinions qu'on trouve résumées dans les remarques suivantes.

*Propriétés physiques.* — Le suc gastrique pur est un liquide transparent, limpide, non organisé, d'une couleur légèrement citrine. Sa saveur est nettement acide, son odeur est fade, caractéristique de l'espèce d'animal d'où il vient, et se rapprochant de l'odeur du sang. Son poids spécifique est d'environ 1003,3. Chez l'homme adulte en état de santé, la quantité sécrétée dans les vingt-quatre heures varie probablement de 10 à 20 pintes (environ de 5 à 12 litres), et, dans les circonstances favorables[1], sa quantité maximum en une heure peut être estimée de 6 à 8 pintes (de 3 à 5 litres environ).

*Les propriétés chimiques* du suc gastrique ne peuvent être mieux démontrées que par l'étude successive des éléments acide, salin, et d'origine organique, qui entrent dans sa composition.

*L'acide gastrique.* — Laissant de côté les cas exceptionnels où les acides acétique, butyrique et autres, mélangés à ces produits de décomposition organique, ont été trouvés en quantité insuffisante dans l'estomac; écartant aussi l'idée de Blondlot qui explique l'acidité de cette sécrétion par la présence du phosphate acide de chaux, nous trouvons deux opinions qui méritent d'être notées. Suivant

1. Telles qu'un long jeûne suivi d'un repas copieux de viande.

l'une, l'acide du suc gastrique serait l'acide chlorhydrique; suivant l'autre, ce serait l'acide lactique. Il est positif que chacun de ces acides a pu être trouvé seul dans le suc gastrique, et considéré comme l'unique cause de son acidité [1]. Il n'est pas moins certain que l'on peut aussi rencontrer ces acides tous les deux à la fois, et que, dans la même espèce et chez le même individu [2], l'acide chlorhydrique peut être remplacé par l'acide lactique. Mais nous verrons que l'un ou l'autre suffit pour rendre au suc gastrique neutralisé ses aptitudes digestives. Toutefois, en tenant compte des faits connus jusqu'à présent, je suis conduit à penser que, dans ces derniers cas, l'acide lactique est toujours un produit secondaire et accidentel [3], et qu'il faudrait décidément incliner à admettre un seul acide du suc gastrique. Normalement sécrété, ce suc doit son acidité exclusivement à l'acide chlorhydrique [4].

*Sels.* — Quant aux sels du suc gastrique, les détails d'une analyse de ce produit de sécrétion peuvent être mieux

1. *Acide lactique*, par Chevreul, Lassaigne, Thomson, Lehmann, Payen, Bernard, Frerichs et Smith; l'*Acide chlorhydrique*, par Prout, Dunglison, Braconnot, Tiedemann, Enderlin, Schrœder, Bidder et Schmidt.

2. Alexis Saint-Martin, par exemple, comme il résulte d'une comparaison des analyses de Dunglison, en 1833, et F. G. Smith, en 1856.

3. (Cette opinion est également soutenue par le professeur Dunglison, de Philadelphie, qui en a démontré l'évidence, à propos des premières et des dernières analyses du suc gastrique d'Alexis St-Martin. Dans une correspondance particulière, le professeur Dunglison a particulièrement attiré mon attention sur la différence complète entre les deux modes employés pour se procurer le suc gastrique, par lui en 1833, et par le docteur Smith en 1856. Dans le premier cas, il était obtenu pur, le sujet étant à jeun, au moyen de l'excitation portée sur la membrane muqueuse de l'estomac par un tube de gomme élastique. Dans le dernier cas, on ne pouvait se le procurer qu'après avoir donné des aliments : il n'est donc pas surprenant qu'on ait rencontré de l'acide lactique dans l'estomac. La sécrétion trouvée en dehors du repas n'était pas du suc gastrique, mais du mucus putréfié.)

4. Comparez l'ouvrage de l'auteur « on Stomach », p. 330.

compris (sinon expliqués), en les comparant à une analyse quantitative semblable du liquide sanguin. La table suivante indique cette comparaison en millièmes pour chaque liquide [1] :

| | Sérum du sang | Suc gastrique |
|---|---|---|
| Eau. | 903 0 | 973 2 |
| Matières organiques. | 88 5 | 17 0 |
| Substances minérales. | 8 6 | 9 8 |
| Chlore. | 3 6 | 5 6 |
| Sodium. | 3 3 | 1 2 |
| Potassium. | » 3 | » 6 |
| Acide phosphorique. | » 2 | » 6 |
| Phosphate de chaux. | » 3 | 1 2 |
| Phosphate de magnésie. | » 2 | » 2 |
| (Chaux correspondant à 0,624 Ca. Cl.). | » » | » 3 |
| | 1000 0 | 1000 0 |

On voit que, si la plupart des sels du sang se retrouvent en quantité plus considérable dans le suc gastrique, le chlorure de sodium y est tellement diminué, que le total des éléments salins de cette sécrétion est inférieur au même total dans le sérum du sang. D'autre part, la quantité d'acide chlorhydrique est si élevée, qu'elle compense cette perte, au point de rendre le total des éléments minéraux supérieur à celui des mêmes éléments du sang. Il est aisé d'expliquer la formation de cet acide. Sa quantité seule indique qu'il vient du chlorure de sodium, qui est le chlorure le plus abondant du liquide nourricier : une autre preuve est la diminution remarquable du sodium du fluide sécrété. Il est intéressant d'observer que toutes les différences entre les

1. Ici la composition du suc gastrique est calculée d'après une analyse de Schmidt; celle du sang est tirée de Lehmann. (*Physiologische Chemie*, Bd. ii, pp. 153, 179.) Pour faciliter la comparaison, les deux analyses sont réduites à une seule décimale, et le phosphate de chaux de la première est divisé en phosphate acide et phosphate neutre.

sels contenus dans les deux fluides peuvent être expliquées par l'une des hypothèses suivantes : 1° une transsudation rapide et générale des sels du sang, suivie de leur concentration par absorption de partie de leur eau de dissolution; 2° la décomposition de la moitié environ des chlorures, probablement du chlorure de sodium [1]; 3° un retour de la base de ce sel dans le sang. C'est évidemment la dérivation d'un acide des éléments du sérum sanguin qui explique ce fait remarquable établi par le docteur Bence Jones, à savoir que, pendant la digestion, l'urine normale perd l'acidité qui lui est propre à tout autre moment.

*Substance organique ou pepsine.* — L'addition d'alcool au suc gastrique pur, ou à une infusion aqueuse de la muqueuse gastrique, produit un précipité blanc floconneux, lequel, séché à une basse température, forme une masse beaucoup moins abondante, d'une couleur gris jaune, et ressemblant quelque peu à de la gomme. Cette substance rougit le tournesol, est soluble dans l'eau froide, mais peut être encore précipitée de sa solution aqueuse par l'alcool. Sa composition ressemble beaucoup à celle des diverses matières protéïques, dont elle ne diffère que par un excès d'azote. On retrouve la même ressemblance dans ses autres propriétés chimiques; elle diffère de la plupart des composés albumineux surtout en ceci, c'est qu'elle n'est pas précipitée de sa solution aqueuse par certains sels

1. Une telle décomposition présenterait beaucoup d'analogie avec l'électrolyse, mais, bien que l'acide et la base soient certainement séparés, dissociés, le phénomène ne peut pas être rapporté avec certitude à cette cause, dans l'état actuel de nos connaissances. Remarquons, toutefois, que la quantité et la qualité de chlorure de sodium expliqueraient d'une manière plus probable la production de l'acide par une action d'électrolyse, que ne pourrait le faire aucun autre des sels contenus dans le sérum du sang.

qui précipiteraient une solution d'albumine. En tenant compte des différences dues à la présence de matières étrangères, voici les réactions que présente le suc gastrique, et qui sont probablement celles de la pepsine pure. Le suc gastrique n'est pas précipité par la chaleur, le ferro-cyanure de potassium, le sulfate de cuivre, l'alun, le chlorure de fer, ou les acides minéraux. Il est précipité, mais incomplétement, par le bichlorure de mercure. Les carbonates alcalins précipitent ses sels de chaux. Les sels solubles d'argent et de plomb précipitent les chlorures de ces mêmes métaux. Dans tous les cas, une portion de la pepsine est entraînée dans le précipité. Les sels de plomb précipitent la plus grande partie de la pepsine; mais on peut l'obtenir de nouveau par un simple lavage.

*Action du suc gastrique.*—Si on ajoute quelques gouttes d'acide muriatique à une solution des précipités ci-dessus dans l'eau, on obtient un liquide jouissant de propriétés dissolvantes énergiques sur les aliments d'origine animale. De là, la substance organique elle-même a été appelée *pepsine* (πεψις, concoctio), appellation qui ne soulèvera aucune objection, tant que sa signification sera renfermée dans de justes limites, et non employée pour caractériser un composé organique unique, bien défini, capable d'opérer la digestion de tous les principes alimentaires.

La température exerce une importante influence sur le principe dissolvant dont nous venons de parler. A la température ordinaire de l'atmosphère, l'action du suc gastrique est à peine perceptible, même quand elle s'exerce pendant plusieurs heures. Ses effets sont suspendus d'une façon plus complète par une température inférieure.

Chauffé à la température du corps, environ 100° Fahrenheit (38° centig.), le suc gastrique agit avec grande énergie. Une température plus élevée augmente d'abord, puis diminue, et enfin détruit ses propriétés digestives. Le point précis auquel ce changement se produit n'est pas bien nettement connu, mais il est probable que c'est vers 110° F. (43° centig.). Pourtant la pepsine desséchée du suc gastrique artificiel peut subir une température de 160° F. (71° cent.) sans perdre ses qualités. Au delà, elle cesse d'être active, et n'est plus soluble qu'en partie. La pepsine du suc gastrique pur est, d'après Dunglison, insoluble dans l'eau très-chaude.

L'alcool, les acides, les alcalis en excès, détruisent également les propriétés digestives de la pepsine.

Les acides agissent d'une façon un peu moins marquée. Ainsi qu'on pouvait le prévoir d'après les réactions constantes du suc gastrique, la présence d'un acide est indispensable pour lui conserver son action digestive; c'est même, pour ainsi dire, une condition essentielle de son existence. Cela est si vrai, que la perte fort incomplète d'acide qui résulte de la précipitation de la pepsine, doit être compensée par un acide introduit artificiellement, si on veut qu'une solution aqueuse de cette substance reprenne ses qualités premières. Ici cependant comme pour la chaleur, il faut observer certaines limites. La moitié environ d'acide chlorhydrique trouvé dans le suc gastrique forme un liquide suffisamment doué de propriétés dissolvantes; mais la proportion normale (environ 3 pour 1000) peut s'élever à 3 ou 4 pour cent, non-seulement sans danger, mais même avec avantage.

La nature de l'acide semble être fort indifférente. On a

employé avec un égal avantage l'acide nitrique, phosphorique, sulfurique, acétique et lactique. Par la proportion d'acide chlorhydrique déjà indiquée, nous sommes conduits à admettre, *à priori*, que les quantités nécessaires de ces acides semblent uniquement en rapport avec leur état de dilution plus ou moins complète, indépendamment de leurs proportions en équivalents.

Employés à plus haute dose, tous ces acides commencent par affaiblir, et finissent par détruire l'action digestive de la solution de pepsine. Si on compare l'effet destructif produit par des quantités égales de ces différents acides, on voit que, de même que leur action dissolvante, il tient surtout au degré de concentration.

L'importance de l'acide est bien démontrée par le fait de la neutralisation, au moyen d'un alcali, du suc gastrique naturel ou artificiel. En pareil cas, ce liquide perd non-seulement toute action sur les substances albumineuses, mais encore, si on le mélange avec elles, il se putréfie comme elles. Abandonné à lui-même, il devient inerte ; mais il reprend ses propriétés par l'addition d'un acide. Une plus grande quantité d'alcali détruit toute son action dissolvante, et amène une rapide putréfaction.

Mais de ce qu'un acide est un des éléments essentiels du fluide capable d'opérer la digestion, il n'en faut pas conclure qu'un agent de cette nature puisse imiter la sécrétion gastrique, même en y ajoutant de la salive, du mucus, de l'eau où on aurait fait infuser le tissu de l'intestin, de la vessie, ou tout autre produit ou tissu d'origine animale. De semblables liquides ne présenteraient qu'un pouvoir dissolvant lent, imparfait, et n'agiraient qu'à la surface : au lieu de ce nouveau composé, résultat de la transformation par le suc gastrique des matières albumineuses, on obtient une solution faible, trouble, qui abandonne avec facilité aux réactifs ordinaires les éléments qui s'y trouvent dissous. Même avec une infusion acidulée d'intestin, cas dans lequel l'expérience est nécessairement influencée par la présence du suc gastrique répandu sur toute la surface du tube digestif, les résultats ne peuvent être comparés à la digestion opérée par le suc gastrique artificiel.

L'influence des sels neutres sur la digestion artificielle n'a pas été recherchée avec l'attention que ce sujet mérite. Mais il est probable que la plupart de ces substances inorganiques aident la dissolution, quand elles sont en petites quantités, et la rendent impossible, si elles sont en excès. C'est particulièrement ce qui arrive avec le chlorure de sodium, le condiment ordinaire recherché par l'homme et la plupart des animaux.

L'effet produit par l'alcool est également en rapport avec la quantité et le degré de concentration de ce liquide. Etendu d'eau, il semble être dépourvu de toute action chimique. Une plus grande quantité précipite la pepsine, ainsi que nous l'avons dit. A dose plus élevée, il en détruit sans retour les propriétés digestives.

Quant à l'action dissolvante du suc gastrique sur les différents composés protéiques, une détermination exacte de la quantité de pepsine exigée pour la dissolution de ces substances nous aiderait singulièrement à résoudre bien des problèmes de la chimie de la digestion. Mais les évaluations auxquelles ont conduit les expériences sont très-contradictoires, si même on peut les regarder comme comparables entre elles. On admet toutefois qu'une partie de pepsine peut dissoudre environ quinze parties d'albumine humectée et finement divisée, tandis que le suc gastrique lui-même dissout de quinze à vingt pour cent de son poids de cette même substance.

Mais, outre les divers composés protéïques, le suc gastrique dissout encore la gélatine, la chondrine et le gluten, et par là il arrête ou prévient toute décomposition ou putréfaction que ces matières pourraient subir. Ce phénomène se produit plus ou moins vite, selon les conditions physiques de solubilité de ces substances. Ainsi il est retardé par la densité, par la masse; il est activé par une division extrême. La quantité de dissolvant nécessaire varie avec la nature et le mode d'aggrégation de chaque substance.

Dans tous les cas, l'effet final est une solution complète, contenant une substance qui (comme l'ont montré Miahle et Lehmann) possède, quelle que soit la matière première qui l'a fournie, certaines propriétés qui lui ont fait donner le nom de *peptone*.

*Peptone*. — Les propriétés suivantes sont communes à toutes les espèces de peptone. Solidifiée par l'évaporation, c'est une substance blanche ou blanc jaunâtre, presque sans goût et sans odeur, très-soluble dans l'eau, mais insoluble dans l'alcool, à 83/100. Sa solution aqueuse rougit le tournesol; elle est précipitée par le chlore, l'acide tannique, les sels métalliques; la chaleur, les acides, les alcalins, n'ont aucune action sur elle. Avec les alcalis et les bases, elle forme des composés neutres très-solubles, ou sels. Une solution aqueuse de ces sels est encore moins précipitée par les réactifs que la solution de peptone même. Ainsi on n'obtient de précipité que par l'acide tannique, le bichlorure de mercure et un mélange d'acétates d'ammoniaque et de plomb; l'acétate de plomb seul, et le ferrocyanure de potassium ne produisant qu'un léger nuage; quant aux acides concentrés, au nitrate d'argent et à l'alun, ils sont sans aucun effet.

La composition chimique élémentaire de chaque espèce de peptone ressemble tellement à celle de la substance qui l'a formée, qu'il n'est pas nécessaire de s'y arrêter davantage.

A propos de ces phénomènes chimiques de la digestion stomacale, il reste à noter que l'addition d'eau ou d'une petite quantité d'acide peut rendre son aptitude digestive première à du suc gastrique saturé, ou à une solution de peptone.

Les propriétés ci-dessus énumérées du suc gastrique conduisent naturellement à l'examen de cette question : quelle est la nature de son action?

En réponse à cette question, nous pouvons établir que de toute évidence il ne s'agit pas d'une simple solution au moyen d'un acide étendu; ni d'une simple action de contact (comme celle de l'éponge de platine dans l'acétification de l'alcool); que ce n'est pas davantage une simple fermentation (comme celle produite par la levure de bière dans une solution sucrée); ou une combinaison d'un acide avec un composé de protéine pour base (comme dans le système « *hydro-chloro-pepsique* » proposé par Schmidt).

S'il fallait, à l'aide des faits ci-dessus, formuler une théorie, nous commencerions par faire remarquer que le suc gastrique dissout les composés protéiques, qu'il les rend très-solubles, et qu'il assimile leurs formes et leurs réactions aux siennes, sans changer leur composition. Voulons-nous trouver un phénomène parallèle : cherchons-le dans ces actions chimiques élémentaires, où dissolution et combinaison, adhésion et affinité peuvent être supposées en présence, se confondant l'une avec l'autre ; où les proportions sont assez bien définies, mais où les véritables équivalents sont incertains ; où enfin, bien que la forme soit changée et les réactions modifiées, la composition élémentaire reste peu altérée. Des actions de ce genre se rencontrent dans l'union de plusieurs substances avec l'eau ou ses éléments, pour former les composés appelés hydrates. La conversion de la protéine en peptone, par le suc gastrique, présente tant d'analogie avec la formation d'un hydrate[1], qu'il semble que la principale fonction de cette sécrétion consiste à faciliter la combinaison de l'eau avec les différentes espèces d'aliments albumineux, qui acquièrent ainsi

1. On peut résumer ainsi les motifs sur lesquels s'appuie cette opinion : le grand changement qui se produit dans la solubilité de l'albumine, après sa conversion par la pepsine en peptone, ou plutôt l'impuissance des différents réactifs à se combiner avec elle ou à la précipiter, indiquent une modification, certainement aussi distincte d'une simple solution dans l'eau, qu'elle l'est de toute altération réelle dans les proportions des éléments de l'albumine transformée : aussi, à moins de supposer que la combinaison de la pepsine avec l'albumine constitue tout le phénomène, il ne nous reste (par exclusion) qu'une hypothèse : c'est que l'eau est l'agent de transformation ou de combinaison. La grande avidité de la pepsine pour l'eau vient à l'appui de cette supposition ; ajoutons que la pepsine et la peptone supportent la chaleur quand elles sont desséchées, mais qu'elles sont détruites par cet agent quand elles sont humides. En d'autres termes, c'est seulement par les changements que la chaleur produit sur leur eau d'hydratation, et non sur leur eau de combinaison, que leurs propriétés sont altérées. Il faut remarquer encore que l'eau a une action analogue à celle de la pepsine, en ce sens que l'addition d'eau à une solution saturée de peptone communique à celle-ci, jusqu'à un certain point, l'énergie de la pepsine. Une foule de circonstances concourent à rendre l'analogie encore plus caractéristique, et font voir que la pepsine ne diffère de la peptone, qu'en ce qu'elle éprouve spontanément, mais avec une lenteur incomparable, les mêmes changements qu'elle fait subir avec une rapidité extraordinaire à l'albumine : la peptone étant le produit final de ces transformations, tout comme le suc gastrique artificiel conservé trop longtemps, perd ses

cette solubilité et cette uniformité de composition, qui sans doute doivent précéder leur pénétration dans le torrent circulatoire. A l'indication de cette théorie, j'ajouterai seulement que le mode suivant lequel une quantité définie du principe organique prend part à cette opération, ne peut même faire l'objet d'une conjecture. Cette action ne semble certainement être nullement comparable à l'effet de la diastase sur l'amidon, ou de l'émulsine sur l'amygdaline. Il y a plutôt une assimilation, dans le sens chimique le plus strict. Il n'est pas impossible que l'acide entre d'abord en action, pour déterminer une faible dissolution des matières les plus résistantes. Dans tous les cas, cet agent semble avoir la propriété d'empêcher la putréfaction, sinon d'arrêter toute métamorphose dans les autres éléments de la sécrétion. La petite quantité d'acide sulfurique que le chimiste ajoute à l'acide cyanhydrique produit des effets analogues.

propriétés, sans qu'on puisse y trouver la trace la plus légère de décomposition, la moindre altération dans son apparence, ses réactions ou ses éléments. Bien plus, il y a de puissantes raisons pour conclure que, dans les derniers temps du moins de la digestion stomacale, le phénomène de métamorphose est opéré par le produit plutôt que par l'agent originaire, par la peptone plutôt que par le suc gastrique : car le suc gastrique qui digère semble conserver ses propriétés et continuer son action, longtemps après qu'un semblable agent, auquel on n'a pas ajouté d'albumine, a perdu toute son énergie.

Il semble donc que la pepsine soit une substance organique en voie d'hydratation, et capable de faire partager cet état par l'albumine avec laquelle elle est en contact. L'hydratation qui se produit ainsi dans l'albumine est elle-même capable de la propager à une nouvelle quantité d'albumine. Mais, à l'inverse de l'action de certains ferments, cette opération est dans une dépendance si étroite de tout l'organisme, qu'elle doit non-seulement être commencée, mais encore être soutenue et même excitée par une certaine quantité de pepsine acidulée ou de suc gastrique. Et tandis que la quantité d'albumine dissoute est ainsi dans un rapport étroit avec la sécrétion de l'estomac, il est fort probable que celle-ci, à son tour, est également dans une dépendance intime de la nutrition générale : car cette sécrétion sort des tissus (bien qu'elle ait sa source prochaine dans le sang) Sa quantité corres-

*Sécrétion.* — L'opération par laquelle le suc gastrique est sécrété par la membrane muqueuse de l'estomac n'est pas connue, même dans ses phénomènes les plus importants. Corriger quelques erreurs accréditées, indiquer une hypothèse que des recherches ultérieures peuvent seules vérifier, c'est tout ce que l'auteur a la prétention de tenter ici.

La sécrétion du suc gastrique ne résulte pas de l'expulsion du contenu des glandes en tube de l'estomac. La structure si compliquée de ces glandes et l'abondance de cette sécrétion [1] rendent inadmissible l'opinion contraire. Mais deux faits serviront mieux à la réfuter : 1° pendant chaque période de la digestion stomacale, on peut voir que les tubes ne sont nullement modifiés quant à leur forme, leur grandeur, leur arrangement et leur con-

pond exactement aux modifications qu'ils subissent, et au besoin de réparation qui en résulte.

Cependant, dans cette *hydratation*, il semble que nous ayons à distinguer deux degrés, si ce n'est deux éléments, dont le dernier seulement représente l'opération chimique ordinairement connue sous ce nom. D'abord, l'eau semble se combiner physiquement avec l'albumine, dont elle gonfle la masse, puis elle la rend transparente, soluble, invisible, bien que la plupart des réactifs usuels puissent encore la précipiter. Mais bientôt se passe une métamorphose beaucoup plus complète, dans laquelle presque toutes les réactions de l'albumine disparaissent. La première phase nous montre un phénomène bien différent de ce qui se passe d'ordinaire dans une simple solution; il est spécial au suc gastrique. Dans la seconde phase, nous assistons à un arrangement nouveau des éléments de l'albumine et de l'eau. Il y a là quelque chose de comparable à l'eau d'organisation, qui, retenue avec opiniâtreté par tous les tissus animaux, est non-seulement la condition de leur existence, mais surtout l'agent de ces métamorphoses dont les effets sont résumés dans ce terme : la Vie, et l'intermédiaire nécessaire par lequel se manifestent leurs propriétés physiques.

Dans ces tissus aussi, comme dans la pepsine et la peptone, nous pouvons observer, pour ainsi dire, l'opposé des phases de la digestion des aliments albumineux; nous voyons la chaleur commencer par dessécher, puis détruire les substances organiques.

1. Si on appliquait à l'estomac humain cette idée de la sécrétion par expulsion, il faudrait admettre l'entière reproduction des cellules gastriques, de 60 à 100 fois par heure, pendant la digestion !

tenu[1] : ils restent exactement ce qu'ils sont pendant que l'animal est à jeun ; 2° le suc gastrique pur est absolument dépourvu d'éléments organisés (*structureless*).

Quant à ce qui concerne les phénomènes visibles de cet acte sécrétoire, nous devons au Dr Beaumont quelques observations intéressantes. Au moyen de lentilles grossissantes il a pu distinguer les follicules glandulaires sphéroïdaux, et les papilles situées dans leurs intervalles. Ces papilles ou *villi*, il les a trouvées à peine visibles, tant que les matières alimentaires n'avaient pas été mises en contact avec la membrane muqueuse ; mais alors elles éprouvaient une sorte d'érection, et elles venaient faire saillie sur sa surface, en formant des prolongements coniques aigus (comparez fig. 6, 10). Suivant cet habile observateur, c'est de ces papilles que s'échappe le suc gastrique. La sécrétion commence par l'apparition graduelle de points éclairés plus petits que les follicules muqueux. Ces points se montrent bientôt à la surface de la muqueuse transparente, et semblent éclater, répandant sur les sommets de ces papilles vasculaires un fluide incolore, limpide, acide, transparent, qui se réunit en gouttelettes, coule sur les côtés des papilles, et s'étale sur toute la surface de l'estomac[2].

Il est clair que la description qui précède se rapporterait parfaitement à ce qu'on voit à la surface de la peau, observée avec une lentille au début d'une violente transpiration. Anatomiquement parlant, nous savons bien que les

1. Le ramollissement du contenu des tubes n'est pas une contradiction de ce qui vient d'être avancé.

2. Le Dr Beaumont (op. cit.) était si complétement persuadé que ce fluide exsudait des papilles seules, qu'il admettait que les canaux excréteurs des follicules étaient enfermés dans ces *villi*, et se terminaient par ces points lumineux dont nous avons parlé ; et cependant il avouait n'y pas pouvoir constater d'ouvertures.

glandes en tube de l'estomac ne présentent pas d'orifice sur les saillies et petits mamelons qui hérissent sa surface; cependant, la structure de ces tubes montre que la sécrétion y a sa source; le suc gastrique tendrait donc naturellement à s'accumuler en gouttes sur les saillies de la membrane muqueuse, avant de s'étendre en une couche liquide sur toute la surface interne de l'estomac.

Enfin, il faut encore tenir compte : 1° de ce fait découvert par Cl. Bernard, et vérifié maintes fois par moi-même, à savoir que c'est particulièrement[1] ou uniquement la surface de la membrane muqueuse, qui montre une réaction acide, soit à jeun, soit pendant la digestion; 2° de la disposition des éléments anatomiques spécialement en rapport avec cette sécrétion.

Le premier point indique que l'action sécrétoire n'est complète que vers les orifices des tubes. Ce fait, rapproché d'autres circonstances, nous conduit à une théorie de cette sécrétion, qu'il faut absolument admettre pour d'autres organes sécréteurs, et que voici : la préparation du suc gastrique, commencée dans les extrémités closes des tubes, ne se complète qu'à leur extrémité ouverte, ou près d'elle; quant à l'acide qui entre dans sa composition, il est fourni par un liquide existant dans le sérum sanguin, — et qui, dépouillé de certains matériaux, constitue le suc gastrique, — bien plutôt que par une production et effusion de cette sécrétion. En admettant cette fonction élective d'absorption, nous ne faisons qu'attribuer à l'estomac une forme particulière, et une intensité spéciale d'action, qu'il nous faut bien

1. En vérifiant cette observation, j'ai souvent constaté au-dessous de la surface une faible acidité, comme celle qui pourrait résulter de la simple imbibition du tissu, par le fluide acide qui l'aurait pénétré.

supposer s'exerçant dans le rein, comme dans tout le tube digestif. Telles sont les opinions physiologiques, auxquelles nous conduit une étude attentive de l'anatomie de ces tissus.

Attribuer à deux organes différents la production des deux éléments de cette sécrétion : l'acide, et la pepsine, est une hypothèse bien plus douteuse et plus incertaine. Cependant, la ressemblance frappante entre l'épithélium de la glande en tube de l'estomac et l'épithélium des glandes salivaires et du pancréas, donne à supposer que la ptyaline et la pepsine, présentant d'ailleurs tant d'analogie, possèdent dans ce mince épithélium une source analogue. La propriété mystérieuse d'où (par une sorte d'électrolyse) résulte la séparation du chlorure de sodium en acide et base, ne peut-elle pas être attribuée à un tissu également caractéristique et spécial : la grande cellule ovale de l'estomac? Ce mode de sécrétion de la pepsine et de l'acide est démontré d'une façon concluante par l'examen de l'estomac d'un grand nombre d'animaux vertébrés, chez lesquels j'ai constaté l'absence de ces deux éléments anatomiques dans une très-grande étendue de la membrane muqueuse stomacale observée jusqu'à sa limite ordinaire, la valvule pylorique; chez ces animaux, l'estomac, ainsi que l'ont prouvé des expériences faites avec beaucoup de soin sur la digestion artificielle, est également privé de la fonction gastrique propre.

Il est à peine nécessaire de montrer combien les capillaires quasi-veineux situés dans l'épaisseur et au-dessous des mamelons de la muqueuse sont admirablement disposés pour faciliter l'absorption. Leur position, leur dia-

1. « *Medico-chirurgical Review* », July 1861.

mètre, la rapidité probable de leur circulation, et l'énergique succion qui en résulte, sont en rapport évident avec la disparition rapide de la masse de peptone et de sucre de raisin, qu'ils enlèvent au contenu de l'estomac.

On a longtemps discuté sur la cause de la résistance qu'offre l'estomac à l'action dissolvante de son produit de sécrétion. Les expériences du Dr Pavy sont enfin venues mettre un terme à cette controverse. Il a montré que ce n'est pas par une sorte de puissance vitale abstraite, ni par une dilution continuelle (et par conséquent une neutralisation) de la sécrétion, au moyen de la salive et d'autres liquides alcalins, qu'il faut expliquer ce phénomène. L'immunité de l'estomac tient uniquement à une sorte d'irrigation constante de l'organe par le sang en circulation. Les expériences probantes du Dr Pavy démontrent que l'état acide de la muqueuse est neutralisé par le courant alcalin du sang, qu'ainsi l'action dissolvante qui a pour condition la présence d'un liquide acide est rendue impossible : aussi, l'interruption de la circulation amène-t-elle une dissolution des parois stomacales, dissolution que favorise l'addition artificielle d'acide, et qu'arrêtent au contraire les alcalis, précisément dans la proportion que la théorie aurait pu prévoir. Cette explication, pour être mise en harmonie avec tout ce qu'on sait de la digestion stomacale, n'a pas encore été poursuivie dans ses moindres détails, mais peut-être est-on sur le point d'arriver à ce désidératum (voyez p. 34). En attendant, on ne saurait faire trop de cas de la découverte du Dr Pavy, qui a jeté un si grand jour sur les fonctions de l'estomac sain ou malade.

Nous pouvons terminer ces remarques en étudiant la part qui revient à l'estomac dans la digestion en général.

La mastication et l'insalivation sont immédiatement suivies de la déglutition qui fait passer les aliments à l'état de masse pulpeuse et semi-fluide dans l'estomac.

Cette masse, en pénétrant dans l'organe, est soumise à l'acte spécial de la *digestion gastrique,* dont la durée peut être estimée à environ deux heures.

L'action énergique de la salive mixte n'est pas neutralisée par le suc gastrique sécrété par l'estomac. Une grande quantité des matières féculentes est probablement convertie en sucre, pendant le temps qu'elles restent dans cet organe. Le sucre ainsi produit paraît devoir être absorbé par les vaisseaux de la membrane muqueuse gastrique, avec une rapidité extraordinaire. L'eau, les sels et les composés organiques solubles passent de même dans la circulation. Le suc gastrique attaque et dissout les éléments protéiques contenus dans les aliments. La perfection de cette action dissolvante dépend de l'état physique des substances, de la quantité et de la qualité du liquide dissolvant. La solution qui en résulte, ou peptone, est en partie absorbée par les vaisseaux de l'estomac, tandis qu'une autre partie passe dans le duodénum avec la protéine qui n'a pas été attaquée, et avec le suc gastrique non saturé. Une grande partie de cette protéine finit par se dissoudre et est absorbée par les veines de l'intestin avec la peptone qui l'accompagne. Est-il nécessaire de dire que de toutes les sécrétions versées dans le tube digestif, le suc gastrique seul peut convertir les composés albumineux en peptone ? Et cependant nous ne pouvons donner ici les raisons sur lesquelles s'appuie cette proposition [1]. Il est du moins un fait positif, c'est

1. Ce n'est que par rapport au suc pancréatique que cette assertion peut être contestée avec quelque apparence de raison.

En tenant compte de la quantité d'eau ajoutée et des impuretés, la macé-

que le suc gastrique conserve son efficacité après avoir franchi le pylore, et que c'est à la présence de cette sécrétion (peut-être concentrée par l'absorption) que sont dues les propriétés dissolvantes, attribuées par certains auteurs au suc intestinal.

ration (infusion) du tissu sécréteur produit dans les digestions artificielles les mêmes résultats que le produit de sécrétion lui-même. Le suc gastrique artificiel convertit l'albumine en peptone, tout comme le suc sécrété; l'infusion de glande salivaire transforme l'amidon en sucre, tout comme la salive.

Au contraire l'infusion d'intestin, qu'elle soit neutre, acide ou alcaline, est incapable de dissoudre l'albumine ou de transformer l'amidon : le suc intestinal est donc privé de cette propriété. Sur ce point, les résultats équivoques de certaines vivisections contredisent en vain les données plus certaines fournies par les faits pathologiques. — D'ailleurs, il faut reconnaître que le mélange des nombreuses sécrétions et des substances, que renferme le tube intestinal chez l'animal vivant, rend presque impossible toute expérience probante. Toutefois, dans le cas d'infusion de pancréas, on arrive à produire une dissolution. Si ce n'était une dissolution toute spéciale, qui ne s'accomplit qu'après plusieurs heures, et qui semble coïncider avec une putréfaction complète, on pourrait croire à une fonction identique à celle de l'estomac chez l'être vivant. — Il y a un fait remarquable : l'albumine, mise à digérer dans une infusion de suc pancréatique, se transforme, après plusieurs heures, en une sorte de peptone putréfiée ; mais , limitée à ces faits , la prétendue propriété digestive du pancréas sur l'albumine me semble s'expliquer tout simplement (ce que Cl. Bernard avait observé depuis longtemps) par l'aptitude extraordinaire du suc pancréatique à entrer en décomposition. Sans aucun doute, c'est là un détail important des phénomènes chimiques de la putréfaction, si mal connus jusqu'ici, et qui permet d'établir qu'il y a entre la digestion et la putréfaction des rapports d'un intérêt et d'une portée inattendus. N'est-il pas permis de supposer que, modifiée, ou subissant l'action d'autres agents digestifs, la sécrétion pancréatique puisse suppléer en quelque façon ou terminer, dans l'intestin, la métamorphose que l'albumine subit d'ordinaire dans l'estomac? Mais du moment que cette action exige un temps très-long et une putréfaction complète, comme conditions essentielles, il est démontré que le pancréas n'a pas pour fonction de dissoudre et de transformer l'albumine au même titre et de la même manière que l'estomac accomplit cette métamorphose. (Comparez l'ouvrage de l'auteur : « *On Digestion in the vertebrate series* », « medico-chirurgical Review », July 1861.)

# CHAPITRE PREMIER

INTRODUCTION — SYMPTÔMES DES MALADIES DE L'ESTOMAC EN GÉNÉRAL — DOULEUR — ÉRUCTATION — RÉGURGITATION — VOMISSEMENT — HÉMORRHAGIE — FLATULENCE.

Les maladies de l'estomac ne sont pas seulement au nombre des affections les plus communes et les plus susceptibles de guérison, qui peuvent exercer le talent de praticien; elles ont encore une importance spéciale au point de vue de leur influence sur les autres états morbides. Quel que soit l'organe souffrant, quelle que soit la maladie, c'est par l'estomac qu'il nous faudra attaquer l'ennemi, c'est par lui qu'il faudra ravitailler la forteresse assiégée de la vie, que nous venons secourir. La fable classique des *Membres et de l'estomac* ne suffit-elle pas à nous montrer que l'estomac reçoit et dépense, souffre ou est malade, tant pour son propre compte que pour le compte des autres organes?

L'intérêt qui s'attache à ce point de vue aux maladies gastriques s'accroît encore en raison de leur obscurité. En effet, la physiologie de l'estomac ne fait que commencer à sortir d'une phase pleine d'incertitudes, incertitudes qui portaient nécessairement aussi sur la plupart des modifications pathologiques de cet organe. Bien souvent ces altérations peuvent exister pendant la vie, sans se révéler par des signes caractéristiques. L'examen physique exact en est à peu près impossible. Tandis que le diagnostic emprunte le secours de l'auscultation dans les maladies des organes thoraciques, de la chimie dans les affections des organes urinaires, on ne peut rien espérer de semblable dans les troubles d'un viscère qui exécute ses fonctions sans aucun bruit ou mouvement perceptibles, et qui ne laisse s'échapper du corps le résidu du travail digestif, qu'après une série compliquée de mélanges et de transformations. Sans doute, ainsi que nous l'avons dit, les maladies de cet organe sont fréquentes, susceptibles de guérison, leurs symptômes ne sont pas en général difficiles à reconnaître. Mais ces conditions mêmes, tout en grossissant le nombre de nos observations, semblent avoir égaré plutôt que facilité les recherches pathologiques exactes: aussi, les maladies de l'estomac nous présentent-elles un ensemble de connaissances plus diffuses que profondes, plus utiles que correctes.

Diminuer en partie cette obscurité, et ajouter aux connaissances acquises sur ces maladies, tel sera l'objet de nos recherches. Supposant le lecteur déjà familier avec les notions de physiologie auxquelles il sera fait allusion dans le cours de ces études, nous ne négligerons aucune des branches de la science, qui puisse contribuer à jeter quelque lumière sur les difficiles problèmes dont nous nous proposons d'aborder la discussion. Ce n'est que par l'emploi bien dirigé de tous les moyens de recherche à notre disposition, et non par l'attente vaine de nouveaux procédés d'investigation, que nous pouvons espérer avancer dans l'étude de ces maladies. Aussi, sans négliger aucun autre moyen également utile, nous demanderons à la physiologie de nous donner l'explication des symptômes, de nous aider dans le pronostic et de nous dicter le traitement ; nous trouverons jusque dans les succès accidentels du charlatanisme moderne la démonstration la plus manifeste de ce que la physiologie nous enseigne, sur la valeur d'une alimentation convenable, sur l'importance de l'air, de l'exercice, dans les maladies de l'appareil digestif.

L'examen physique attentif de l'abdomen nous fournira des renseignements analogues à ceux que la percussion et l'auscultation nous donnent dans les maladies de la poitrine. La collection et la comparaison d'un grand nombre d'observations nous apprendront quels sont les symptômes essentiels, les phénomènes les plus constants et les plus caractéristiques ; l'étude minutieuse de ces symptômes rapprochés des lésions cadavériques nous permettra quelquefois d'arriver à une certitude de diagnostic qui semble toucher à la témérité. Enfin, en se mettant en garde contre les nombreuses causes d'erreur que l'on rencontre dans l'examen du tube digestif, l'analyse chimique et microscopique des substances qui en proviennent pourra dans certains cas nous donner des renseignements d'une haute valeur sur l'état des organes.

## SYMPTOMATOLOGIE GÉNÉRALE

### DES MALADIES DE L'ESTOMAC.

Nous étudierons dans ce chapitre les principaux symptômes des altérations de l'estomac d'une façon générale, et seulement pour nous mettre à même d'interpréter plus tard leurs rapports avec chacune des maladies de l'organe.

*Douleur.* — Parmi les phénomènes anomaux, la douleur appelle tout d'abord notre attention. On sait que la situation et les fonctions de l'estomac n'exigent pas de sa part cette appréciation exacte des propriétés physiques et de la température des corps, qui fait de la peau un organe de protection si efficace pour les organes qu'elle recouvre. Dans l'estomac toute sensation de ce genre est anomale. Dès lors, si nous exceptons certaines perceptions vagues qu'il ne faut pas attribuer uniquement à l'estomac, — la sensation de la faim qui rappelle le besoin des aliments à des intervalles périodiques, le bien-être et la satiété qui suivent la satisfaction de ce besoin, — nous pouvons sans hésiter souscrire à cet adage populaire : que, dans l'état de santé, on ne doit pas avoir conscience de l'existence de l'estomac.

La température des substances que nous ingérons, sous forme d'aliments ou de boissons, peut être comprise entre les extrêmes suivants : + 120° et — 32° Fahr. (+ 49° et — 0° centig.). Une différence non moins grande peut exister entre leurs propriétés physiques. Mais dès que les aliments ont traversé l'œsophage, et atteint l'estomac, ces particularités-là ne sont plus perçues par l'organe. En un mot l'estomac n'est pas doué de la sensibilité ordinaire.

Mais n'en concluons pas que cet important viscère soit réellement insensible à l'excitation, ou n'allons pas supposer que, parce qu'il n'éveille pas à tout moment le cerveau de son maître, pour lui imposer la pensée ou le travail, il soit insensible et inactif.

Au contraire, concluons plutôt qu'il a une sensibilité à lui propre, et qui n'est pas moins merveilleuse, bien loin de là, parce qu'elle est dans une certaine indépendance du centre cérébro-spinal. Etroitement lié à ce centre par les sensations de la faim et de la satiété ; bien plus, lui imposant pour ainsi dire les énergiques efforts que la répétition alternative de ces deux besoins commandent à l'humanité, il a une sphère d'action qui lui est toute spéciale. L'étude de la digestion nous a montré la manière admirable dont l'estomac accomplit silencieusement ses fonctions variées et complexes. Nous avons vu comment, dès qu'elle a été en contact avec la muqueuse, la moindre parcelle alimentaire fait naître une foule de sécrétions, proches ou éloignées, et provoque des mouvements dans la substance musculaire des parois et des vaisseaux de l'estomac, aussi bien que dans les tissus analogues des parties voisines. Mais à ces actes qui constituent les sensations et les mouvements de l'estomac sain, ajoutons le parallèle instructif des mêmes phénomènes, à l'état morbide. Et de même que la sensibilité propre au muscle sain, — la conscience de sa force, de son équilibre, de la mesure de son énergie, — semble passer par des modifications graduelles, de la simple fatigue à la sensibilité fiévreuse qui suit l'excès de travail, et de là à cette douleur musculaire généralisée, à cette prostration qu'on retrouve dans différentes maladies graves; de même la sensation obscure de l'estomac sain est notre meilleur guide pour nous faire comprendre cette sensibilité aiguë que cet organe présente à l'état de maladie, et nous permet d'établir une série de degrés correspondants : — de la satiété à la réplétion, de la réplétion à la distension et la pesanteur épigastrique, et de là à la douleur sourde, pénible de la dyspepsie, à la sensation brûlante, rongeante de l'ulcère, à l'angoisse poignante du cancer de l'estomac.

On peut voir, dans les observations si précises du Dr Beaumont sur le sujet vivant, comment la sensibilité propre de l'estomac peut s'élever jusqu'à cette appréciation d'un stimulus anomal, qui constitue sa sensibilité à la douleur. Dans une observation bien connue, l'introduction dans l'estomac de Saint-Martin, de la boule du thermomètre, ou du tube, par lequel le Dr Beaumont excitait pour ses expériences, la sécrétion du suc gastrique, donnait souvent lieu à un état de souffrance, à une douleur intense [1], d'autres fois à des sensations plus générales (vertige, pâleur, troubles de la vue, syncope), sans qu'aucune impression

1. Ces sensations ne semblent pas avoir été accompagnées d'un état équivalant au spasme du pylore, bien que la contraction énergique, qui se produisait dans le sac pylorique tout entier, favorisât probablement les conditions physiques d'où résultait la douleur. L'idée d'une crampe de l'estomac analogue à une crampe de la jambe (et surtout d'une crampe du pylore déterminée par des débris d'aliments non digérés) est une pure supposition une douleur soudaine et violente, et ce mot n'indique pas autre chose, peut, en effet, résulter de causes très-variées et souvent difficiles à préciser.

locale vînt s'y ajouter. Ces douleurs locales ont été également observées en dehors de l'action de ces causes mécaniques ; la dyspepsie accidentelle ou l'intempérance les ont souvent déterminées.

Les différentes maladies de l'estomac nous feront connaître dans la suite les variétés plus caractéristiques de la souffrance de l'estomac ; pour le moment, nous ne voulons noter que quelques détails se rapportant à la nature ou à l'origine de ce symptôme.

Et d'abord, quant au siége, disons que la douleur, rapportée dans beaucoup de cas à des organes éloignés, prend naissance dans l'estomac. Cependant, alors, nous ne pouvons pas toujours déterminer si l'état de l'estomac, sous l'influence duquel se produit la douleur,— par exemple, le mal de tête ou le mal de dents, — agit ici comme cause directe ou indirecte. Ainsi, d'un côté, l'irritation gastrique peut agir en déterminant, dans quelque nerf et centre nerveux intermédiaire, une impression qui peut être rapportée de ce centre à la périphérie d'un autre nerf, siége de la douleur, ou qui produit des manifestations locales en ce point.

D'un autre côté, dans la partie éloignée, où s'étaient montrés déjà quelques symptômes anomaux, la douleur peut être déterminée par une irritation nouvelle, qu'elle vienne directement de l'estomac ou qu'elle agisse à distance par son influence dépressive. Dans l'un ou l'autre cas, le phénomène est si complexe, et peut être amené par les dérangements de tant d'autres organes, que, tout en tenant compte de sa fréquence et de l'importance de ses rapports avec l'estomac, c'est à peine si nous avons le droit de le considérer comme une douleur propre à cet organe.

Mais, dans la grande majorité des cas, la douleur qui a son point de départ dans l'estomac est rapportée à la région occupée par cet organe, et avec une exactitude suffisante pour qu'il soit nécessaire de noter le siége de ce symptôme.

Ce n'est pas à dire que nous soyons en état d'établir avec une exactitude scrupuleuse le point où elle se rapporte. D'après la physiologie de la douleur même, on conçoit, ce que l'expérience démontre d'ailleurs, que cette sensation anomale soit généralement assez confuse ; il en est autrement quand la douleur est produite par des lésions qui compromettent la peau ou d'autres organes analogues. La perception bien nette des objets exige, avant tout, une organisation spéciale à la périphérie des nerfs qui lui servent d'intermédiaires. Aussi l'excitation anomale ou la lésion qui peut causer de la douleur, quand elle intéresse le tronc ou les branches d'un nerf sensitif, n'est appréciée avec exactitude dans son action locale qu'à la condition d'être appliquée au point où se distribuent les filets nerveux terminaux [1]. L'incertitude et le peu de netteté de la sensation s'expliquent parfaitement par la disposition des communications nerveuses de l'estomac, qui ne relient cet organe avec le cerveau que par des branches collatérales et par l'intermédiaire de ganglions ou centres indépendants. Il est

1. Peut-être les seuls cas où l'estomac apprécie avec quelque netteté les sensations sont-ils, comme on pouvait le prévoir, ceux où la distension de l'organe distribue le stimulus morbide sur la totalité de sa surface. Ainsi, quand le cours des matières alimentaires est arrêté par une lésion du cardia ou du pylore, ou par une constriction anomale en quelque autre point de l'estomac

évident que par cette voie le stimulus sera moins sûrement et moins fidèlement transmis que s'il avait eu un nerf cérébro-spinal pour conducteur. La douleur, dans les états morbides de l'estomac, présente en réalité tous les caractères que l'anatomie des nerfs chez l'homme et l'étude de leur disposition et de leurs fonctions chez les divers mammifères nous conduiraient à admettre *à priori*. Cette douleur manque souvent dans des cas où nous serions en droit de compter sur sa présence ; elle existe quelquefois alors que nous ne pouvons l'expliquer par aucune cause locale ; elle est variable, intermittente, sans qu'il soit possible d'en donner la raison ; et enfin, même dans le cas où il y a une lésion bien caractérisée et bien circonscrite, la douleur ne fournit souvent qu'une indication vague, mal définie, sur le siége du mal ; souvent elle se montre en un point de la surface abdominale, bien au dessus ou au dessous, à droite ou à gauche de la place qu'occupe réellement l'altération organique.

D'autres causes concourent encore à augmenter ce manque de netteté, savoir : la situation de l'estomac, le grand nombre d'organes avec lesquels il est en rapport, les déplacements que les mouvements de tous ces viscères rendent possibles et même nécessaires. Aussi, quand le malade accuse le creux épigastrique comme le siége de sa souffrance, il est bien rare qu'il puisse porter la précision jusqu'à indiquer la profondeur exacte à laquelle se rapporte la sensation qu'il éprouve. Les mouvements

le malade sent parfaitement où existe l'obstacle. Notons également la sensation très-réelle de plénitude qu'il éprouve dans le cas d'épaississement inflammatoire de tout l'estomac, même avec contraction notable des parois. Cette sensation, d'ailleurs, s'écarte fort peu de la règle que nous avons indiquée ci-dessus pour la sensibilité de l'organe.

du cœur, des poumons, du diaphragme, du foie, des intestins et de l'estomac peuvent aussi modifier rapidement la situation de ce dernier organe et augmenter l'incertitude. En outre, en indiquant l'épigastre, le malade montre une sorte de foyer où convergent et s'attachent un grand nombre d'organes importants, et qui dès lors peut bien être le siége d'une douleur ayant pour cause la lésion de l'un ou l'autre d'entre eux. La péricardite, la pleurésie, les calculs biliaires, les abcès hépatiques, les lésions du diaphragme, l'emphysème pulmonaire, et un grand nombre de maladies de l'intestin (parmi lesquelles j'ai vu un cas d'obstruction de l'intestin grêle, dans la fosse iliaque droite), sont autant de causes qui peuvent produire ce qu'on appelle une douleur épigastrique, paraissant avoir son point de départ dans l'estomac lui-même. Sans doute, la comparaison de cette dernière avec une douleur ayant l'une des causes ci-dessus présenterait des différences considérables; on ne trouverait que peu de personnes ayant eu le malheur d'éprouver les deux, incapables de les distinguer; mais le langage usuel ne fournit que des moyens insuffisants d'exprimer ce que sentent si bien ceux qui ont pu faire directement cette comparaison.

Sans anticiper sur ce que nous devons dire plus tard de la localisation de la douleur, dans les différentes maladies de l'estomac, je propose, tout en admettant de nombreuses exceptions, les règles suivantes pour apprécier la valeur de ce symptôme. La gravité de cette douleur est en raison non-seulement de son intensité, mais aussi de sa fixité et de sa concentration; en d'autres termes, une douleur vive et continue, limitée à un point bien circonscrit, est un indice bien plus sérieux qu'une douleur tout aussi intense, mais intermittente dans ses manifestations, et qui se montre en un point quelconque de l'épigastre, où elle occupe d'ordinaire une large surface. La douleur est plus grave sur la ligne médiane ou près d'elle, parce qu'évidemment, *cæteris paribus*, elle est là plus en rapport avec l'estomac que partout ailleurs, et que, à mon avis du moins, cette localisation indique un dérangement plus important dans l'innervation de l'organe, car elle correspond ici au plexus solaire. Enfin, de toutes les douleurs fixes, la plus grave est la douleur dorsale médiane (ou, en langage anatomique, la douleur rachidienne), comprise entre l'espace interscapulaire et les lombes, douleur qui s'ajoute ou succède à la souffrance épigastrique, ou qui vient la compliquer : aussi ne la voit-on apparaître que dans les dyspepsies graves; elle caractérise surtout l'ulcère profond, ou les lésions cancéreuses de l'estomac ayant envahi toutes les tuniques.

En tous cas, il est essentiel de corroborer les sensations dont se plaint le malade, par les renseignements que fournira la palpation. Il est rare qu'une douleur intense ou continue existe dans l'estomac sans s'accompagner d'une sensation pénible déterminée par la pression. Au contraire, une douleur soudaine, temporaire, accompagnée de flatulence, est souvent calmée par une pression modérée. On voit quel parti on pourra tirer de ces faits pour déterminer la nature de la douleur. En effet, l'examen physique exact de l'estomac, au point de vue de ses dimensions et de sa situation, peut quelquefois nous démontrer que la douleur, dont le point de départ n'était qu'hypothétique, appartient bien réellement à l'estomac. Dans beaucoup de cas même, la douleur à la pression a encore plus d'importance. Suivant qu'elle est modérée ou aiguë, superficielle ou profonde, localisée ou diffuse (caractères qui exigent, pour être appréciés, une grande délicatesse et une grande habileté), on est amené à conclure, non-seulement la nature de la maladie de l'estomac, mais même son siége ; à distinguer par exemple l'inflammation générale, de l'ulcération ou de la dyspepsie; une lésion du péritoine, d'une lésion de la membrane muqueuse.

Quant aux causes immédiates de la douleur gastrique, il faut, dans la plupart des cas, la rapporter à une distension exagérée des vaisseaux, d'où résulte une irritation (peut-être une tension ou autre lésion) des nerfs qui se distribuent sur les membranes de l'estomac ou dans leur intérieur. Les modifications, considérables dans leur calibre, que les veines et les artères éprouvent si souvent dans le passage subit du repos à l'activité de l'estomac, et *vice versâ*, se produisent sans doute sous l'influence des nerfs qui fournissent à leur tunique musculaire, et ont ainsi une fonction motrice. Ces vaisseaux possèdent-ils aussi des nerfs destinés à apprécier ces modifications et d'autres analogues, des nerfs de sensibilité *pro tanto*? C'est ce que nous ne savons pas jusqu'à présent. Mais, après tout, les violentes douleurs d'estomac qui se manifestent quelquefois en dehors de toute lésion perceptible, et même (si l'on peut s'en rapporter au microscope) en l'absence de toute exsudation interstitielle, s'expliquent bien mieux par une irritation physique ou une lésion des nerfs — peut-être un simple excès de leur stimulus naturel — atteignant les filets de la couche sous-muqueuse, qui se distribuent aux petites artères et aux veines de l'estomac, plutôt que les dernières ramifications nerveuses des tissus sécréteurs eux-mêmes.

La douleur peut encore être déterminée par des causes moins immédiates ; voici les plus probables et les plus importantes : l'excès de distension de l'estomac, qu'on observe dans quelques cas d'occlusion du pylore et aussi (ce qui est bien moins démontré) dans le cas de flatulence [1] ; une lésion locale ayant atteint quelques branches nerveuses, et irrité leurs extrémités, comme dans l'ulcère gastrique ; et les lésions plus variées (mais peut-être également locales) que produisent les infiltrations cancéreuses. Nous traiterons plus loin de chacune de ces lésions.

*Le vomissement* vient ensuite dans l'ordre des symptômes des maladies de l'estomac. Le vomissement est en rapport si étroit avec l'organisation de l'estomac à l'état sain (c'est même un phénomène normal de la digestion chez beaucoup de vertébrés), que notre étude rapide de physiologie de l'estomac serait incomplète, si nous ne placions ici une courte description de la nature et du mécanisme de cet acte.

A l'état normal, l'estomac de l'homme chasse son contenu vers le duodénum ; mais, sous l'influence de différentes circonstances anomales, cette direction est changée, de telle sorte que le contenu de l'estomac remonte par l'œsophage, revient dans la bouche, d'où il est chassé au dehors. C'est là ce qui arrive dans l'éructation, la régurgitation et le vomissement. Ces trois actes, quelles que soient leurs différences de détails, exigent les mêmes conditions pour leur production : 1° le cardia ouvert, 2° le pylore fermé, 3° la compression de l'estomac par la contraction de ses parois musculaires ou par la pression des organes voisins.

1. Comparez le passage relatif à la « *Flatulence,* » à la fin de ce chapitre.

Dans l'*éructation*, une partie des gaz contenus dans l'estomac sort par la bouche. Il n'est pas facile d'expliquer comment le cardia se laisse dilater. Il arrive très-souvent que l'estomac contienne des gaz, et cependant, ainsi qu'on peut le voir dans les vivisections, le cardia s'oppose si efficacement à leur expulsion, qu'on ne peut supposer que cet orifice cède à la simple évolution des fluides gazeux contenus dans l'organe, ou en laisse passer une quantité considérable, à moins d'un relâchement notable de ses parois. Nous ne connaissons pas mieux les agents qui président à l'expulsion; car, bien que cet acte semble coïncider avec l'expiration, et quelquefois même avec l'occlusion de la glotte, cependant la pression exercée par les parois abdominales sur l'estomac n'est certainement pas très-énergique. Mais des fluides aussi mobiles n'exigent pas des efforts si violents pour leur expulsion.

Les contractions de l'estomac qu'on observe quand l'éructation se produit pendant la digestion gastrique, semblent presque suffire pour commencer, sinon pour compléter l'expulsion des gaz contenus dans l'estomac [1].

Dans l'acte de la *régurgitation*, une partie du contenu liquide de l'estomac remonte dans la bouche. Ce phénomène semble être souvent une simple complication accidentelle de l'éructation, une petite portion de liquide étant

1. Dans l'éructation volontaire, une sorte d'effort, tout différent de la déglutition ordinaire, introduit l'air du pharynx dans la partie supérieure de l'œsophage, d'où il paraît être conduit dans l'estomac. A peine a-t-il atteint cet organe, qu'il semble être ramené à travers le cardia, encore ouvert par la pression des parois abdominales concourant avec une expiration bien marquée. Et comme l'air ainsi introduit artificiellement dans l'estomac est souvent accompagné dans son expulsion par une partie des gaz que contenait auparavant l'organe, les éructations volontaire et involontaire se rapprochent singulièrement l'une de l'autre.

entraînée vers la partie supérieure de l'œsophage en même temps que les gaz. Dans d'autres cas, cependant, les liquides seuls remontent l'œsophage, et cela se produit si doucement qu'on ne s'en aperçoit qu'au moment où ils atteignent la gorge et la base de la langue; leur goût les fait alors reconnaître. Il est probable que par sa nature ce phénomène se rapproche beaucoup de l'éructation : la pression des parois abdominales jouant ici un rôle encore plus secondaire, si tant est qu'il faille même en tenir compte.

Le *vomissement* diffère des deux actes précédents non-seulement par la quantité et la qualité des matières (solides et liquides) qui sont rejetées hors de l'estomac, et aussi par l'énergie plus grande et plus complète des efforts expulsifs; mais encore par ce fait qu'une pression violente, étrangère à l'organe, est l'agent principal de ce phénomène.

Quant à la pression des parois abdominales, on se rappellera que, dans la respiration ordinaire, les viscères abdominaux ne supportent qu'une pression modérée; car, pendant l'inspiration, la contraction et la descente du diaphragme coïncident exactement avec le relâchement des parois musculaires de l'abdomen, tandis que, pendant l'expiration, la compression exercée par ces parois est neutralisée par le retrait ou l'ascension dans le thorax du diaphragme, alors relâché. Aussi les parties mobiles contenues dans l'abdomen échappent-elles à toute compression violente; elles ne font que transmettre une force minime de la paroi supérieure à la paroi antérieure de l'abdomen, et réciproquement. Mais si, pendant que le diaphragme reste déprimé et contracté, les muscles abdominaux se contractent aussi vigoureusement, toute la puissance de l'une et l'autre de ces couches musculaires concourt alors à comprimer les viscères de la cavité abdominale. Et comme beaucoup de ces viscères sont des organes creux, à contenu mobile, et communiquant avec l'extérieur du corps, une pression si énergique doit expulser leur contenu, dès que leurs orifices extérieurs s'ouvrent, soit en se relâchant, soit en cédant à une force supérieure. C'est de la sorte que la pression abdominale joue un rôle important non-seulement dans le vomissement, mais aussi dans la défécation, la miction et l'accouchement; car elle vient par une force énergique, bien qu'intermittente, en aide aux contractions expulsives plus continues des parois musculaires du rectum, de la vessie ou de l'utérus.

Il est facile de démontrer que l'acte du vomissement résulte principalement de la pression abdominale. Cette cause, condition indispensable du phénomène, suffit à le produire (comme le prouvent les vivisections), même quand elle se réduit à une simple contraction du diaphragme ou des muscles abdominaux, ou même à une légère compression musculaire de la région des hypochondres.

Il est moins aisé d'apprécier la part exacte qui revient à la contraction stomacale. Sans aucun doute, il faut reconnaître que la contraction de l'estomac n'est pas nécessaire, et que souvent elle manque complétement. Mais, d'autre part, il n'est pas moins certain que la pression abdominale, qui est l'agent principal de la production du vomissement, est souvent accompagnée et aidée par la contraction de la paroi musculaire de l'estomac lui-même. Comme on pourrait s'y attendre, l'observation de l'homme et des animaux pendant la vie montre que cette contraction se manifeste non-seulement dans la valvule pylorique, mais aussi dans toute l'enveloppe musculaire de l'extrémité stomacale, voisine du pylore, par des mouvements probablement rhythmiques (la contraction alternant régulièrement avec le relâchement) et péristaltiques [1], mais jamais anti-péristaltiques.

Les phénomènes qui constituent le vomissement viennent confirmer en tous points les conclusions auxquelles les recherches physiologiques ci-dessus conduisent, relativement à la nature et au mode de production de cet acte. Une sensation de malaise, de douleur ou de distension, dans la région stomacale, précède généralement un flux plus abondant de salive, un dégoût profond pour les aliments, et bientôt surviennent de véritables nausées. A ces symptômes gastriques s'ajoutent des manifestations du côté du cerveau : vertige, prostration, troubles de la vue, céphalalgie. Puis on voit se produire des efforts pendant lesquels l'œsophage et le cardia semblent s'ouvrir, sans qu'il existe en même temps de contractions des parois abdominales. Il en résulte souvent une distension gazeuse de l'estomac qui dispose peu à peu l'organe à l'acte du vomissement. Enfin un effort irrésistible modifie l'action des muscles de la respiration, et fait coïncider deux contractions qui, d'ordinaire, sont successives. L'occlusion énergique de la glotte succède à l'abaissement du diaphragme, de sorte que cette cloison musculaire est fixée par la distension

1. En admettant l'analogie de cette contraction avec celle observée par le Dr Beaumont chez l'homme, et par moi chez le chien, pendant la période la plus active de la digestion gastrique, la durée du mouvement péristaltique et l'alternance de la contraction et du relâchement ne seraient pas le moins du monde incompatibles avec une constriction de tout le sac pylorique pendant une minute au moins, durée bien plus longue que celle nécessaire à chaque phénomène d'expulsion dans l'accès ordinaire de vomissement. Comparez la « *Cyclopedia of Anatomy,* » art. Stomach, (Supp., p. 313).

du thorax et par la contraction des fibres qui la composent. En même temps les muscles abdominaux se contractent violemment sur l'estomac, et exercent une compression qui non-seulement chasse le contenu de l'organe; mais qui, aidée et augmentée par la contraction de divers autres muscles du tronc, produit une notable congestion vers la tête.

Alors la face rougit, se gonfle ; ses veines, celles des tempes et du cou, se distendent. L'expulsion du contenu de l'estomac est souvent accompagnée d'une vive douleur, qui semble devoir être rapportée à la partie inférieure de l'œsophage, et est probablement due à la compression spasmodique de ce conduit par le diaphragme [1]. La sortie, par le pharynx et la bouche, des matières vomies, paraît être favorisée par une sorte de perversion des mouvements normaux de la déglutition. Mais si l'acte se produit violemment, s'il y a une grande quantité de liquide, ces mouvements perdent de leur précision ordinaire, de sorte qu'une partie des matières expulsées, n'étant plus arrêtée par la cloison formée par le voile du palais, traverse le canal respiratoire des fosses nasales et vient sortir par les narines. Les phénomènes ultérieurs varient, suivant l'origine du vomissement. Si, comme il arrive le plus souvent, il est provoqué par une cause locale, par des matières que le vomissement même chasse de l'estomac, le malade revient rapidement à la santé.

Quant aux *causes* du vomissement, il est clair qu'un acte si complexe, et qui met en jeu tant d'organes, ne peut

1. On sait, en effet, qu'une douleur semblable peut quelquefois être déterminée, indépendamment du vomissement, par une pression exercée sur l'abdomen, la glotte étant fermée.

s'accomplir que par l'intervention du centre cérébro-spinal, d'où émanent les nerfs de ces organes. De là deux classes de causes : dans l'une, nous rangerons les causes dans lesquelles l'irritation qui provoque le vomissement a son origine dans le centre nerveux lui-même ; dans l'autre, celles dans lesquelles cette irritation, née à la périphérie, est transmise de là au centre, pour se réfléchir dans les différents organes dont l'action combinée effectue le vomissement. Comme type de la première classe, citons le vomissement qui se montre dans les lésions ou maladies du cerveau, de même que celui qui succède à une vive émotion ; à la seconde appartient non-seulement cette forme ordinaire de vomissement qui résulte d'une irritation directe de l'estomac lui-même, mais encore le vomissement consécutif à l'irritation d'organes similaires ou très-différents, comme l'arrière-bouche, les intestins ou le péritoine ; le vomissement provoqué par la vue d'objets dégoûtants, des bruits ou des odeurs, l'immersion prolongée dans l'eau froide, les blessures des extrémités.

Mais, même dans cette seconde classe, on ne peut considérer l'acte du vomissement comme *réflexe* qu'en tenant compte de deux observations importantes. D'abord, il y a de bonnes raisons de penser qu'un grand nombre de substances émétiques sont aussi actives quand elles sont injectées directement dans le sang, que quand elles sont simplement introduites dans l'estomac. Bien plus, suivant l'expérience célèbre de Magendie (dans laquelle du tartre émétique injecté dans le sang d'un chien a produit de nombreux vomissements, bien qu'on ait substitué une vessie à l'estomac de cet animal), quelle que soit l'action locale de ces substances sur l'estomac, c'est à une influence directe sur le centre nerveux qu'il faut principalement rapporter l'acte du vomissement. En second lieu, bien que, dans les cas nombreux où la cause excitante est une irritation mécanique, les phénomènes du vomissement indiquent la moelle allongée, comme le segment de l'axe cérébro-spinal, d'où se fait le rayonnement vers la périphérie, les mouvements produits ne sont pas l'effet d'un simple acte réflexe. Au contraire, ils résultent de l'action concourante de tant d'organes, ils présentent des modifications si caractéristiques et si précises dans leur ordre d'apparition, dans leurs modes et degrés d'activité; il y a là un enchaînement de phénomènes si complexes et si bien coordonnés, que, loin de considérer la voie réflexe comme la seule que prenne la cause d'excitation, nous devons plutôt voir là un fait secondaire, et regarder l'acte du vomissement comme un phénomène nerveux involontaire ou physique de l'ordre le plus élevé.

Cette manière de voir est confirmée d'une façon remarquable par une expérience que j'ai faite sur l'action du tartre stibié 1, et qui montre d'une façon péremptoire ce que nous pouvons presque appeler l'objet, le but, ou tout au moins la *fonction* de cet acte si complexe. En injectant une solution de tartre stibié dans la veine fémorale superficielle d'un chien, nous avons trouvé, dix minutes après, la substance minérale dans le contenu liquide de l'estomac, et dans un état de concentration bien supérieur à celui qui devait résulter de son mélange avec la masse du sang. Dans ce cas aussi, le poison a produit une prostration extrême, mais peu de vomissement. En rap-

1. Pour les résultats de cette expérience, faite en 1850, voir l'article Stomach, « *Cyclopedia of Anatomy* », et la « *Lancet* » de 1853, vol. II, p. 599.

prochant cette expérience de celle de Magendie, on peut conclure que le poison peut d'abord être sécrété par l'estomac et versé dans sa cavité, pour en être extrait ensuite par deux procédés qui sont absolument indépendants l'un de l'autre et de l'action locale du poison; bien qu'elle leur vienne en aide. N'est-ce pas un fait semblable de sécrétion qui se passe dans le cas des sels d'autres métaux, aussi bien que dans le cas de différents poisons organiques, le vomissement n'étant ici qu'un élément de la *vis medicatrix naturæ*, un acte par lequel l'organisme rejette au dehors un poison mortel comme l'antimoine, peut-être même une maladie grave comme la fièvre[1]?

Dans quelques cas, les vomissements qui se succèdent entraînent chaque fois des matières différentes. Ainsi, par exemple, l'expulsion d'un fluide comparativement homogène est suivie, après un intervalle considérable, d'une masse d'aliments solides non digérés. Dans plusieurs cas de ce genre, cet effet peut résulter d'une disposition spéciale de l'estomac (estomac en forme de sablier), ou d'une division semblable, mais accidentelle, due à la contraction musculaire de l'organe en son milieu, et qui isole pendant un temps les différentes parties qu'il renferme. Mais il faut reconnaître que le plus souvent cela tient à la pesanteur, à la masse, à la position des substances que contient l'estomac et aux autres circonstances toutes mécaniques qui régissent l'acte du vomissement. Les derniers efforts de vomissement prolongé ramènent souvent de la bile. Mais, quoiqu'il n'y ait rien d'anomal dans la simple présence de cette sécrétion dans l'estomac dans l'intervalle des repas,

1. Comparez « *Essay on the treatment of continued Fever*, » dans la « *Lancet*, » loc. cit.

cependant les faits ci-dessus démontrent que, lorsque la bile est vomie pure, il y a là une indication que le vomissement est complet et dure déjà depuis longtemps. Sans doute, c'est pendant les intervalles des efforts énergiques de vomissement que la bile remonte à travers le pylore dans l'estomac ; toutefois il n'est pas certain que le pylore soit toujours exactement fermé au moment précis où a lieu l'acte expulsif, surtout dans les cas où l'intestin est lui-même distendu par des fluides, nécessairement soumis aussi à la même pression que le contenu de l'estomac.

En considérant le vomissement comme un symptôme de dérangement stomacal, nous devons d'abord reconnaître que, dans certains cas, la force vitale est rapidement épuisée par la fréquence et la violence de vomissements rebelles à toutes les ressources de l'art, et dont la cause, incertaine pendant la vie du malade, ne l'est pas moins après l'autopsie, qui ne révèle aucune lésion apparente dans l'estomac, ou même dans aucun organe de l'économie. Il n'y a donc rien à inférer, quant à la cause du vomissement, de la gravité et de la fréquence de cet acte ; il ne faut pas non plus compter sur certaines particularités de ce symptôme, telles que sa reproduction sous l'influence des aliments, la douleur épigastrique qui peut s'y associer, ou même l'hémoptysie, pour décider la question de savoir si l'estomac est seul en cause.

Toutefois nous pouvons poser ici une règle générale.

Tandis que nous devons tirer de l'ensemble des phénomènes le diagnostic de la cause du vomissement, je crois que l'on peut dire que la facilité avec laquelle une irritation produit le vomissement varie (toutes choses égales d'ailleurs) avec le rapport plus ou moins étroit qui existe entre l'estomac et la partie irritée. Ainsi, on provoque le vomissement avec une bien plus grande facilité en irritant le pharynx ou le duodénum, qu'en portant la même irritation sur le jéjunum ou la bouche, en irritant l'intestin grêle plutôt que le gros intestin, en excitant la tunique muqueuse plutôt que la séreuse du tube digestif, en irritant la substance cérébrale plutôt que les téguments. Réciproquement (ainsi qu'on peut le remarquer dans la pleurésie, la péricardite, les anévrismes, et différentes lésions de l'endocarde), le vomissement est un symptôme grave dans beaucoup de maladies thoraciques, parce que (toujours *cœteris paribus*) il implique alors des lésions bien plus sérieuses que celles qui, dans la cavité abdominale, pourraient produire ce symptôme.

Dans l'état actuel de nos connaissances, nous pouvons grouper tous ces faits et en tirer cette conjecture, que, quelle que soit l'espèce de dérangement cérébral nécessaire pour produire le vomissement, un certain degré d'irritation des branches afférentes du système du grand sympathique suffit en général à déterminer cet acte, — et avec une facilité d'autant plus grande, qu'il existe un rapport plus étroit entre ces branches et le grand centre prévertébral du grand sympathique abdominal, formé par les ganglions semi-lunaires et le plexus solaire.

Parmi les vomissements dus à des dérangements de l'estomac, nous pouvons distinguer les variétés suivantes. D'abord le vomissement résultant de la simple destruction du tissu de l'organe, d'où une irritation anomale des extrémités nerveuses mises à nu, au point où siége la lésion; variété qu'on rencontre dans l'ulcération simple ou maligne, dans les blessures de l'estomac, l'empoisonnement par des substances corrosives : elle est caractérisée (et cela était facile à prévoir) par la remarquable influence qu'exercent les propriétés physiques ou chimiques des substances mises en contact avec les nerfs lésés (comme dans l'ingestion des aliments). En second lieu, le vomissement dû à une obstruction, qu'on doit rapporter bien moins à l'obstruction en elle-même qu'à la distension et aux mouvements musculaires violents, qui peu à peu se produisent en arrière du siége de l'obstacle ; aussi ce vomissement varie-t-il avec le degré de l'oblitération, la distance entre la lésion et le pylore, l'étendue superficielle de la partie oblitérée, l'altération de la tunique musculeuse et bien d'autres circonstances de ce genre : c'est cette variété de vomissement que nous rencontrons souvent dans le cancer, et mieux encore dans l'ulcère cicatrisé de l'estomac. En troisième lieu, une sorte de vomissement dans lequel la distension de l'estomac semble due surtout à la perte de la contractilité de la musculeuse gastrique (sans que la structure de l'organe ait subi aucun changement) : c'est alors que nous pouvons souvent hésiter pour décider si ce défaut de contractilité ne tient pas à quelque lésion nerveuse, point de départ elle-même du vomissement ; si en un mot la distension de l'estomac joue ici le rôle de phénomène concomitant, ou de cause [1].

Nous pouvons conclure ces remarques sur la nature du vomissement par cette observation générale : c'est l'espèce du vomissement qui commande le traitement de ce symptôme : ainsi, par exemple, le vomissement cérébral du mal de mer est souvent apaisé par les aliments et les stimulants;

1. Comparez, page 91.

les vomissements de la phthisie, par tout ce qui diminue ou modère la toux. Le vomissement résultant d'un dérangement de l'estomac est plutôt accessible au traitement par l'intermédiaire de la fonction de l'organe; en d'autres termes, il cède surtout à un régime où l'on tient grand compte de la qualité, de la quantité des aliments et de la fréquence des repas. L'utilité certaine (mais secondaire) des médicaments sera examinée plus loin.

*Hémorrhagie.* — En étudiant l'hémorrhagie dans ses rapports avec les maladies de l'estomac, il faut se rappeler que, même dans les affections gastriques où elle se rencontre, elle ne fournit de véritables *symptômes* que dans les cas où sa présence est trahie dans les matières sorties du canal alimentaire par les selles ou par les vomissements. Aussi, loin de regarder l'hématémèse comme le signe exclusif (ou même capital) de l'hémorrhagie dans les maladies gastriques, nous devons avoir présent à l'esprit que le sang répandu dans l'estomac passe fréquemment dans les selles, sans être vomi le moins du monde. Si l'on considère que le sang exhalé dans l'estomac n'est presque jamais rendu par le vomissement assez complétement ou assez promptement, pour qu'une certaine portion ne passe dans l'intestin, on comprend que la sortie du sang, par l'anus, est un symptôme plus fréquent que l'hématémèse [1].

L'incertitude qui s'attache à la plupart des symptômes morbides est encore bien plus marquée quand il s'agit

1. Aussi l'emploi du mot *hématémèse* exige un terme analogue (et également barbare), tel que *hæmatokopræsis*. Et le mot *mælæna*, qui nous a été légué par Hippocrate, terme qui s'applique aux matières expulsées soit par les selles, soit par le vomissement, en même temps qu'il indique une coloration qui n'est ni constante ni essentielle, est un mot qu'il faudrait rayer du vocabulaire de notre nosologie.

d'apprécier l'hémorrhagie comme symptôme des maladies gastriques. D'une part, ainsi que nous l'avons déjà fait entrevoir, une hémorrhagie légère et intermittente dans l'estomac n'est souvent reconnue que par hasard : aussi ne devons-nous jamais conclure à sa non-existence, parce que nous n'en avons pas observé les résultats. En effet, il ne faut rien moins qu'une observation constante et attentive des évacuations gastriques et intestinales pour pouvoir se prononcer à ce sujet. D'autre part, il est à peine nécessaire de dire qu'une hémorrhagie qui a lieu par le canal intestinal, ne prouve en aucune façon que l'estomac soit le siége de l'effusion, moins encore qu'une maladie de cet organe en soit la cause; ce fait nous laisse à décider à la fois sa cause et sa source, questions qui ne peuvent être résolues que par cette méthode d'induction qui guide (à son insu ou autrement) tout médecin dans son diagnostic.

Se borner à énumérer les causes qui peuvent amener le sang dans le tube digestif, serait une tâche en dehors des limites de notre sujet. Mais nous voyons par ce qui se passe dans l'épistaxis, l'hémoptysie, les calculs biliaires, les kystes du foie, les lésions du pancréas, que toute cause qui détermine une hémorrhagie dans les différentes cavités en communication avec le tube digestif, peut indirectement donner lieu à l'afflux du sang dans l'estomac et l'intestin, et par conséquent à l'expulsion de ce liquide hors de ces organes.

Il y a plus : les causes qui déterminent l'hémorrhagie de l'estomac sont quelquefois éloignées de cet organe et indépendantes de lui. Par exemple, tout obstacle mécanique dans le système de la veine porte, peut causer une si violente distension des veines qui forment le point de départ de ce système dans la paroi de l'estomac et de l'intestin, qu'une quantité variable du contenu de ces vaisseaux se déverse dans l'un ou l'autre segment du tube digestif. C'est ainsi que la cirrhose du foie, ou des tumeurs comprimant la veine porte, peuvent donner lieu à une hématémèse, mais plus souvent cependant à une hémorrhagie *per anum*, hémorrhagie complétement indépendante de toute maladie de l'estomac, bien qu'elle puisse gêner ou suspendre même les fonctions de cet organe.

Dans l'étude des causes de l'hémorrhagie gastrique, il y a peu de chose à dire de la vieille doctrine de l'hémorrhagie « *par exhalation* » à travers les parois des vaisseaux, en dehors du cas où ils présentent une solution de continuité; car nous savons maintenant que les parois, même des capillaires les plus fins, n'ont pas de pores de grandeur appréciable, par où puissent s'échapper les corpuscules sanguins; et, en conséquence, que l'extravasation de ces globules est une preuve positive de rupture de quelque vaisseau. Mais il ne faut pas s'étonner que parmi les milliers de ces petits canaux, le vaisseau ou les vaisseaux lésés échappent souvent à nos recherches.

La disposition anatomique des vaisseaux de l'estomac est en rapport étroit avec les phénomènes de ces hémorrhagies, surtout en ce qu'elle explique la grande facilité et l'innocuité des extravasations légères, la rareté et le danger des hémorrhagies considérables. Ainsi, dans le rein, l'hémorrhagie est comparativement rare et dangereuse; quand elle se produit, elle est très-sujette à récidiver ou à devenir continue ou chronique sous l'influence des troubles de la circulation rénale, que l'effusion du sang tend elle-même à engendrer. Dans les poumons, outre des conditions peut-être plus favorables à l'hémorrhagie, les phénomènes physiques et mécaniques de l'acte respiratoire ajoutent encore un nouvel élément de danger, de sorte que nous pouvons pour ainsi dire comparer toute lésion des capillaires pulmonaires à une fissure, par laquelle chaque inspiration tendrait à faire sortir le sang contenu dans l'artère pulmonaire. Dans l'estomac, au contraire, l'hémorrhagie se produit souvent dans des circonstances qui, loin d'impliquer un danger grave, ne sont pas même l'indice d'un dérangement sérieux de la santé ; elle peut être répétée et cependant peu abondante, et enfin on peut en guérir si complétement, que plus tard l'autopsie la plus attentive ne puisse faire découvrir le point où elle s'est faite, même dans les cas où la disposition des vaisseaux rend l'investigation le plus facile.

Les capillaires de l'estomac, on se le rappelle, sont de deux sortes : les uns profondément situés entre les glandes en tube (*t*, fig. 9, p 29), ou vaisseaux gastriques propres; les autres superficiels (*r*, fig. 9), situés au-dessus des glandes en tube, et sur la limite de la cavité de l'organe. Dans des cas rares, les premiers semblent constituer la source principale ou exclusive de l'hémorrhagie, dont l'effet est de remplir plus ou moins de sang l'extrémité fermée des tubes. Mais l'hémorrhagie vient plus souvent des seconds, surtout de ces capillaires en anneaux (fig. 10, p. 30) qui entourent les ouvertures des glandes en tube et sont situés directement au-dessous des saillies et des papilles qui environnent leurs orifices. Ces vaisseaux, extrêmement nombreux, et qui, par leur dimension et leur arrangement, tiennent le milieu entre les vrais capillaires et les veines, semblent être particulièrement exposés aux causes ordinaires d'hémorrhagie. Ils partagent évidemment cette disposition à la congestion, que nous retrouvons partout au commencement du réseau circulatoire veineux. Leur situation les expose au contact brutal des différents agents introduits avec les aliments dans l'estomac. Leur paroi membraneuse et délicate n'est protégée contre l'action physique ou chimique de ces agents, que par une couche d'épithélium cylindrique, dont la destruction, bien que certainement anomale, doit être pourtant un accident fréquent dans l'histoire de la digestion. En vérité, si nous nous représentons les incidents d'un seul repas, les fluides et les solides, les substances animales et végétales, le poivre, les acides, les vins, les liqueurs, les alcools, la glace et la température bouillante, les matières dures et molles, qui viennent souvent se mettre rapidement, successivement en contact avec la membrane muqueuse gastrique (et cela à un moment de la digestion où l'organe est dans un état voisin de la congestion, état d'où résultent la distension et l'amincissement de ces vaisseaux délicats et de cet épithélium), nous pouvons facilement comprendre (comme le montrent les observations du D^r Beaumont) que les cellules cylindriques se détruisent en plus d'un point, et que les vaisseaux sous-jacents se distendent et se rompent sous l'influence d'un excès ou d'une dyspepsie, pour revenir, après quelques jours d'abstinence ou de tempérance, à leur état normal.

Il faut donc ne pas se hâter de conclure quand on trouve une faible quantité de sang dans les matières rejetées par l'estomac d'un malade. Quelque suspect que soit le cas, il ne faudra attacher d'importance à ce symptôme, au point de vue du diagnostic, qu'autant qu'il aura été soigneusement confronté avec les autres signes. Par lui-même, il prouve qu'il y a une solution de continuité des vaisseaux; mais il nous reste à déterminer si cette rupture a pour cause une obstruction vasculaire, une congestion, une desquamation, une ulcération.

Quand elle est plus considérable, l'hémorrhagie n'a pas seulement plus de gravité; elle a aussi une signification plus précise. Ainsi, quelquefois elle présente assez manifestement les caractères du sang artériel ou veineux, pour qu'on soit en droit de l'attribuer à la rupture de l'un ou l'autre ordre de vaisseaux. Plus souvent encore on peut voir, par les caillots qu'elle renferme, que le sang a été versé rapidement par une ou deux branches volumineuses ou par un grand nombre de petits vaisseaux. Dans d'autres cas, le sang présente la couleur noire particulière et la consistance de goudron, que donne à ce liquide l'action du suc gastrique. Et comme ce changement de couleur demande pour se produire un certain laps de temps, lorsque le sang rendu par le vomissement offre ce caractère, on peut en conclure que l'hémorrhagie s'est faite lentement, ou qu'elle est de faible quantité. Dans le sang venant de l'estomac et rendu par l'intestin, il est clair que cette règle ne peut plus nous servir : il est rare en effet qu'une hémorrhagie de cette nature ne soit pas caractérisée par cette couleur et cette consistance de goudron, à moins que sa quantité soit excessive, ou que le passage du sang à travers l'intestin ait été extraordinairement rapide. Le diagnostic de l'hémorrhagie est quelquefois rendu difficile par le mélange avec le sang de substances de même apparence, surtout de diverses espèces d'aliments, de bile plus ou moins altérée, souvent même de divers produits morbides.

Un examen très-attentif[1] pourra, dans la grande majorité des cas, éclaircir tous ces doutes. Une solution dans l'eau des matières suspectes sera la plupart du temps suffisante ; sinon, l'examen microscopique manquera rarement d'élucider la question.

*Flatulence.* — Ce symptôme des maladies de l'estomac, malgré les équivoques auxquelles il prête, est trop important néanmoins pour être passé sous silence.

Je dois ici rappeler qu'en parlant des gaz trouvés dans l'estomac et l'intestin, à propos de l'article « Digestion » du chapitre de physiologie, j'ai déjà indiqué les raisons sur lesquelles je fondais les conclusions suivantes, relativement à la provenance de ces gaz.

1° L'air est ordinairement introduit du dehors dans le tube digestif : par quelques personnes, volontairement, au moyen d'une série de mouvements de déglutition ; par tout le monde, dans l'action d'avaler, soit que l'air, dans ce cas, reste adhérent au bol alimentaire, soit que, ce qui est positif, il se trouve mêlé à l'état de division extrême avec

1. Les liquides verts qui, rejetés par l'estomac, se trouvent dans les vomissements, peuvent provenir de deux, rarement de trois des sources indiquées ci-dessus. Tout liquide transparent ayant cette couleur, la doit généralement à la présence de la bile ; quant à la coloration *vert foncé*, elle tient aux modifications subies par cette sécrétion après qu'elle s'est répandue dans l'intestin ou dans l'estomac, ou à une altération primitive, alors qu'elle était encore dans le foie ou la vésicule biliaire. Mais ce liquide contient bien plus fréquemment du sang altéré, et la coloration du sang est alors due, selon moi, à la petite quantité du sang, ou à son séjour prolongé dans l'estomac, souvent à ces deux conditions réunies. Je peux cependant conjecturer, d'après une ou deux autopsies, que les vomissements verts, soit transparents, soit floconneux, doivent par exception leur coloration à une transsudation de la matière colorante du sang à travers les vaisseaux congestionnés, sans qu'il y ait passage des globules. Les matières alimentaires capables de donner une coloration de ce genre sont trop nombreuses et trop connues pour mériter d'être mentionnées ici. (Comparez les remarques sur ce sujet dans le chapitre de l'Ulcère de l'estomac.)

la salive. L'air ainsi introduit dans l'estomac subit une diffusion, un échange avec les fluides élastiques dissous dans le sang des capillaires gastriques, diffusion qui convertit le mélange des gaz ordinaires de l'atmosphère en un autre moins riche en oxygène, mais plus chargé d'acide carbonique : modifications variables d'ailleurs selon la durée du séjour de l'air dans l'estomac.

2° Des gaz se développent dans le tube digestif par la décomposition des aliments qu'il contient.

Il n'est pas douteux que les gaz de l'intestin soient dus surtout à cette cause, et que même l'estomac sain contienne, en général, mélangés avec les gaz venus de l'air extérieur, une certaine quantité de fluides aériformes ayant leur origine dans les altérations subies par les aliments. Les métamorphoses qui constituent l'opération de la digestion sont facilement susceptibles de dépasser leur limite normale, et de donner lieu au développement de fluides gazeux. Aussi, bien que ce soit une des fonctions des différents sucs digestifs de prévenir, d'empêcher toute décomposition ou putréfaction (dans le sens strict de ces termes), il se peut que quelque fraction des aliments échappe à cette influence; alors l'estomac est distendu par un mélange de gaz où l'excès d'hydrogène indique qu'il ne s'agit pas de l'air introduit par déglutition. Dans les conditions de chaleur et d'humidité que présente le tube digestif, il faudrait que la qualité et la quantité des différentes sécrétions fussent dans la proportion la plus parfaite avec les différents éléments nutritifs sur lesquels elles doivent agir, pour empêcher ce résultat. On sait que, dans l'état de santé, il existe toujours une notable sonorité de la région gastrique à la percussion. Ce fait, joint aux analyses de Magendie et de Chevreul, démontre que le terme « flatulence » n'exprime qu'un degré, et que la question de savoir s'il y a des gaz en quantité anomale dans un cas donné, dépend (comme tant d'autres questions relatives à la santé ou à la maladie) de ce *poco piu e poco meno* qui régit tant de points de notre vie.

3° Une autre source de flatulence se rencontre encore dans différentes maladies constitutionnelles : à savoir, la production des gaz par la décomposition ou la putréfaction des fluides ayant leur origine dans l'organisme. La production de gaz dans les cavités du corps est démontrée par plusieurs cas authentiques de *physométrie*, où les fluides élastiques qui distendent l'utérus ne peuvent pas avoir d'autre cause. L'analogie conduit à admettre que, dans beaucoup de maladies où les fluides ont de la tendance à la putréfaction, la décomposition spontanée des matières contenues dans le tube digestif, sous l'influence de la chaleur et de l'humidité, loin d'être entravée par l'action des sucs de la digestion, est souvent accompagnée et aidée par une décomposition correspondante des sécrétions elles-mêmes profondément altérées. Toutefois cette cause fort rare de flatulence n'a qu'une part restreinte dans la production de ce symptôme dans les maladies de l'estomac, qui vont être l'objet de notre étude.

4° Enfin, quant à la formation des gaz dans le tube digestif par un travail de sécrétion des vaisseaux des parois, nous devons déclarer ici que ce phénomène, considéré par différents auteurs comme une cause très-importante de flatulence, nous a paru, après examen attentif, n'avoir rien de réel. Sans parler de ce que le terme « sécrétion » est complétement inapplicable à un phénomène qui, s'il avait lieu, serait, d'après toute analogie, un acte de diffusion semblable à ce qui se passe dans les poumons ou la peau, les faits connus jusqu'ici autorisent à nier cette évolution des gaz du sang. Les gaz trouvés dans les intestins sont, quant à leurs qualité et quantité, précisément ceux qui résulteraient de la décomposition des différentes substances alimentaires, et l'on sait qu'à la suite d'une diète absolue ils manquent dans la plus grande partie du tube intestinal. Les uns, comme l'hydrogène, l'hydrogène carboné et sulfuré, n'ont jamais été rencontrés dans le sang en quantité snffisante pour permettre de supposer qu'ils aient cette origine. On ne trouverait d'ailleurs aucune excrétion parallèle dans les tissus (comme le poumon) organisés en vue de chasser certains gaz du sang, et de faire pénétrer d'autres éléments de l'air environnant. En effet, les gaz, dont nous venons de nier l'existence dans le sang, manquent également dans l'air expiré, et même ils impliquent directement ou indirectement une désoxydation de l'eau, phénomène dont on ne trouve pas d'exemple dans la chimie organique, et qui est en contradiction avec cette oxydation de l'hydrogène, qui produit environ une pinte ($0^{litre}$,473) d'eau par jour, dans le corps humain à l'état de santé. L'acide carbonique et l'azote qu'on trouve dans l'air expiré et dans le mélange gazeux de la tympanite, diffèrent autant par leur quantité [1] que les gaz précédents par leur absence ou leur présence respectives.

Il faut toutefois rappeler ici un argument en faveur de la sécrétion des gaz par le tube digestif; il résulte de l'expérience

1. En nombre rond, nous pouvons estimer que les gaz intestinaux contiennent dix fois plus d'acide carbonique et deux cents fois plus d'azote que le sang n'en exhale par l'expiration.

bien connue de Magendie, expérience dans laquelle la ligature d'une anse d'intestin vide est rapidement suivie de la distension de cet organe par des gaz. Mais il y a peu à compter sur cet argument, car dans cette expérience il n'est pas bien sûr que toutes les particules alimentaires aient été chassées de l'intestin ; et puisque un grain (0gr.,06) d'amidon ou de sucre fournit par décomposition assez de gaz pour remplir un espace de huit pouces cubiques (125c. c.) on conçoit que, dans aucune expérience de ce genre, on ne puisse avoir la prétention de ne pas laisser dans l'intestin une quantité d'aliments suffisante pour donner lieu à la formation de gaz : on est loin de réaliser dans cette expérience les conditions de vacuité et de contraction de l'intestin, qui résultent de l'inanition.

Aussi, quant à la valeur de la flatulence comme symptôme des maladies de l'estomac, nous pouvons établir les propositions suivantes. L'estomac et l'intestin contiennent généralement une certaine quantité de fluides aériformes, dus en grande partie à la décomposition des aliments ingérés. Il faut que ces gaz soient en excès et incommodes, pour que leur présence puisse être considérée comme anomale. Enfin, parmi les causes pouvant produire cette quantité excessive de gaz, cette flatulence, les principales et les plus évidentes sont : 1° une quantité d'aliments exagérée, soit absolument, soit relativement aux sécrétions du tube digestif de l'individu ; 2° une quantité d'aliments favorables à cette transformation (qu'il y ait putréfaction préexistante ou concomitante, en vertu d'une prédisposition particulière ou d'une composition spéciale) [1].

[1] Cette cause ne paraît pas sans influence sur les effets bien connus (chez

Mais ces propositions si générales ne suffisent pas à établir la valeur de la flatulence. Les maladies de l'estomac et des intestins nous offrent plusieurs phénomènes qui, jusqu'à un certain point, nous obligent à l'examen des conclusions adoptées par nous sur la prétendue sécrétion gazeuse par le sang du tube intestinal. Non-seulement il y a différents états anomaux du canal digestif, où la flatulence se produit dans des conditions qui semblent bien éloignées des lois ci-dessus; mais nous rencontrons quelquefois des cas, dans lesquels ce symptôme paraît et disparaît avec une telle rapidité et semble tellement étranger à toute autre condition anomale, qu'il est peu surprenant qu'un observateur superficiel ou qu'un esprit peu difficile trouve dans la sécrétion des gaz la seule explication du phénomène. Par exemple[1], un individu, après être resté plusieurs heures à jeun, se décide à prendre un certain aliment qu'il ne digère d'ordinaire qu'avec difficulté. Aussitôt se déclare une douleur aiguë à l'épigastre; mais, avant qu'on ait pu remédier à ce symptôme alarmant et calmer cette souffrance, des gaz sont expulsés en quantité, et la santé redevient parfaite. Ceux qui admettent la sécrétion des gaz ne verront qu'une explication de ce fait, et diront que l'estomac vide a été le siége d'une production subite d'une grande quantité de gaz déterminant la distension de l'organe et la douleur, phénomènes terminés aussitôt par l'expulsion de ces fluides.

Mais nous ne sommes pas obligés d'accepter cette expli-

l'homme et les animaux) de différents aliments (ex. : les pois, les haricots), riches en composés protéiques qui contiennent beaucoup de soufre, et qui donnent lieu à la production d'hydrogène sulfuré.

1. Ce fait est frappant, et je l'ai observé moi-même il y a quelques années

cation. Au contraire, la physiologie du tube digestif justifie et réclame une tout autre interprétation des faits.

Tout d'abord, il est utile de rappeler que le volume d'un fluide aériforme est déterminé par la pression à laquelle il est soumis : ainsi, par exemple, si on double la pression que supporte un pouce cube de gaz, on diminue ce volume de moitié, et, réciproquement, en rendant la pression moitié moindre, le volume primitif devient deux fois plus grand.

Eh bien, dans certaines limites (résultant surtout de la pression générale atmosphérique), les gaz de l'intestin subissent l'influence de deux espèces de pression, qui semblent avoir pour effet principal et exclusif de modifier le volume occupé par une quantité déterminée de gaz, en même temps qu'il se fait une modification dans la production de ces fluides dans le tube digestif. La pression des muscles abdominaux sur le tube digestif, et celle des parois musculaires de ce tube sur son contenu, déterminent en grande partie le volume des gaz qu'il renferme. Les effets les plus caractéristiques résultent principalement de la diminution dans la pression. Pour juger de leur valeur pathologique, il faut tenir compte surtout du mécanisme de cette diminution, qui consiste dans un relâchement musculaire sous l'influence d'un stimulus. Ainsi, quand nous irritons l'enveloppe péritonéale de l'intestin chez un animal vivant, nous produisons un relâchement local (une sorte de dilatation) des parois du canal gonflé par des gaz. Dans l'expérience de Magendie à laquelle nous avons fait allusion, il est probable que la distension observée était due en partie à un effet de ce genre causé par l'irritation consécutive à la ligature. Il serait facile d'indiquer une foule de conditions morbides du canal alimentaire, où le relâchement musculaire succède à l'irritation du péritoine plutôt qu'à celle de la muqueuse, à l'excitation des troncs nerveux plutôt qu'à celle des branches périphériques, et où, toutes choses égales d'ailleurs, le degré et l'étendue de la distension gazeuse varient avec le degré et l'étendue de l'irritation. Aussi (comme cela se voit dans la péritonite grave), le relâchement musculaire, dans les cas les plus accusés, ne porte pas seulement sur l'enveloppe musculeuse de l'intestin, mais aussi sur les muscles abdominaux, qui subissent la même influence, comme je l'ai démontré [1]; et il en résulte cette distension gazeuse générale de l'abdomen, dont les parois sont flasques et comme paralysées dans certaines formes de tympanite.

Il est à peine nécessaire d'insister sur la distinction essentielle entre les formes plus caractérisées de la tympanite, et la flatulence ; entre une simple augmentation de volume et une accumulation réellement plus grande de *flatus ;* entre les gaz qui ne sont pas expulsés, et ceux qui sont chassés par la puissance contractile des deux plans musculaires, intestinal et abdominal. Mais il est évident que, dans la plupart des cas regardés comme de simple flatulence, il faut tenir compte de cet effet réflexe de relâchement musculaire qui se produit sous l'influence d'un stimulus. Nous en voyons l'exemple le plus frappant dans la tympanite succédant à l'inflammation du péritoine. C'est ce même mécanisme qui produit ces accumulations temporaires et locales de *flatus* que nous étudions. Au lieu d'admettre une sécrétion soudaine de gaz, déterminant la

1. « *Cyclopedia of Anatomy,* » art. « *Intestine* », Suppl., p. 370.

souffrance et la distension de l'estomac, jusqu'à ce que tout cesse par leur expulsion, je serais disposé à croire que l'irritation résultant de la présence de l'aliment indigeste produit un relâchement des tuniques de l'estomac ; que le pylore, qui, en général, est ouvert au contenu non alimentaire du duodénum [1] et l'est plus encore dans cet état de relâchement dont nous parlons, permet aux gaz de l'intestin de venir se mélanger aux gaz raréfiés de l'estomac : aussi l'éructation, en pareil cas, donne-t-elle lieu à l'expulsion de ces gaz mélangés. Ajoutons qu'il n'y a rien d'étonnant à ce que, dans ces circonstances, une contraction expulsive succède au relâchement musculaire, car il est inutile de rappeler que dans le mouvement péristaltique normal et rhythmique des parois musculaires du canal digestif, ces deux états se succèdent régulièrement, quels que soient le point et le moment que l'on considère.

Cependant cette manière de voir qui repose non-seulement sur les probabilités que comporte la théorie même, mais aussi sur l'impossibilité démontrée d'une sécrétion gazeuse par le tube digestif, nous laisse assez embarrassés quand il s'agit d'expliquer jusqu'à quel point la douleur est le résultat de la flatulence. Sans aller jusqu'à affirmer que la distension ne vient pas souvent ajouter matériellement à la douleur causée par cette flatulence, au moins sommes-nous pleinement autorisés à conclure que la douleur est loin d'être toujours précédée et déterminée par la sécrétion gazeuse, et que, dans cette série de phénomènes anormaux, la douleur, le relâchement, et la contraction ou l'expulsion peuvent être considérés comme trois

1. Op. cit., pp. 315, 319.

termes successifs; non-seulement le premier peut exister sans amener toujours ou nécessairement le second et le troisième, mais il présuppose lui-même une irritation, condition essentielle de la production de ces trois phénomènes.

## CHAPITRE II

### OBSERVATIONS A PROPOS DE L'EXAMEN ANATOMO-PATHOLOGIQUE DE L'ESTOMAC.

Avant de commencer l'étude des maladies de l'estomac, je veux indiquer quelques faits en rapport avec l'examen nécroscopique de cet organe, faits dont l'intelligence est nécessaire pour apprécier comme il convient les lésions qu'il présente dans les différentes maladies que nous devons passer en revue.

L'anatomie, tout comme la pathologie, nous montre par de nombreux exemples combien il est important d'étudier complétement et avec le plus grand soin les phénomènes de la mort et de la putréfaction; j'ai dû ici détacher quelques pages de mon Cours de médecine légale. Ce fait que les artères ne contiennent que des gaz après la mort, a fait accepter pendant longtemps (au sujet de fluides que transportent ces vaisseaux pendant la vie) une erreur que rappelle encore leur nom. L'état solide, sous lequel se présente le tissu adipeux de plusieurs animaux après la mort, a sans doute été l'origine d'étranges erreurs au sujet de l'action des muscles (et surtout du cœur). Le corps solide et opaque qui représente sur le cadavre le tissu nerveux a probablement subi une modification semblable (bien que moins marquée) dans ses caractères physiques, avant de passer sous nos yeux. N'a-t-on pas pris la sérosité répandue dans certaines cavités, et les caillots fibrineux rencontrés dans les vaisseaux volumineux, pour des produits de la maladie, tandis que ce n'étaient que des phénomènes cadavériques, comme on le sait bien aujourd'hui ?

De tous les organes du corps, il n'y en a peut-être pas un dont l'examen rigoureux présente plus de difficultés que l'estomac ; dans aucun, la mort n'amène des modifications plus étendues, plus variées, plus rapides, ou qui simulent plus exactement les effets de la maladie. Cela est tellement vrai, qu'au point de vue de l'anatomie normale, l'estomac a été longtemps (et est peut-être encore) bien moins connu que beaucoup d'autres organes. Les délais ordinaires que notre respect pour la vie de l'homme nous oblige à accepter entre la mort et la dissection — entre la séparation de l'âme et du corps, et l'ouverture de ce logis désormais sans maître — suffisent, dans beaucoup de cas, à modifier et à détruire la plupart des tissus de l'organe. Toute cause qui maintient le cadavre à une température plus élevée que celle qu'il prendrait autrement, et retarde ainsi le refroidissement après la mort, augmente encore cette détérioration des tissus de l'estomac. Ainsi, par exemple, l'autopsie d'un cadavre qui est resté de dix à trente heures dans une atmosphère d'environ 60° Fahr. (+ 16° centigr.) ne peut plus nous donner une idée exacte de ce qu'était l'organe sain pendant la vie.

On peut encore ajouter que l'organe lui-même présente des difficultés inhérentes à sa structure, difficultés que révèle l'examen microscopique du fragment le plus frais et le plus sain. Les cellules sont si délicates que, pour les altérer et les rompre, il suffit de l'endosmose de l'eau ou de tout autre fluide d'une faible densité. La manière spéciale dont les différents tissus se relient entre eux rend très-facile leur déformation ou leur déplacement. Par exemple, la couche élastique (*basement-membrane*) des glandes en tube est inséparablement unie avec la *matrix* à leurs orifices, tandis qu'elle en est très-facilement séparable vers leurs extrémités fermées, où elle n'est que lâchement adhérente. Aussi, quand on prépare des pièces pour l'observation au microscope, la partie supérieure de ces glandes en tube est souvent complétement détruite, et leur partie profonde est tellement modifiée, tortillée, gonflée, ou même brisée, que l'observateur est aisément trompé, quand ces glandes apparaissent isolées et en bon état, sur une étendue considérable. Que d'erreurs en pathologie et en anatomie ont eu pour cause des faits aussi simples que ceux-ci !

Toutefois, quand nous étudions les phénomènes de la décomposition de l'estomac, nous avons un guide pour nous diriger au milieu des modifications qui ont pu se produire. On peut dire que l'estomac subit deux sortes de modifications, l'une générale, l'autre spéciale : l'une qui tient à ce qu'il s'agit d'une partie molle, composée en grande partie de sang et de tissu musculaire, et disposée de façon à offrir une surface étendue au contact des fluides aériformes qu'elle renferme ; l'autre en rapport avec sa fonction d'organe qui sécrète, par des cellules spéciales, un liquide ayant la propriété de dissoudre les composés protéiques. La première expose l'organe à subir peu à peu les changements physiques et chimiques qui constituent la putréfaction ordinaire ; la seconde ajoute à cette cause de dissolution celle qui résulte de l'action du principe dissolvant énergique fourni par l'estomac. La première a pour produits les composés nouveaux qui se dégagent d'ordinaire pendant la putréfaction, c'est-à-dire l'ammoniaque, l'acide carbonique, l'eau, l'hydrogène sulfuré et phosphoré, etc... La seconde donne naissance à un liquide spécial, singulièrement capable de résister à la putréfaction — la solution des composés hydratés de protéine : la peptone. Très-différentes, comme nous le verrons, par leur nature et leur activité, ces deux causes de dissolution de l'estomac après la mort, ont leur part dans les modifications que cet organe nous présente à l'autopsie.

Aussitôt après la mort, se produit un engorgement qui affecte surtout ces capillaires quasi-veineux, situés vers la surface libre de l'estomac ou autour des orifices des glandes gastriques (*r*, fig. 9, fig. 10, p. 29 et 30). Dans l'estomac, comme dans le reste du corps, il est probable que les artères se vident dans les capillaires par la contraction de leurs parois élastiques et musculaires, au moment même de la mort, ou immédiatement après. Les capillaires chassent presque aussi vite leur contenu dans les veines adjacentes, qui se trouvent ainsi distendues dans une portion variable de leur trajet. Quelles veines s'engorgent de la sorte? Jusqu'à quelle distance cet engorgement se propage-t-il vers le cœur ou vers les capillaires ? Tout cela dépend d'une foule de circonstances, parmi lesquelles il faut surtout tenir compte du genre de mort et de l'état des organes. En ce qui concerne l'estomac, qu'il suffise de dire que cet engorgement affecte surtout les vaisseaux ci-dessus mentionnés, et l'organe de la digestion ; qu'il se produit dans l'espace de quelques minutes après la mort, et que, soit à cause des particularités de structure et de fonctions dont je vais maintenant parler, soit en raison de ce que cette partie est presque entièrement musculaire, la région pylorique y échappe complétement.

Il est impossible de tirer une ligne exacte de démarcation entre cette congestion rapide (qui sans doute affecte l'estomac comme organe interne et comme tissu sécréteur), et la véritable *hypostase* qui amène des changements de couleur, comme ceux qu'on observe à l'extérieur du corps dix ou douze heures après la mort. En effet, entre ces décolorations il n'y a que des nuances de temps et de degré ; c'est le même sang que la congestion avait fait affluer dans les capillaires de l'estomac, qui obéit graduellement aux lois de la pesanteur et envahit une plus ou moins grande étendue de la face la plus déclive de l'organe. Cette véritable hypostase est cependant moins complète (et, je crois, un peu plus lente) dans l'estomac que dans les poumons ou les tissus sous-cutanés.

On peut voir encore d'autres signes de l'empire des lois physiques, jusque-là subordonnées aux forces vitales, dans l'état d'infiltration ou d'imbibition que l'estomac présente si souvent. Dans cet organe, la dissolution et le transport de la matière colorante du sang est difficile à vérifier (bien que ces phénomènes soient hors de doute), en présence des changements de couleur si évidents, qui tiennent à d'autres causes. Mais l'imbibition de la matière colorante de la bile, et les différentes colorations dues aux aliments ou aux médicaments, telles que la couleur rouge due au vin ou au bois de campêche, ou la couleur noire des sulfures métalliques réduits par la dissolution de leurs sels, sont des exemples bien connus de cette espèce d'infiltration, qui modifie singulièrement l'aspect de l'organe.

C'est ici sans doute qu'il y a lieu de faire allusion à

quelques autres phénomènes, dépendant en partie des circonstances accidentelles qui ont précédé ou immédiatement suivi la mort. La forme et les dimensions de l'estomac, l'épaisseur de ses parois, tous ces faits constatés à l'autopsie, ne sont guère moins variables que sa couleur, sa consistance et le degré de congestion qu'il présente. L'épaisseur et les dimensions varient d'abord suivant les individus, comme pour toute autre partie du corps ; mais de plus il faut se rappeler que dans un organe comme l'estomac, les modifications apparentes doivent être soumises à un contrôle sérieux. Ainsi, lorsque par une incision on ouvre un estomac dilaté, on voit immédiatement (plus ou moins vite, suivant que la contractilité a été plus ou moins altérée par la décomposition) les parois se contracter jusqu'à ce qu'elles simulent l'hypertrophie, tandis qu'auparavant elles étaient amincies par la dilatation. On doit donc, pour déterminer le degré réel de l'un ou de l'autre de ces états, prendre une moyenne entre les deux ; on l'estimera, par exemple, en observant l'hypertrophie qui coexiste avec une distension modérée ou *vice versa*. De même une longueur ou une ampleur exagérée de l'estomac indiquent souvent (soit momentanément, soit définitivement) que l'augmentation de l'une des dimensions a été à peu près compensée par la perte de l'autre, de sorte qu'en fin de compte, la grandeur réelle de l'organe a peu varié. Il est bien entendu que ce n'est pas seulement l'état accidentel où se trouve l'estomac après la mort, sous l'influence de la rigidité cadavérique, qui peut déterminer ses dimensions et le degré de contraction de l'organe, mais aussi et surtout l'état de distension habituelle qui a précédé la mort, distension souvent complétement indépendante de l'estomac lui-même. Ainsi l'inanition, le vomissement, les maladies du cœur, l'emphysème, le rétrécissement de l'œsophage pendant la vie, peuvent amener une diminution ou un état de contraction de l'estomac. Dans toutes ces circonstances, le même résultat est dû à une condition identique : l'absence de la distension normale que produisent les aliments. En dilatant artificiellement l'organe avec lenteur et ménagement, on pourra apprécier la valeur de cet état de contraction.

Ce qu'on appelle la contraction en forme de sablier est quelquefois une manière d'être congénitale de l'organe, ce qu'on reconnaît aisément à la disposition de l'estomac. Plus souvent cependant c'est un phénomène résultant simplement de la contraction ultime ou *rigor mortis* de l'estomac. On distinguera aisément ces deux formes à l'aide de l'insufflation, qui ne modifie en rien la constriction congénitale. Mais je suis persuadé, d'après l'étude attentive de certaines pièces anatomiques et l'analyse des observations qui s'y rapportaient, que beaucoup de prétendues contractions congénitales de cette nature, sont le résultat d'ulcères cicatrisés et contractés.

La disposition appelée état mamelonné de l'estomac, est encore un autre effet de la contraction des fibres musculaires de l'organe. Je sais bien que quelques auteurs regardent encore ce fait comme un phénomène morbide dû à l'accumulation de liquides ou du contenu des glandes dans l'intérieur des tubes gastriques. Mais je ne puis admettre cette explication, car on observe cet état non-seulement chez les individus morts subitement, au milieu de la santé, mais aussi dans des estomacs parfaitement sains. D'ailleurs on ne retrouve guère d'autres modifications dans le volume ou l'ensemble des appareils sécréteurs. L'état dont nous parlons s'observe surtout dans la partie la plus musculaire, c'est-à-dire dans le sac pylorique, qui représente la moitié ou les deux tiers de l'organe. Par de légères variations de grandeur, ces saillies arrivent à prendre la forme de rides, ressemblant presque à celles qui se forment dans l'estomac sain pendant sa contraction. Elles peuvent toujours disparaître par la pression qui résulte d'une dilatation prolongée. Et enfin, bien que cet état, quand il est limité, soit compatible avec le relâchement de quelque autre partie de l'estomac, il s'accompagne généralement de contraction locale, et il n'y a guère que dans l'estomac contracté que ce phénomène soit nettement caractérisé. Quant à son mode de production, je crois qu'il résulte non pas d'une simple contraction des couches longitudinales et transverses de la tunique musculaire générale, ainsi que cela arrive pour les *rides* ordinaires de l'estomac (voy. p. 18); mais d'une contraction beaucoup plus irrégulière et moins prononcée des divers faisceaux, que fournit cette tunique à la partie musculaire de la muqueuse (*matrix*) (voy. p. 22), dans laquelle on sait que les glandes en tube sont placées verticalement côte à côte. En un mot, il paraît qu'il y ait là quelque chose d'analogue à cette singulière propriété en vertu de laquelle les villosités intestinales semblent avoir leur part de la *rigor mortis* qui envahit la tunique musculeuse. De plus, la permanence de ce phénomène est favorisée par la transsudation consécutive d'un liquide, qui distend le tissu aréolaire sous-muqueux des diverses saillies isolées ou *mammillæ*. Ce fluide est de même nature que celui qu'on trouve plus largement répandu dans la tunique cellulaire ou aréolaire (voir p. 105).

A ces modifications, de cause vitale et mécanique, de la circulation sanguine, à cette congestion qu'amènent les phénomènes ultimes dans les trois classes de vaisseaux, à cette transsudation qui en résulte, il faut encore ajouter deux autres actes (l'un d'effusion, l'autre de dissolution ou digestion). Nous devons en dire quelques mots pour terminer ces considérations sur la destruction du tissu de l'estomac. A quelle époque ces deux phénomènes se produisent-ils ? Sans doute, tous deux commencent presque au moment de la mort, et cependant il est rare de trouver une trace bien nette de leur présence, avant que les modifications ci-dessus décrites se soient manifestées. Quelle est leur fréquence ? Je crois qu'on les rencontre toujours, quelles qu'aient été les causes et les circonstances de la mort. Quelle est leur nature ? L'effusion succède-t-elle au phénomène de transsudation déjà décrit, et n'est-elle formée que du sérum précédemment contenu dans les vaisseaux — lequel, en pénétrant dans les cellules gastriques, entraîne quelques-uns de leurs éléments solubles — ou bien est-ce une véritable sécrétion analogue à celle qui se fait pendant la vie ? Est-ce la nature ou la quantité de cette effusion qui règle ou détermine la dissolution des parois de l'estomac ? Ces questions sont loin d'être résolues. Mais les remarques suivantes peuvent donner une idée de ce qui se passe dans la réalité.

Rien n'est plus commun, chez les animaux parfaitement sains, sacrifiés pour notre alimentation, que de rencontrer une sorte de desquamation ou d'exfoliation de l'épithélium cylindrique de la muqueuse gastrique. Chez le cochon, par exemple, l'estomac tout entier a déjà subi cette desquamation deux ou trois heures après la mort : de sorte que la surface apparente de l'organe présente une couche abondante de mucus épais, dont la nature est immédiatement révélée par l'examen au microscope.

On rencontre aussi chez l'homme quelque chose de semblable. Ainsi, chez un adulte mort à la suite d'une maladie aiguë, l'autopsie même très-rapprochée du décès, faite par une basse température, nous montre une couche d'*exuvium* muqueux superficiel, couvrant toute la surface de l'organe. A l'examen microscopique, nous reconnaissons une plus grande congestion de l'organe que chez l'animal sacrifié, nécessairement exsangue. On observe la même destruction de la face interne de l'estomac, sans qu'il y ait de grandes modifications dans la partie profonde des glandes et des cellules à pepsine. Avec ces modifications superficielles, consistant presque toujours dans l'association de ces trois phénomènes : desquamation, effusion et dissolution, commence la digestion *post mortem* de l'estomac. Peu à peu elle va gagnant toute la profondeur de la membrane muqueuse, et en se combinant à des degrés très-variables avec les phénomènes vasculaires déjà décrits, elle amène des résultats tellement complexes, tellement variables, qu'il est permis de dire qu'à l'autopsie nous ne voyons jamais deux estomacs exactement semblables.

Toutefois, on peut poser comme règle, que plus le sujet examiné est jeune et sain, plus la maladie qui a causé la mort a été aiguë, plus l'exfoliation épithéliale et la dissolution de l'estomac est rapide et prononcée. Dans certains cas, ce phénomène marche avec tant d'uniformité et de régularité, et la couche de la membrane muqueuse enlevée laisse une surface si unie, si régulière, qu'à moins d'un examen des plus attentifs, la lésion pourrait passer inaperçue. Dans d'autres cas, elle ne porte que sur le sommet du repli que forme la muqueuse par la contraction de la tunique musculeuse. Une vive congestion de la muqueuse paraît devoir la protéger[1], non-seulement parce qu'elle fournit de nouveaux matériaux à l'action dissolvante, mais encore, à mon avis, par un résultat plus direct. Il faut noter encore des complications spéciales. Avant d'être ainsi dissous, le sang subit des modifications dans sa couleur et sa consistance, analogues à celles déjà mentionnées (p. 85), à propos de l'hémorrhagie gastrique pendant la vie. Aussi trouvons-nous toutes les variétés de nuances : brune, noire, ardoisée, plus ou moins répandues, plus ou moins régulières dans l'organe, formant des taches qui correspondent aux parties préalablement congestionnées ; mais peu à peu, à mesure que les couches superficielles se dissolvent, et que les parties profondes sont attaquées, les vaisseaux volumineux (et surtout les veines considérables du tissu aréolaire sous-muqueux) apparaissent comme une sorte de réseau foncé, surtout vers l'extrémité cardiaque et vers la face postérieure de l'organe.

Ainsi que nous l'avons déjà dit, il est difficile de déterminer jusqu'à quel point ce travail de dissolution est favorisé par l'épanchement dans la cavité stomacale d'un fluide séreux, analogue à celui que nous trouvons si abondamment répandu dans beaucoup d'autres parties du corps après la mort. Toutefois, l'analogie semble contraire à cette hypothèse ; une membrane muqueuse, ayant un usage

1 Comparez note, p. 112.

bien déterminé et une fonction compliquée, ne semble pas devoir être le siége d'un épanchement abondant de cette nature. La structure même de la muqueuse de l'estomac empêcherait probablement cet épanchement, d'abord par la couche cellulaire compacte dont elle est couverte, et par l'adhérence et la densité de la membrane fondamentale (*matrix*). Mais de même que nous voyons dans certains cas (surtout chez les sujets hydropiques) la muqueuse présenter une consistance molle, être baignée de liquides, comme si elle présentait une infiltration séreuse, il n'est pas douteux que le tissu aréolaire sous-muqueux, à mailles lâches, contient souvent un fluide de cette nature en quantité assez considérable pour l'imbiber et soulever par places cette membrane. Plus tard, quand la décomposition de l'organe est plus avancée, le tissu aréolaire, ainsi infiltré, devient le siége d'une sorte d'emphysème dû à la putréfaction ; il est alors distendu par des gaz qui crépitent quand on presse entre les doigts les parois de l'estomac.

Dans les modifications ultérieures que subit l'estomac après la mort, la putréfaction reprend (ou plutôt exerce) son empire ordinaire, amenant la dissolution de l'organe plus lentement, mais par des phases entièrement semblables à celles qui déterminent la destruction des parois intestinales. Comment, après s'en être tellement éloignée, la dissolution de l'estomac revient-elle au type ordinaire de la décomposition? La raison en est évidente. Dans la grande majorité des cas, rien n'indique que l'estomac soit le siége d'une sécrétion abondante, soit avant, soit après la mort. Mais aussitôt que la pepsine existant déjà dans la substance de l'estomac a dissous autant de sang et de tissus qu'elle peut en digérer, et que la solution de peptone ainsi formée a été distribuée par une imbibition toute physique dans les parties voisines, son action dissolvante est épuisée, et ses propriétés antiseptiques sont bientôt contrebalancées par les progrès continuels de la décomposition des tissus où elle a pénétré. Aussi, bien que cette puissance dissolvante ramollisse d'ordinaire, et même détruise l'estomac à une profondeur variable de la muqueuse vers la face externe, cette action, dans bien des cas, se borne à dénuder les tuniques sous-muqueuse ou musculaire.

Cependant, il n'est pas rare de voir dans l'estomac des signes prouvant que cette action a été au delà de ses limites ordinaires : alors il y a eu non-seulement ramollissement, érosion et destruction dans une étendue variable de l'estomac, dans toute son épaisseur ; mais les viscères voisins ont eux-mêmes été atteints.

Au point de vue de la description, on peut s'en tenir au tableau tracé par Hunter qui, le premier, a appelé l'attention sur cette espèce de perforation de l'estomac. La solution de continuité se présente sous forme d'un trou irrégulier, à bords déchirés, minces, et formés d'une substance friable, gélatineuse, cédant sous le moindre effort, état que souvent l'organe présente dans toute son étendue. Inutile de dire qu'il n'y a ni traces d'inflammation, ni symptômes de putréfaction, les propriétés antiseptiques du dissolvant gastrique s'y opposent. En général on observe fort peu de congestion, car le fait dont nous parlons semble précéder les phénomènes d'hypostase qui se manifestent après la mort, et s'opposer à cette altération par son action spéciale sur les vaisseaux ou leur contenu. Aussi la couleur blanchâtre ou gris-jaunâtre de l'estomac ramolli et perforé devient un signe caractéristique important. Mais dans beaucoup de cas la perforation même de l'estomac n'est pas le dernier acte de ce travail de dissolution, qui envahit d'autres tissus exposés à l'action des liquides qui en proviennent : c'est ainsi que le foie, la rate, le diaphragme, et même le poumon, après la perforation du diaphragme, peuvent être successivement atteints.

Le siége de la perforation est d'ordinaire à l'extrémité cardiaque de l'estomac : par exception on la rencontre vers le segment moyen de l'organe, vis-à-vis de l'œsophage ; en avant, en arrière, ou près de la petite courbure, mais elle devient de plus en plus rare suivant l'ordre de cette énumération. Le pylore n'est presque jamais atteint seul; dans tous les cas, il l'est bien moins fréquemment que l'extrémité cardiaque de l'œsophage.

Les autres *juvantia* et *lœdentia* de cette perforation ne sont pas moins intéressants. Ainsi que l'a observé Hunter, elle se voit surtout dans le cas où la mort a eu lieu subitement après le repas; en d'autres termes, quand l'estomac contient une grande quantité de suc gastrique récemment sécrété. Je crois aussi que la consistance solide, ou que la nature féculente de l'aliment, est une condition favorable, de même que la bonne santé, et surtout la jeunesse du sujet : ce que démontre la statistique de la perforation dans les morts accidentelles, les maladies aiguës les maladies chroniques, chez les enfants, chez les adultes, et chez les vieillards. De toutes les maladies, c'est la phthisie où elle se rencontre le plus souvent, bien qu'en notant ce fait nous devions tenir compte de ces deux points : à savoir la fréquence extrême de cette maladie et l'appétit très-vif que beaucoup de malades conservent jusqu'à la dernière heure.

Mais on trouve encore la perforation dans un grand nombre de maladies aiguës et chroniques ; tout récemment je viens d'en avoir un exemple dans un cas de péricardite. Et quoique nous soyons disposés à admettre en général l'opinion de Hunter, que « les plaies de tête ne sont pas une cause fréquente, spéciale de cette perforation », néanmoins il semble résulter d'une observation intéressante du Dr Budd[1], qu'il y a un certain rapport de cause à effet entre ces deux lésions. Enfin, si nous recherchons la perforation chez les différentes espèces animales, bien qu'il y ait peu de vertébrés chez lesquels on ne puisse la rencontrer, les variétés qu'elle présente semblent dépendre moins de l'énergie et de la rapidité de l'acte de la digestion, que des conditions spéciales de cette fonction, auxquelles nous avons déjà fait allusion. Quant à la température, cet élément important de la digestion stomacale exerce une influence considérable (comparez p. 40). Cela est tellement vrai que, chez les poissons que nous recevons journellement au marché de Londres, la perforation de l'estomac est très-commune en été, mais très-rare en hiver.

Ces faits demandent une explication. Voici comment je crois qu'ils doivent être interprétés. S'il est vrai que nous avons rarement l'occasion d'ouvrir un estomac ne présentant aucune trace de l'action dissolvante dont nous venons de parler, d'autre part, depuis ce ramollissement et l'espèce d'abrasion qui en résulte, jusqu'à une dissolution complète et à la perforation, il y a des nuances infiniment variées, au point qu'il est impossible

1 *On « Diseases of the stomach »*, p 17.

d'établir aucune distinction entre elles, tant les nuances extrêmes sont différentes. La conclusion qu'il nous faut nécessairement admettre, c'est que ces deux lésions ont une cause semblable; aussi bien nos recherches ne doivent-elles plus porter que sur les différentes conditions qui modifient, influencent, augmentent ou diminuent, favorisent ou retardent la digestion des tuniques de l'estomac.

Mais cette conclusion résulte mieux encore de l'analyse des faits. Et quand j'affirme (après plusieurs années de recherches) que l'épithélium cylindrique (*a*, fig. 7) de l'estomac présente invariablement une réaction acide, et que la membrane muqueuse de l'estomac humain contient assez de pepsine dans son tissu, pour dissoudre quatre onces d'albumine, ces faits-là rendent suffisamment compte de la possibilité d'un certain degré de ramollissement et de dissolution de l'estomac après la mort, en même temps qu'ils donnent à penser que la simple addition d'acide au contenu de l'organe, d'où qu'elle provienne, pourrait suffire à déterminer en partie la dissolution et la perforation de l'estomac, parfois même une érosion des viscères abdominaux.

De même, je puis ici devancer la publication de quelques-unes de mes recherches, pour montrer que diverses causes peuvent ou prévenir ou favoriser cette action dissolvante des tissus de l'estomac, en apportant des modifications, dont les résultats correspondent précisément à ceux que nous observons dans les digestions artificielles. Il est un point sur lequel je veux surtout appeler l'attention : les tissus de l'estomac sont protégés contre l'action du suc gastrique en partie par les sécrétions, qui viennent de la bouche, de l'œsophage et du duodénum, et surtout par la salive et la bile, car, à l'état sain, l'estomac ne sécrète certainement aucun mucus alcalin (peut-être devrais-je dire aucun mucus absolument). Aussi, parmi les causes locales pouvant prévenir la dissolution de l'estomac, nous pouvons remarquer : 1° la présence d'une certaine quantité de liquides alcalins : la salive et la bile ; 2° la présence d'aliments azotés qui neutralisent les propriétés de la pepsine, qu'ils absorbent (en proportion de leur état de division). Réciproquement, parmi les influences favorables à la lésion, il faut noter (ce que nous avons eu souvent l'occasion d'observer) l'usage d'aliments végétaux ou farineux. D'une part, ces aliments n'offrent que peu de substance à l'activité de l'estomac, et, en second lieu, leur décomposition, jointe à celle de l'organe et de son produit de sécrétion, fournit précisément la quantité d'acide nécessaire pour transformer la pepsine, neutre jusque-là, en un agent dissolvant énergique.

Toutefois, même avec ces données, il faut avouer qu'il est difficile d'expliquer les cas de digestion plus énergique et plus complète de l'estomac, à moins de supposer une véritable sécrétion de suc gastrique, ayant lieu, autant que nous sachions, immédiatement avant la mort et toujours sous l'influence de sa cause immédiate normale, à savoir la présence d'aliments dans l'estomac. Est-il possible que des blessures de tête, ou des lésions de toute autre partie des centres nerveux, puissent déterminer une augmentation dans la sécrétion du suc gastrique ou provoquer cette sécrétion en dehors de la présence d'aliments dans l'estomac ? Dans cette hypothèse, jusqu'à quel point ce résultat pourrait-il être rapproché de l'expérience bien connue de Claude Bernard, expérience dans laquelle une lésion de la moelle allongée détermine une production exagérée de sucre dans le foie ?

A toutes ces questions, il est impossible de répondre dans l'état actuel de nos connaissances [1].

Il y a bien d'autres points intéressants en rapport avec l'examen nécroscopique de l'estomac, et que le temps nous empêche d'étudier ici. Pourtant je veux dire un mot de la valeur pathologique de l'ecchymose et de l'ulcération que présente à l'autopsie la membrane muqueuse gastrique. Quant à l'ecchymose, elle indique en général dans l'estomac, comme dans les tissus sous-cutanés, une extravasation qui s'est faite pendant la vie. Toutefois, dans des cas rares (et surtout quand la mort est le résultat de lésions du centre nerveux, sans hémorrhagie notable [2]), nous trouvons de petits points d'extravasion sous les replis de l'estomac, chez des animaux tellement sains, qu'il faut bien considéer ces ecchymoses comme dues à l'agonie ou aux phénomènes ultimes de circulation qui succèdent immédiatement à la mort. Aussi les manifestations très-légères et fort irrégulières de même nature, que nous constatons chez l'homme, sont-elles quelquefois dépourvues de toute valeur pathologique, surtout quand elles s'accompagnent de cette légère congestion veineuse que nous avons rencontrée presque toujours, indépendamment de toute maladie de l'estomac. De même, une solution de continuité, une perte de substance de la muqueuse, mais à bords durs, bien arrêtés, et où ce tissu a conservé son épaisseur normale, ne peut guère s'expliquer que par une ulcération antérieure à la mort. Le doute est

1. Les *juvantia* et *lædentia*, que nous venons d'indiquer, sont en rapport exact avec les résultats des recherches du docteur Pavy, auxquelles nous avons fait allusion p. 52. (Comparez, p. 105.)

2. Par exemple, chez les animaux tués en blessant la moelle.

permis quand ces caractères sont moins évidents. Par exemple, j'ai vu des cas où, en l'absence de tout signe de réaction autour de petites érosions de la muqueuse, présentant des bords quelque peu amincis et ramollis, on constatait que d'autres points de l'organe étaient également ramollis et légèrement érodés (*abrasion*) ; alors on était en droit de soupçonner que ces destructions avaient pour cause principale, sinon exclusive, les phénomènes que nous avons signalés dans l'estomac après la mort. Rappelons-nous donc qu'ici, comme dans toutes les autres branches de la pathologie, *les lésions apparentes* sont quelquefois équivoques ; — qu'elles ne peuvent être appréciées que par une étude attentive, une analyse raisonnée, et surtout par la comparaison avec les tissus sains après la mort, et avec les symptômes observés chez le malade pendant la vie ; sinon l'autopsie nous induira souvent en erreur à propos de l'anatomie morbide elle-même, et nous n'en pourrions jamais tirer aucune lumière sur ce sujet qu'elle doit toujours tendre à éclairer, à savoir : la nature et le traitement des maladies.

## GASTRITE.

Dans l'étude systématique des maladies de tout organe, la fréquence, la gravité de l'*inflammation*, et la rapidité de sa marche, attirent tout d'abord notre attention sur cet état morbide. Dans l'estomac, cependant, cette maladie, sans prendre un rang secondaire, a une valeur bien différente. Rarement idiopathique, l'inflammation influence si directement la pathologie de l'organe, et se produit si fréquemment comme résultat de l'ingestion de poisons, ou comme complication d'autres maladies, qu'au double point de vue pratique et scientifique, la gastrite n'offre guère moins d'intérêt que la péricardite ou la pneumonie.

Mais, en accordant que la gastrite aiguë se voit rarement, excepté à la suite de l'administration d'un poison, nous ne nous donnons nullement le droit de ne point étudier ses symptômes. Bien loin de là, il résulte de ce fait une responsabilité spéciale, grave, qui nous oblige à connaître à fond et dans leurs moindres détails, les signes de la maladie, de sorte que la simple physionomie d'une attaque de gastrite puisse éveiller nos soupçons sur leur cause. Et comme il n'est pas permis de fonder son diagnostic seulement sur le plus ou moins de fréquence d'une maladie ; quelque rare que soit la forme idiopathique, il n'en est pas moins indispensable d'établir un parallèle entre les deux variétés de l'inflammation de l'estomac. Il restera à rechercher pour quelle raison l'estomac diffère d'une façon si étrange des autres organes.

La gastrite qui résulte de l'action d'un poison irritant est un type de la symptomatologie de l'estomac. A peine le poison est-il en contact avec l'organe, une sensation pénétrante de malaise et de chaleur fait bientôt place à une douleur plus caractéristique, aiguë, brûlante. Cette douleur est immédiatement précédée ou suivie de nausées, puis bientôt de vomissements, qui deviennent de plus en plus fréquents à mesure que la douleur augmente d'intensité. La sensation s'accuse de plus en plus, la douleur se localise; l'épigastre est le siége d'une excessive sensibilité à la pression, et le malade se courbe en avant pour relâcher les parois musculaires de la région. Quelquefois les muscles abdominaux sont violemment contracturés, de même que les différents muscles des extrémités. Pendant la manifestation de ces symptômes, il y a une excitation générale de tout le système : le pouls et la respiration s'accélèrent, la température de la peau s'élève ; mais bientôt à cet état succède un abattement complet du malade. La peau est visqueuse, froide ; le pouls et la respiration s'affaiblissent peu à peu. Celle-ci devient intermittente, saccadée, se ralentit, le diaphragme n'ayant plus que des contractions incomplètes et irrégulières, jusqu'à ce qu'enfin, après une durée variable de cette période d'affaissement, pendant laquelle existe un hoquet continuel, le malade succombe, ayant souvent conservé toutes ses facultés intellectuelles jusqu'au dernier moment.

Sans doute, dans les symptômes comme dans les lésions, il y a des différences tenant à l'action caractéristique spéciale de chaque poison, dont nous n'avons pu tenir compte dans le tableau général qui précède. Le degré de concentration de la substance toxique, sa solubilité, son affinité pour l'eau, son action chimique, son pouvoir dissolvant sur les tissus, ses effets généraux quand elle a passé dans le sang, sa tendance spéciale, élective, à se fixer dans tel ou tel point du tube digestif, toutes ces circonstances peuvent (et ici je renvoie le lecteur à mon *Traité de médecine légale*) singulièrement modifier la symptomatologie que nous avons esquissée. Aussi, même en dehors des résultats de l'analyse, les symptômes indiquent déja, en général, l'espèce de poison qui les a produits. L'état de la bouche et de l'œsophage, le début de la douleur, son intensité, la nature des matières vomies, la quantité et la nature des selles, sont autant de faits qui viennent en aide à notre diagnostic. Il n'est pas moins évident que les symptômes généraux, constitutionnels doivent être l'objet d'une scrupuleuse attention, et qu'il ne faut les regarder comme typiques que dans une certaine mesure. Ainsi l'état de prostration qui termine la vie est souvent l'effet de trois causes au moins : 1° l'action générale du poison sur l'économie ; 2° la profondeur ou l'étendue de la lésion qu'il a produite ; 3° la destruction d'un organe essentiel à la vie : trois causes dont la gastrite idiopathique, même aiguë, ne présentera plus que la dernière. De même, l'analogie indique (ce que confirme l'expérience) que la conservation des facultés intellectuelles tient souvent aux modifications qui se font avec le temps dans les phénomènes normaux ou anomauxde la vie : de sorte que, dans les cas moins aigus d'empoisonnement, tout comme dans les exemples qui peuvent en être rapprochés, de lésions de structure, la mort, succédant plus lentement au collapsus, est le plus souvent précédéc de délire terminé par le coma. N'est-ce pas une loi du même genre qui régit ces cas de péritonite aiguë, grave, succédant a une perforation produite par un poison corrosif ou par une ulcération (voy. chap. III) ? Nous voyons encore un effet jusqu'à un certain point analogue du collapsus dans cette absence de douleur qui souvent précède la mort dans les cas d'empoisonnement aigu, ou de lésions idiopathiques de l'estomac.

L'anatomie pathologique de l'empoisonnement et celle de la gastrite ne peuvent donc être mises en parallèle qu'en tenant compte de ces différences. La première est caractérisée par une destruction organique et une réaction de la part des tissus voisins. De ces deux lésions, la dernière seule présente de l'analogie avec l'inflammation; la première existe en dehors de toute inflammation, ou tout au moins l'action chimique spécifique du poison a tellement modifié les résultats, qu'on doit plutôt les regarder comme entièrement indépendants de la phlegmasie.

Si l'on voulait rechercher des analogies plus éloignées avec la gastrite idiopathique, on pourrait noter les effets produits par l'introduction dans l'estomac de substances irritantes : corps étrangers, ou liquides à une température élevée. Mais, dans toutes les observations de ce genre, à peine puis-je en trouver une seule où une inflammation généralisée ait été déterminée par ces causes. Dans l'irritation mécanique produite par des corps solides (tels que des cheveux, fausses dents, épingles, clous, couteaux, fourchettes, etc.), nous trouvons bien plutôt un résultat physiologique qu'une lésion physique; plus souvent une simple blessure ou autre *injury* donnant lieu à une inflammation locale, à une ulcération ou à un abcès. Même quand l'irritation est produite par un liquide, l'inflammation qui en résulte n'est pas moins locale. Sans doute, quelquefois des circonstances purement accidentelles limitent le mal; le cardia et le pylore seuls sont lésés dans le cas de liquides brûlants ou de poisons corrosifs, effets qui peuvent peut-être s'expliquer par l'absence du mucus ou par le contact plus complet au passage de ces orifices. Quand du plomb fondu a été avalé, on peut expliquer la lésion très-superficielle et très-peu étendue qui en résulte, en ce que le métal a, par sa chaleur, vaporisé une partie des fluides de l'estomac, et ainsi empêché ou retardé le contact, jusqu'à ce que sa température se soit abaissée. Enfin, la lésion grave et étendue que produit l'eau bouillante diffère de la gastrite idiopathique en un point important, à savoir, que la destruction de tissu semble être ici l'effet de la chaleur même, plutôt que de l'inflammation : distinction pathologique dont l'exactitude et l'importance est bien connue des chirurgiens dans le cas de lésions externes de même nature. La variété remarquable de symptômes observés dans ces circonstances nous autorise à ne pas leur accorder trop de valeur comme signes de l'inflammation de l'estomac.

Nous voici donc en possession d'une sorte de type de gastrite, simple groupe de symptômes obtenu en écartant de l'histoire de cette maladie, autant que le permettent la comparaison et l'analogie, les caractères accidentels ou spéciaux de l'empoisonnement gastrique. Si de cet ensemble de symptômes nous retranchons les accidents du cas particulier et les effets propres à tel ou tel poison, ce qui reste appartient à la *gastrite aiguë* : nous avons là, non-seulement le tableau de l'empoisonnement gastrique, mais le type de l'inflammation aigue de l'estomac, et les éléments nécessaires pour apprécier la valeur des signes qui attestent une affection de cette nature dans la forme la moins intense et la moins grave.

Mais existe-t-il une entité morbide, telle que la gastrite aiguë décrite par les nosologistes, ou constituée par le groupe de symptômes ainsi formé en éliminant les effets des poisons irritants ? Vraisemblement non. Et je ne puis que confirmer l'opinion négative d'Abercrombie et d'autres auteurs sur ce sujet, en disant que dans toute ma pratique je n'ai pas vu un seul exemple d'inflammation générale, aiguë de la membrane muqueuse de l'estomac, qui ne fût le résultat d'un empoisonnement; mais j'ajouterai que toutes les pièces et toutes les observations de cette nature que j'ai pu découvrir témoignent d'une lésion tout à fait distincte de la gastrite. En effet, si l'on excepte un ou deux faits pouvant donner lieu à un soupçon d'empoisonnement, dans la plupart de ces cas, sinon dans tous, nous voyons des exemples d'effusion de sang, de lymphe ou de pus dans le tissu aréolaire sous-muqueux (rarement dans le tissu sous-séreux) de l'estomac; tandis que le reste de l'organe n'est affecté que localement, ou que d'une façon tout à fait indirecte. La membrane muqueuse, souvent indemne, ne semble, dans les autres exemples, que secondairement affectée, en raison du rapport entre ses vaisseaux et les artères et les veines du plexus sous-muqueux compris dans l'épanchement. Aussi, sans aller jusqu'à dire (puisque la muqueuse est κατ'ἐξοχήν l'estomac) que toute maladie qui épargne cette membrane ne peut être regardée comme essentiellement gastrique, nous pouvons au moins affirmer que toute inflammation de ce genre est complètement différente du type « gastrite » décrit par les anciens auteurs ou imaginé d'après les symptômes ci-dessus : type qui, si jamais il existe, doit être excessivement rare [1].

Si nous écartons ces inflammations problématiques du tissu aréolaire [2] de l'étude de la gastrite aiguë, si nous éliminons de même toute maladie compliquée d'ulcération, à cause de la localisation de la lésion, et de l'incertitude où nous sommes de son origine inflammatoire, il faut reconnaître

1. Surtout si on considère les occasions fréquentes d'examen qui résultent de la gravité de cette maladie.

2. Voy. chap. V.

qu'il n'existe pas de maladie de l'estomac caractérisée par les symptômes de l'empoisonnement, et analogue à l'inflammation aiguë des autres organes.

Mais il en est tout autrement des variétés subaiguës de l'inflammation, qui semblent fréquemment atteindre l'estomac. Nous pouvons en admettre deux formes : dans l'une, la maladie est sous la dépendance d'un état général, qui se manifeste dans d'autres organes, comme dans l'estomac; dans l'autre, elle a sa cause principale ou exclusive dans l'organe, qui est sous l'influence d'une irritation analogue à celle dont la gastrite due à un poison irritant nous montre le type.

A la première appartient l'inflammation de l'estomac qui accompagne un grand nombre d'exanthèmes, et qui est surtout très-marquée dans quelques cas de fièvre scarlatine[1]. L'autopsie, faite avec soin chez des sujets morts du troisième au septième jour de la maladie, nous montrera souvent que l'inflammation,— couleur rouge vif, épaississement, exsudation d'un gris cendré, qui se voit sur la langue et le pharynx, — existe dans toute l'étendue du tube digestif, et se remarque particulièrement dans l'estomac, où le détachement de lambeaux de fausses membranes s'accompagne souvent d'une légère hémorrhagie en caillots. L'exsudation consiste en une production de cellules (*cell-growth*), dans laquelle l'épithélium cylindrique est en partie

1. Cette allusion à l'état de l'estomac dans la scarlatine n'a pas été relevée par quelques auteurs ayant traité postérieurement le même sujet : aussi je crois de mon devoir de rappeler que non-seulement elle se trouvait dans la leçon ci-dessus professée en 1857 et imprimée en 1858, mais que, pendant les sept années précédentes, ce point a été maintes et maintes fois livré à la publicité dans les cours que j'ai faits chaque année en présence de nombreux et nouveaux élèves. (Note de la seconde édition.)

remplacé par des cytoblastions (ou cellules à leurs premières périodes de développement) et est mélangé avec une quantité variable de matière albumineuse amorphe.

Mais, bien que les symptômes observés pendant la période aiguë de cette maladie, et des affections du même genre, accusent l'état de souffrance de l'estomac, cependant je ne me crois pas en droit de présenter les quelques observations que j'ai pu jusqu'à présent réunir sur ce sujet, comme démontrant que l'anorexie, la douleur épigastrique, la sensibilité à la pression et le vomissement : traits caractéristiques constants de ces maladies, soient toujours des manifestations de gastrite subaiguë, venant compliquer les exanthèmes. Pourtant il ne serait pas impossible que cela fût vrai dans une certaine mesure. Dans le cas de fièvre scarlatine, cette hypothèse est en rapport exact avec la pathologie connue de cette maladie, qui comprend, avec l'inflammation externe de la peau et l'inflammation interne de la gorge, une phlegmasie correspondante de la membrane muqueuse indépendante [1] qui tapisse les *tubes propres* de la substance rénale. De là résultent deux conséquences importantes : d'abord, les symptômes de la gastrite sont peut-être plus accusés qu'on ne le suppose quelquefois, tout au moins ils sont assez manifestes

1. Je ne sais pourtant s'il faut attacher une grande importance à cette épithète « indépendante ». En premier lieu, l'examen microscopique de l'urine montre en général que la membrane muqueuse des voies urinaires, jusques et y compris la vessie, est aussi le siége d'une desquamation semblable à celle qui se passe dans le rein, et de même intensité. En second lieu, il y a de bonnes raisons physiologiques pour admettre que cette communauté de lésion dépend d'une communauté de fonction ; de même que la continuité de tissu qui existe entre la peau et la membrane muqueuse des voies urinaires semble être la cause prochaine qui explique qu'elles soient toutes deux atteintes dans la fièvre typhoïde.

dès qu'une portion assez grande de la muqueuse est atteinte; et ils varient (ainsi qu'on pouvait s'y attendre d'après la différence de tissus) bien plus avec l'étendue qu'avec la profondeur de la lésion [1]. D'autre part, dans cette période de la maladie, le dégoût du malade pour les aliments est un instinct salutaire, qui lui fait repousser non-seulement ce qui serait superflu et inutile, mais ce qui pourrait nuire, en augmentant l'embarras de l'estomac enflammé, en ajoutant à la gravité de l'inflammation locale et des symptômes généraux qui ont certainement leur point de départ dans cet organe. Dans ces circonstances, l'opium peut être avantageux, mais il est aisé de concevoir que les stimulants et les aliments (surtout ceux qui sont digérés par l'estomac lui-même) en peuvent qu'aggraver l'état de ce viscère.

L'autre variété d'inflammation subaiguë de l'estomac est assurément bien plus fréquente, et mériterait plutôt le nom d'inflammation chronique; c'est peut-être le *delirium tremens*, qui en offre les meilleurs exemples. Telle que nous la voyons dans les hôpitaux, cette maladie offre deux variétés, suivant qu'elle résulte de l'alcoolisme aigu ou chronique ; d'une débauche accidentelle, ou de l'habitude invétérée de la boisson ; dans ce dernier cas le malade succombe faute d'une alimentation convenable ou du stimulus dont il ne peut plus se passer. Et, bien que ces deux espèces de *delirium tremens* se rapprochent l'une de l'autre, et tendent à se confondre, d'ordinaire il existe entre elles une différence très-caractéristique et très-importante au point de vue du diagnostic et du traitement. Dans le *delirium tremens* aigu, la langue est couverte d'un enduit

1. Comparez la note au bas de la page 62.

saburral épais ; il y a des vomissements, de la sensibilité épigastrique, de la douleur indiquant l'existence d'une inflammation de l'estomac. Ces symptômes manquent souvent dans l'autre forme de la maladie. La première forme, en un mot : c'est le délire accompagné et aggravé par la gastrite. Le traitement consiste dans des contro-stimulants à l'épigastre. Si on donne l'opium, il faut y joindre l'ipéca, ou le tartre stibié et l'emploi des laxatifs ; on doit éviter, à mon avis, l'usage des stimulants habituels, si ce n'est à dose très-minime et très-étendue d'eau. La seconde forme présente des caractères tout opposés et réclame un autre traitement.

Que trouvons-nous à l'autopsie, dans le premier cas? Quelquefois une congestion par place, irrégulière, d'une intensité variable ; ou bien une coloration plus diffuse et moins vive, parfois une légère extravasation sanguine, qui laisse sur les saillies de la muqueuse stomacale un pointillé plus ou moins large. Dans d'autres cas, ces hémorrhagies entourent des points complétement dénudés de leur épithélium, lorsqu'ils ne sont pas même ulcérés. Au reste, à moins que l'autopsie suive la mort de très-près, ces érosions de l'épiderme, activées par la sécrétion du suc gastrique, simulent complétement l'ulcération. Mais aucun de ces phénomènes n'est constant. Et dans quelques-uns des cas les plus évidents que j'aie vus, bien que la membrane muqueuse ait été plus épaisse, plus blanche et plus opaque qu'à l'état sain, elle n'a présenté d'ailleurs aucune lésion, et elle m'a fourni un suc gastrique artificiel d'une remarquable énergie.

Il peut bien arriver que, dans ces cas, l'exsudation, qui est la preuve de l'état inflammatoire, ait disparu complétement par une sorte de desquamation pendant la vie. Il est également admissible que les phénomènes vasculaires soient matériellement modifiés par l'agonie et par le transport ultérieur des liquides en circulation. Mais, d'autre part, la simple desquamation ou chute de l'épithélium est un fait si commun (chez l'homme, en dehors de toute maladie de l'estomac, et chez les animaux sacrifiés en pleine santé [1]), et cette pâleur, cette opacité, cet épaississement de la muqueuse dont nous avons parlé, se voient si rarement en dehors de cette maladie, qu'on peut bien supposer un rapport entre ces lésions et les symptômes observés pendant la vie. Et si des recherches ultérieures venaient corroborer cette hypothèse, nous pourrions peut-être expliquer cette singulière anomalie des phénomènes de l'inflammation, par les effets (locaux ou généraux, ou locaux et généraux à la fois) de l'alcool sur l'estomac, d'où résulte, avec l'irritation, la suspension des phénomènes d'assimilation et de désassimilation, qui même sous la forme anomale d'exsudation, tendent certainement à modérer et à guérir l'inflammation qui les développe.

Les variétés, même les plus communes de l'inflammation chronique, conservent encore quelques traits en rapport avec la fonction de l'estomac, comme nous venons de le constater pour les effets de l'empoisonnement. Cela semble être vrai surtout dans les formes de gastrite, qui résultent de l'ingestion d'aliments ou de boissons malsaines; c'est là, assurément, ce qui constitue la grande majorité des accidents inflammatoires à forme moins aigue, auxquels l'estomac est exposé, et l'origine très-fréquente de plusieurs variétés de dyspepsie [2].

1. Comparez, p. 103.
2. Voy. chapitre VI.

C'est au Dr Beaumont [1] que nous devons la connaissance des détails de la marche de cette inflammation. Faute de cette occasion unique qu'il a eu d'observer les modifications qui se produisaient d'heure en heure dans l'estomac de St Martin, combien de temps il aurait fallu pour que les lésions si compliquées qu'offre l'estomac à l'autopsie nous eussent renseigné sur la fréquence de la phlegmasie chronique de cet organe, sur la nature de cet état morbide, et la rapidité avec laquelle la maladie débute, marche et peut se terminer par la guérison!

Il semble que les preuves qu'il a ainsi obtenues de l'existence de l'inflammation soient incontestables. La couleur rose pâle, qui appartient à l'estomac sain, se transformait en une rougeur érythémateuse un peu livide, qui se distribuait dans tout l'organe, en taches irrégulières de différentes dimensions, pour prendre quelquefois l'apparence d'une ecchymose ou d'une extravasation de sang coagulé. La sécrétion aussi s'était arrêtée, ainsi que le prouvait l'absence de tout écoulement de suc gastrique lors de l'introduction des aliments, et de mucus quand l'organe était vide. Enfin, le Dr Beaumont a observé, ce qui dans l'inflammation des muqueuses équivaut à l'exsudation : une poussée d'épithélium, formant des lambeaux de fausses membranes, qui, souvent bien marquées sur les bords de l'érythème ou de l'extravasation, étaient ailleurs visiblement soulevées (ou séparées de la muqueuse) par un fluide puriforme, leur donnant l'apparence de pustules blanches acuminées. Plus tard la chute de ces lambeaux ou de ces pustules laissait tomber dans l'estomac leur contenu muco-purulent, mêlé

1. Op cit.

aux débris enroulés de la membrane d'enveloppe. A ces phénomènes localisés dans l'estomac s'adjoignaient, dans les premières périodes, et dans les formes graves de la maladie : la douleur épigastrique et sternale, des nausées, l'état saburral de la langue, la céphalagie, le vertige, la perte d'appétit, la constipation, une vive sensibilité à la pression au creux de l'estomac ; ce dernier symptôme était souvent le plus rebelle. A un plus faible degré, l'inflammation ne se traduisait plus par aucun symptôme ; ou bien quand les symptômes existaient bien caractérisés et bien persistants, l'appétit était souvent conservé, quelquefois même insatiable.

Ces preuves manifestes de l'inflammation rapprochées des symptômes ci-dessus, et surtout de ce fait que la phlegmasie peut exister, et existe parfois sans aucune manifestation, nous conduisent à penser que la plupart des cas de dyspepsie qu'on voit dans la pratique appartiennent à la gastrite chronique. Mais les données que nous possédons jusqu'à présent ne nous permettent pas d'aller au delà de ces conclusions. Ce n'est pas seulement dans l'empoisonnement par l'alcool ou dans la dyspepsie des ivrognes, que l'inflammation se manifeste ; cela résulte suffisamment des nombreuses observations du Dr Beaumont, qui l'a constatée dans maintes occasions, avec de simples variations d'intensité, suivant la cause : — excès d'alcool, d'aliments, exercice violent après le repas, usage de condiments excitants (moutarde), et enfin irritation mécanique exagérée pendant le cours des expériences. Beaucoup de ces causes étant précisément celles auxquelles nous attribuerons plus tard la dyspepsie, nous serions volontiers disposés à admettre que cette maladie est souvent d'origine inflammatoire. Mais nous n'avons pas encore le droit de formuler des conclusions précises et générales sur ce point, d'autant moins que nous trouverons quelques variétés de cette maladie qui semblent reconnaître une tout autre cause.

Il ne faut donc pas pousser trop loin ces analogies. Même dans cette affinité de la gastrite et de la dyspepsie, qui résulte des observations du Dr Beaumont, et que confirment les expériences sur les animaux[1], nous trouvons plus qu'une analogie avec les effets des poisons irritants les moins énergiques, parmi lesquels il faudra bien admettre l'alcool pur, et même la moutarde, le poivre et les autres condiments. En résumé, nous pouvons nous en tenir à cette conclusion générale, au sujet des affections inflammatoires de la muqueuse gastrique : quelles que soient les modifications de la marche de l'inflammation dans ce tissu qui échappe à nos moyens d'investigation, la preuve nette, évidente, de son existence, n'est possible que dans les cas où une irritation de l'organe a été la cause directe ou indirecte de la maladie. En d'autres termes, tous les phénomènes les plus évidents de l'inflammation de l'estomac semblent n'être que des modifications fonctionnelles — proposition qui ne s'appliquerait pas moins à la véritable hépatite et à la néphrite, et malgré la distance qui sépare des tissus dont l'organisation est comparativement inférieure et inactive, aux organes tels que les membranes séreuses et le tissu cellulaire.

Aussi n'est-ce que dans un sens très-restreint que nous acceptons l'immunité de l'estomac pour l'inflammation aiguë, tout en reconnaissant qu'il est très-susceptible de la forme

1. Par exemple, chez les chiens à fistule gastrique.

chronique ou subaiguë. Peut-être y a-t-il des variétés de gastrite aiguë et chronique, que leur rareté et leur obscurité ont jusqu'ici soustraites à nos recherches ; mais les deux formes que nous connaissons semblent présenter (quant à la pathologie et aux symptômes) un grand nombre de points de contact. Sans doute il est impossible de nier la grande distinction à établir entre l'effet produit par un repas excessif et par une dose de sublime corrosif, ou de ne pas admettre que l'état général puisse être réellement la cause déterminante de la phlegmasie chronique ; cependant les phénomènes de la digestion, les modifications mécaniques et chimiques que devrait subir l'aliment, et la décomposition spontanée qui peut résulter de la simple absence de sécrétions : toutes ces conditions expliquent comment une cause générale, éloignée, engendre une cause locale, immédiate, sous forme d'une irritation de l'estomac.

Il serait hors de propos ici, et prématuré dans l'état actuel de nos connaissances, d'entrer dans plus de détails pour prouver quelle faible part a l'inflammation idiopathique dans les maladies de l'estomac. Mais déjà nous avons fait allusion à la rapidité avec laquelle disparaît toute trace de cet acte morbide, grâce à l'effusion de ses produits sur une surface muqueuse libre. Si on compare les effets de l'inflammation de quelques autres organes, on voit comment la situation de la membrane gastrique la protége contre une foule de dangers, en prévenant ou empêchant la marche de l'inflammation. Dans la bronchite, le malade est exposé à la suffocation par le mucus versé dans ses organes respiratoires ; dans la néphrite, une obstruction analogue des tubes du rein, par les produits de l'inflammation peut amener l'urémie ; dans l'hématurie et l'hémoptysie, la simple effusion de sang excite ou augmente l'inflammation, tandis que, dans le canal digestif, la disparition rapide de toute effusion vient souvent limiter la marche de l'inflammation.

Cette immunité tient-elle à l'estomac lui-même ? est-elle en rapport avec l'action dissolvante de l'estomac sur les composés protéiques ? c'est une question que je n'ose aborder. Mais rappelons-nous que la substance dans laquelle les tubes cylindriques de l'estomac sont placés côte à côte est très-dense, qu'à l'intérieur de ces tubes existe une double couche de cellules, qui empêche l'exsudation des capillaires voisins de pénétrer dans ces glandes étroites, sans franchir une couche épaisse de cellules à pepsine et une autre plus mince, mais plus solide, de cellules plus petites. Certes, je pourrais fonder sur cette structure une hypothèse plausible (je dis une hypothèse, et rien de plus), pour expliquer pourquoi l'exsudation inflammatoire n'envahit que bien rarement la membrane muqueuse tout entière ; voici du moins ce que des recherches attentives me permettent de conclure : dans toutes les variétés subaiguës de gastrite, la face libre de la muqueuse, les intervalles (*ridges*) qui séparent les glandes, la couche d'épithélium cylindrique qui les recouvre, ainsi que les orifices des glandes, et les vaisseaux sous-jacents, sont le siége principal, sinon exclusif de l'inflammation.

Quelle que soit la raison de cette immunité, ses effets ne sont pas douteux; et on comprend quelle importance il y a à ce qu'un organe comme l'estomac ne soit que fort peu exposé à des altérations profondes ou générales, comme celles qui pourraient résulter de la gastrite aiguë. Toute discussion sur les « causes finales » est dangereuse

rile, et pourtant, quand on trouve une structure glandulaire complexe (au moins dimorphe), dont la destruction entraînerait la perte d'une fonction essentielle à la vie, et que nul autre organe ne peut suppléer, protégée contre un acte morbide qui, dans d'autres organes, comme la peau, par exemple, n'est ni rare ni dangereux, on est bien en droit d'interpréter la valeur des causes, quelles qu'elles soient, qui procurent cette immunité. D'autant plus que, dans les formes plus bénignes et plus communes de l'inflammation de l'estomac, nous voyons une sorte d'exagération de ses actes normaux. Le dérangement d'estomac que nous appelons gastrite chronique ou subaiguë, et qui est réellement un état morbide, peut être regardé à un autre point de vue comme favorable, comme un régulateur de la digestion stomacale; un acte qui, en diminuant ou suspendant le travail exagéré auquel on a soumis la fonction, sert de protection à l'organe et à l'économie entière. Nous avons vu que, par ses caractères, cette inflammation semble être en rapport exact avec cette fonction, car, facile à provoquer, elle s'étend superficiellement, sans pénétrer la profondeur du tissu, épargnant pour ainsi dire les parties constituantes de l'organe, et versant ses produits dans une cavité, qui la rejette promptement hors de l'économie.

Le *traitement* de la gastrite est tellement subordonné à la nature de chaque cas particulier, que nous nous contenterons de l'esquisser rapidement. Il est clair que la première indication consiste à détruire la cause : dans le cas de gastrite aiguë, de cause toxique, il faudra évacuer le poison, ou le neutraliser : dans la gastrite chronique, il y aura lieu d'appliquer les remèdes et le régime que nous étudierons plus amplement à propos de la dyspepsie, — maladie qu'il est souvent impossible de distinguer d'avec cette inflammation. Nous devrons ensuite tâcher de modérer, de limiter l'étendue du mal, en essayant surtout de combattre les symptômes dominants. Comme exception à cette règle, notons que le vomissement de la gastrite aiguë sera plutôt respecté, favorisé, puisqu'il a l'avantage de chasser le poison contenu dans l'estomac. Cette exception s'applique aussi au vomissement qui, quelquefois, accompagne les phénomènes inflammatoires peu intenses de l'embarras gastrique ou de l'indigestion.

Les remèdes les plus utiles à employer sont précisément ceux qui réussissent le mieux dans l'inflammation de l'abdomen en général. Les émissions sanguines ne sont nécessaires que dans les cas très-graves, et il vaut mieux alors se borner à l'application de sangsues à l'épigastre. Les dérivatifs sont beaucoup plus importants, car ils sont applicables, même quand les effets généraux du poison ou l'épuisement du malade contre-indiqueraient les émissions sanguines. C'est le cas d'employer les lotions de térébenthine, les sinapismes, ou les vésicatoires volants, qui remplacent quelquefois avec avantage les vésicatoires ordinaires. On retirera aussi de grands avantages des fomentations répétées, qui ne procurent un soulagement notable qu'à la condition d'être faites à la température la plus élevée que le malade puisse tolérer. Quant à l'ingestion de substances froides dans l'estomac, notre meilleur guide est la sensation de bien-être éprouvée par le malade L'eau glacée ou de petits fragments de glace nous ont paru diminuer la soif, et apaiser la douleur, même dans les cas les plus graves

Quant aux calmants, il est clair que la gastrite, suite

d'empoisonnement aigu, doit être traitée suivant l'agent toxique qui l'a déterminée, agent dont les propriétés narcotiques ou dépressives contre-indiquent les remèdes, qui auraient pour effet d'aggraver les symptômes déjà existants ou de les dissimuler. Dans les autres cas, les sédatifs sont surtout indiqués par le degré de la douleur, et l'opium (surtout une solution aqueuse de l'extrait) est ici, comme toujours, le meilleur remède. Pour l'inflammation légère ou chronique, il suffit de se reporter à ce que j'ai dit sur l'emploi des calmants, au chapitre de la dyspepsie.

Il ne faut employer les purgatifs dans la gastrite qu'avec de grandes précautions : car si la constipation, que l'on observe dans les cas aigus, est souvent un bénéfice de nature, d'autre part, l'expérience démontre que l'irritation ou l'inflammation de l'estomac est favorablement modifiée par l'expulsion des sécrétions ou des matières contenues dans l'intestin. Je crois que la meilleure règle à suivre est de se garder également de tout extrême, et de proscrire l'usage routinier d'agents si énergiques. Quand il y a lieu de croire que l'inflammation s'est étendue au péritoine, il faut s'abstenir de purgatifs. Dans d'autres cas, on cherchera (en s'éclairant, soit par des questions, soit par l'examen physique de l'abdomen) s'il y a une accumulation de matières, et cela servira de guide pour le traitement. Si on donne un purgatif par la bouche, on évitera, bien entendu, tout ce qui pourrait irriter l'estomac, et par conséquent, en pratique, il ne reste guère à notre disposition que l'huile de ricin. Dans beaucoup de cas, il est préférable de la donner en lavement. Il est possible d'obtenir tous les degrés voulus d'action sur l'intestin, en combinant avec une dose entière d'huile de ricin, un peu de térébenthine, ou même une goutte d'huile de croton ; c'est le mode d'administration de ce purgatif si énergique que j'ai adopté, à l'exclusion de tout autre, car il paraît conserver tous ses avantages et prévenir tout inconvénient ou tout danger.

Il est vrai que, dans cette esquisse trop rapide, nous omettons les détails du traitement de l'empoisonnement aigu d'une part, et de l'autre ceux de la dyspepsie inflammatoire, nous teant à égale distance de ces deux formes convergentes de la gastrite. Mais cette manière de voir (à laquelle nous devons nous borner ici) n'en est pas moins strictement clinique : car nous rencontrons quelquefois des cas dont le diagnostic et le traitement exigent une connaissance égale de ces deux extrêmes, entre lesquels nous devons nous placer. Il y a quelques mois, je fus consulté par un jeune homme, pour des symptômes de gastrite subaiguë, qui avaient débuté environ quatre jours auparavant, avec de la bronchite et du mal de gorge. L'épigastre était fort douloureux, et la souffrance telle, que le malade était obligé de se tenir en deux, sans pouvoir se coucher ni s'asseoir. Il se plaignait de vomissements répétés, et d'une constipation opiniâtre. Un examen attentif (surtout au point de vue du poison) finit par me démontrer la nature de la maladie. Cet homme était une victime de la médecine domestique. Un ami bien intentionné lui avait conseillé pour son rhume de prendre de temps en temps une cuiller à café de « nitre », et au lieu d'esprit d'éther nitrique, qui formait la base de l'ordonnance traditionnelle, il avait pris du nitrate de potasse pulvérisé, à une dose qui pouvait être évaluée à 50 grains (environ 3 gr.). Tous les symptômes cédèrent à l'administration d'huile de ricin et d'opium, suivie de fomentations chaudes.

Aux remarques précédentes, je veux ajouter quelques mots sur trois autres affections de l'estomac, qui, sous le rapport de leur nature, de leurs symptômes et de l'anatomie pathologique, doivent être considérées comme des variétés de la gastrite subaiguë, plutôt que comme des maladies spécifiques et indépendantes.

Ainsi le *catarrhe* de l'estomac, qui ne se manifeste souvent pendant la vie que par la dyspepsie, et après la mort par les signes les plus équivoques, nous présente, dans les cas bien marqués, des phénomènes fort analogues à ceux de l'inflammation chronique ou subaiguë des autres membranes muqueuses. Parmi les symptômes les plus caractéristiques, on remarque une sensation de pesanteur et de chaleur à l'épigastre, allant quelquefois jusqu'à la douleur, mais rarement accompagnée de sensibilité notable à la pression; l'anorexie et les nausées, quelquefois des vomissements, mais plutôt une régurgitation d'un liquide alcalin plus ou moins glaireux. A ces symptômes locaux se joignent un degré variable de flatulence et de constipation (rarement de la diarrhée), et les signes ordinaires de la réaction générale, dont le plus important ici, comme dans toute affection de l'estomac, est l'état saburral de la langue [1].

Le léger dérangement des fonctions de l'estomac, traduit par ces symptômes, ne met rarement, jamais même la vie en péril. La mort accidentelle du malade, par une affection intercurrente, peut seule nous fournir l'occasion de vérifier les lésions de l'estomac, qui provoquent ces manifestations.

1. Ce signe a de la valeur, moins comme symptôme d'un état général que comme manifestation sympathique des altérations de la membrane muqueuse, qui se continue dans toute la longueur du tube digestif.

Alors à l'autopsie on constate sur la muqueuse de l'estomac une couche variable en étendue et en profondeur de mucus glaireux, tout à fait semblable à celui qu'on observe dans le vomissement ou la régurgitation pendant la vie. Au-dessous de ce mucus (dont la transparence et la viscosité sont d'ailleurs variables), on trouve la muqueuse un peu épaissie et comme spongieuse ; l'augmentation d'épaisseur étant due tantôt à une simple infiltration séreuse (que révèle la couleur d'un blanc ou d'un gris pâle), tantôt, et le plus souvent, à une véritable congestion vasculaire (qu'indique la teinte rouge foncée, ardoisée ou même noire). La muqueuse d'ailleurs est saine.

Mais je dois encore ajouter un ou deux points de détail, qui ont été l'objet de mes recherches particulières. Le mucus alcalin glaireux est en grande partie formé de salive; et, bien qu'il présente au microscope une grande quantité de cellules appartenant à l'épithélium cylindrique de l'estomac, arrêtées à différents degrés de leur développement, et aussi (mais en moins grande quantité et moins souvent) des traces de bile, cependant j'avoue que je suis embarrassé pour donner une interprétation de la présence de ces deux liquides. Je dois rappeler ici ce qui a été dit de la chute de cet épithélium après la mort (p. 104), et de la présence à l'état normal de la salive et de la bile dans l'estomac, et je serais peu disposé à voir dans une quantité même beaucoup plus considérable de ce mucus, une sécrétion spéciale à cette maladie, et comparable au catarrhe bronchique ou nasal.

La couleur et la consistance de la membrane muqueuse sous-jacente sont si variables dans les différents cas, qu'il est presque impossible d'en donner une idée dans une description générale. On rencontre non-seulement tous les degrés de congestion de l'estomac, depuis la plus légère augmentation de la couleur naturelle, jusqu'à une teinte pourpre très-marquée, ou d'un noir livide; mais l'étendue et la profondeur de cette congestion, et la netteté des limites qui la séparent brusquement des parties voisines, tout cela est sujet à des variétés infinies. Quelquefois, l'organe tout entier est envahi, ou bien il ne l'est que dans une étendue très-limitée. La lésion occupe tantôt le pylore, tantôt la face postérieure et le cardia (comp. p. 98, 105); parfois elle atteint les vaisseaux jusqu'au plexus sous-muqueux (p. 28); plus souvent, à mon avis, elle se limite aux capillaires superficiels (*r*, fig. 9), et à leurs anastomoses immédiates. Ici, la partie congestionnée se fond avec les régions voisines saines, souvent exsangues; là, au contraire, elle est limitée par un bord bien net d'avec le reste de l'organe, qui présente une rougeur générale. L'extravasation est rare, même dans les parties les plus foncées, et souvent une pression partielle ou complète décolore la muqueuse en chassant le sang dans les vaisseaux voisins. L'épaississement dû à l'infiltration séreuse est moins accusé et moins constant que la congestion vasculaire; mais quand il existe, il est bien plus général, et occupe tout l'organe.

Hors cela, la membrane muqueuse est saine, et sur ce point, je sais que je ne suis pas d'accord avec quelques observateurs. Examiné avec les précautions convenables, l'estomac, avec les lésions que nous venons de décrire, présente souvent son appareil glandulaire parfaitement normal. Et, selon moi, la dégénérescence et la disparition des glandes en tube, les altérations ou destructions de leurs cellules, résultent uniquement de ces nombreuses modifications que l'on peut constater à l'ouverture de l'organe sain, et qui doivent nécessairement être ici plus fréquentes encore. On peut en dire autant de la prétendue multiplication des glandes lenticulaires (p. 22).

En présence de ces faits, ne sommes-nous pas justifiés de suspendre notre jugement sur la nature, ou même sur l'existence comme entité morbide, du catarrhe gastrique, jusqu'à ce que nous ayons des données plus nombreuses et plus certaines ? Tout au moins il ressort de cette étude que la maladie est probablement moins fréquente qu'on n'aurait pu le croire d'après les autopsies.

Ainsi, les symptômes observés pendant la vie sont communs à un grand nombre de troubles de l'estomac, à la plupart des formes de l'inflammation subaiguë, peut-être même aux dyspepsies qui ne sont pas essentiellement gastriques. Et dans les cas où ces symptômes existent, notre diagnostic n'est que bien rarement vérifié par l'autopsie.

Quant aux lésions anatomo-pathologiques, nous observons que, dans les cas où elles sont le mieux marquées, les symptômes dénotant des troubles gastriques ont manqué plus ou moins complétement pendant la vie. Néanmoins, il nous faut reconnaître : 1° que ces symptômes peuvent avoir été masqués par ceux des maladies plus graves qui ont déterminé la mort ; 2° qu'il résulte des observations du Dr Beaumont que des états morbides du même genre (et même plus graves) peuvent exister et ne pas se traduire par des symptômes.

C'est avec raison que l'anatomo-pathologiste se défie de lésions non précédées de symptômes ; elles sont sans intérêt pour le praticien. Quand nous rencontrons de ces lésions douteuses, sachant bien que la mort et la décomposition peuvent en produire de semblables, nous nous garderons bien de fonder sur leur observation la description systématique d'une maladie. Disons donc que ces lésions, dès qu'elles dépassent ce que peuvent déterminer les phénomènes ultimes, doivent être regardées comme morbides; que d'autre part l'obscurité ou l'absence des symptômes s'explique comme nous l'avons indiqué ; mais il y a bien loin de là à admettre le catarrhe gastrique, dans le cadre nosologique, au même rang que le coryza ou même la leucorrhée. Nous ne possédons encore ni des observations indiquant la succession des symptômes pendant la vie, ni l'exposé des lésions rigoureusement démontrées dans des autopsies faites peu de temps après la mort. Peut-être un jour sera-t-il possible de combler cette lacune. Jusque-là, le sujet du catarrhe de l'estomac reste *sub judice*.

L'*érosion* suivie d'*hémorrhagie,* affection plus grave que la précédente, n'est pas moins douteuse, quand on la soumet au même examen.

Dans les cas bien marqués, les symptômes sont suffisamment nets. Il y a de la sensibilité à la pression, et une souffrance vive à l'épigastre, souvent accompagnées de douleur dorsale (p. 65), s'exaspérant par l'ingestion des aliments, sans intermittence bien prononcée dans l'intervalle des repas. Des vomissements fréquents se produisent tantôt à jeun, tantôt au réveil, ou pendant la digestion. A des intervalles variables, assez fréquents en général, on trouve, dans les matières vomies, du sang, d'ordinaire en petite quantité, sans caillots, et sans coloration noire ; le plus souvent, ce sont des filets mêlés de mucus et de bile. L'appétit est très-affecté, et pendant les exacerbations de la maladie, il est presque supprimé. Enfin, les symptômes généraux ont, la plupart du temps, une certaine gravité. Et pourtant peu à peu disparaissent la constipation, l'état saburral de la langue, les aphthes, et la violence de la réaction fébrile : de sorte que, vers le déclin de la maladie, les troubles ne dépassent pas ceux d'une dyspepsie ordinaire, accompagnée uniquement de céphalalgie et de flatulence. La maladie peut durer des mois, même des années ; mais, en ce dernier cas, si j'en crois mes observations cliniques, la durée de la maladie tient le plus souvent à la persistance des habitudes alcooliques à doses répétées (*dram-drinking*). Rarement elle se termine par la mort, à moins qu'elle ne soit le début d'autres lésions de l'estomac, ou qu'elle complique une autre maladie plus générale.

Je n'insisterai pas sur les détails de ces symptômes, sujets à tant d'exceptions, et susceptibles de tous les degrés. Leur valeur sera mieux appréciée, en les comparant avec les symptômes correspondants de l'ulcère de l'estomac, que l'on trouvera décrits tout au long dans le prochain chapitre.

Les lésions anatomiques, dans les cas les mieux caractérisés, justifient le terme «*d'érosion hémorrhagique*». A l'ouverture de l'estomac, nous trouvons une quantité variable de sang noirâtre ou en grumeaux, mêlé à une quantité beaucoup plus grande de mucus, ou moins fréquemment à un peu de bile. Si on se débarrasse, à l'aide d'un filet d'eau, de ces liquides, on voit un nombre considérable de petites excavations peu profondes à la surface de la muqueuse. Ces excavations (qui ressemblent exactement à des ulcères, en ce qu'elles résultent aussi d'une véritable perte de substance) ont un bord irrégulier, tranchant, ne s'élevant presque jamais au-dessus des portions saines de la muqueuse. Leur forme se rapproche du cercle ou de l'ovale. Leur diamètre varie depuis celui d'un grain de moutarde jusqu'à celui d'un pois. On trouve généralement adhérente à leur base et à leurs bords une quantité variable de sang plus ou moins coagulé et noir. Le microscope fait voir que souvent, ces pertes de subtance résultent d'un travail qui commence aux saillies situées entre les glandes (*a*, fig. 6, 7, pp. 19, 21) de la membrane muqueuse, travail dont les degrés successifs : la congestion, l'ecchymose ou l'extravasation, l'abrasion et l'ulcération, peuvent être observés dans différentes parties du même organe. Quand se produit cette sorte d'ulcération, elle semble s'étendre en largeur et en profondeur. Mais, dans la majorité des cas, l'étendue en superficie l'emporte tellement, que la perte de substance se fait bien plus en largeur qu'en profondeur. Pourtant, dans la plupart des exemples les mieux caractérisés, les glandes sont détruites dans une grande partie de leur longueur, et semblent quelquefois avoir été complétement enlevées par placcs. Les vaisseaux des bords de ces excavations ou érosions sont presque toujours gorgés de sang. Cette congestion si marquée en apparence, et les résultats mécaniques de la lésion dans ses premiers degrés, semblent rendre compte en partie des lésions spéciales qu'on rencontre dans des cas semblables (comp. p. 82) ; alors on voit le fond des glandes en tubes en partie détruites, rempli de sang, et au premier abord on pourrait croire à une hémorrhagie des capillaires qui entourent leurs extrémités closes.

Ces lésions jointes aux symptômes ci-dessus indiquent certainement une maladie grave, souvent susceptible d'être diagnostiquée pendant la vie, et qui par sa nature se rapproche d'une gastrite ulcéreuse. Si on la compare à l'ulcère de l'estomac, sa marche et ses symptômes dénotent une variété d'ulcération, où l'inflammation a une plus large part ; peut-être une affection plus générale que la lésion ulcérative circonscrite ou même étendue, et si je puis employer une comparaison si imparfaite, je trouve entre ces deux états morbides la même analogie qu'entre une maladie de la peau et l'ulcère cutané.

Ainsi les mêmes considérations pathologiques, qui font de l'érosion hémorrhagique une variété importante de maladies de l'estomac, expliquent aussi comment, dans la pratique, le diagnostic et le traitement de cette affection se rapprochent de ceux de l'inflammation et de l'ulcère, tout en laissant bien des doutes sur la nature de plusieurs cas où le diagnostic présente de grandes difficultés.

Nous avons déjà remarqué (p. 98 et suiv.) qu'un degré notable de congestion se rencontre souvent dans l'estomac sain après la mort, et que cette congestion, parfois accompagnée de chute ou d'exfoliation de l'épithélium cylindrique (p. 104), qui recouvre les vaisseaux affectés, va, dans certains cas, jusqu'à l'extravasation (p. 129). Nous avons aussi rappelé que les observations du Dr Beaumont (p. 126) démontrent qu'une lésion analogue : hémorrhagie et exfoliation épithéliale, peut se produire pendant la vie. Déterminée par l'irritation de l'estomac, elle se manifesterait par des symptômes de dyspepsie, et (suivant l'axiome *amota causa, tollitur effectus*) un régime convenable suffirait à en assurer la disparition rapide et complète. On observe parfois à l'autopsie, à la suite de diverses maladies[1], des lésions semblables, mais plus marquées. Il est facile

1. Surtout les maladies inflammatoires des viscères abdominaux voisins.

de retrouver, dans l'observation des derniers jours de la vie, des symptômes indiquant une affection grave de l'estomac (le vomissement de sang par exemple), et qui démontrent jusqu'à l'évidence que ces lésions ont été la cause de la mort. Dans la plupart de ces cas, il est vrai, le siége de l'hémorrhagie et de l'exfoliation ne permet de découvrir, malgré l'examen le plus minutieux, aucune trace de la perte de substance indiquée comme caractéristique de l'érosion hémorrhagique. Cependant il faut avouer que nous rencontrons parfois des lésions de cette espèce ; mais, le plus souvent, l'observateur le plus consciencieux devra hésiter avant de se prononcer sur l'existence de l'ulcération.

Mais venons-en à l'examen des faits, qui doivent surtout éclairer la nature d'une espèce très-fréquente de lésions de l'estomac. A l'autopsie d'individus morts à la suite de maladies très-diverses, nous trouvons quelquefois des lésions pouvant faire soupçonner une « érosion hémorrhagique ». Mais, observés de près, ces faits ne méritent pas cette dénomination, car il y a *abrasion*, et non *érosion* de la membrane muqueuse, et en outre, au point de vue de l'étendue et des tissus envahis, la lésion est très-différente de celle que ce terme indique. Parmi les autres cas, où l'hémorrhagie semble s'être accompagnée d'une véritable érosion, d'une perte de substance, non-seulement de la mince couche épithéliale, mais de la *basement-membrane* et des tissus sous-jacents, il y en a un grand nombre où la maladie est loin d'être évidente : car ces lésions-là sont singulièrement communes, et n'ont point été accompagnées de troubles gastriques pendant la vie. D'autre part, l'existence d'une maladie mortelle à une période avancée peut bien voiler les symptômes d'une autre maladie plus légère. L'absence de l'hématémèse caractéristique s'explique souvent par les considérations, qui la font manquer dans d'autres maladies (p. 80). Mais, après tout, les phénomènes de décomposition *post mortem* de l'estomac nous laissent des doutes sur l'origine ulcéreuse de ces lésions. Jusqu'à quel point les propriétés dissolvantes des tissus ou des sécrétions de l'estomac peuvent-elles aider à transformer une lésion superficielle de la muqueuse, en une érosion profonde pendant la vie, c'est ce que nous ne pouvons dire. Mais il est au moins probable qu'un changement de ce genre s'effectue souvent après la mort. En admettant cette opinion, il reste encore à décider si, entre la congestion, l'hémorrhagie, l'ulcération superficielle et la vraie érosion hémorrhagique, il y a autre chose qu'une différence de degré.

L'*ulcération folliculeuse*, autre variété d'ulcération, réclame notre attention, surtout au point de vue anatomo-pathologique : car, en tant que maladie de l'estomac, ayant des symptômes propres et une existence à part, elle est encore plus rare que la précédente. Les lésions qui la révèlent à l'autopsie ne se rencontrent guère que chez des sujets ayant succombé à des maladies où cette altération n'est qu'un accident rare et exceptionnel. C'est chez les phthisiques qu'on les voit le plus souvent, puis dans les exanthèmes et les inflammations aiguës des parenchymes.

Nous aurons suffisamment indiqué les symptômes de la maladie dans la variété idiopathique, en disant que, comparée à l'érosion hémorrhagique, l'hémorrhagie est ici (comme on devait s'y attendre) moins fréquente et moins marquée, et que les autres signes (locaux et généraux) de maladie gastrique sont irréguliers et bien moins importants. Les principes qui doivent guider le traitement sont exactement ceux que nous indiquerons pour l'ulcère de l'estomac.

Quand la lésion est bien évidente, on observe un grand nombre de petits ulcères occupant toute la surface de l'estomac et plus ou moins rapprochés les uns des autres ; en général, ils sont peut-être plus nombreux vers la petite courbure que partout ailleurs. Ces pertes de substance sont d'ordinaire moins étendues, mais plus profondes que celles des érosions hémorrhagiques. Aussi leurs bords sont plus tranchants, taillés verticalement, quelquefois même surélevés, sans que cela résulte presque jamais du dépôt de matières solides. En certains cas, sur la base et sur les bords, on voit quelques traces de sang noir et de mucus. Mais, en général, la quantité de ces liquides mélangés est si petite, qu'il est facile de faire avec ces pièces les préparations si remarquables que l'on trouve dans quelques musées d'anatomie pathologique de Londres. Entre les ulcérations, la muqueuse et les autres tuniques de l'organe ne présentent aucune altération.

Au point de vue même de ces lésions, nous pouvons nous demander si cette ulcération, qui a lieu pendant la vie, n'est pas, dans une certaine mesure, exagérée par la dissolution de la muqueuse gastrique après la mort. Mais c'est surtout à propos du terme « folliculeuse » que l'anatomie pathologique jette des doutes sur la question qui nous occupe. Il est bien possible (comme l'indique la nature de quelques-unes des maladies réunies sous ce nom) que cette espèce d'ulcération résulte parfois d'un travail semblable à celui qui atteint les follicules solitaires et agminés de l'intestin dans la fièvre typhoïde et les tubercules, travail qui envahirait les glandes lenticulaires de l'estomac, analogues aux follicules intestinaux ; mais il y a de puissantes raisons contre cette manière de voir. Dans beaucoup de cas, la présence de glandes lenticulaires parfaitement saines, la forme, la grandeur et la profondeur des ulcérations, tout démontre l'inexactitude de cette hypothèse. L'anatomie concourt aussi à prouver que ces ulcérations n'ont pas leur point de départ dans les « follicules, » en ce sens qu'elles auraient spécialement intéressé les tubes gastriques [1]. Aussi je me suis arrêté depuis longtemps à cette idée, que, même dans cette forme d'ulcération, c'est sur la surface libre de l'estomac (ou sur *les sillons intertubulaires*) que le travail débute, et que, dans la majorité des cas, il serait plus exact et plus vrai d'adopter un qualificatif usité en botanique, et d'appeler ces ulcérations « ponctuées », et non « folliculaires. »

1 Dans la description anatomique de l'estomac et de l'intestin, il serait bien préférable d'attacher les termes « tube » et « follicule » à des organes distincts, laissant le nom de follicule (ainsi que son étymologie le commande) pour désigner exclusivement le sac clos formé par la glande lenticulaire ou solitaire (Comp. *Cycl. anatom.*, suppl., p. 356.)

# CHAPITRE III.

## ULCÈRE DE L'ESTOMAC.

La maladie connue sous ce nom doit être placée au premier rang parmi toutes les autres affections de l'estomac, car elle réunit différents caractères qui n'intéressent pas moins la science que la pratique, et dont on ne voit point ailleurs le rapprochement. En effet, nous pouvons dire de cette maladie, ce qui ne s'applique certainement, au même degré, à aucune autre affection de l'estomac, qu'elle se rencontre très-fréquemment, qu'elle peut généralement être diagnostiquée pendant la vie; que sa marche longue peut être tout à coup arrêtée par un accident fatal; qu'en général elle est susceptible de guérison, et qu'enfin elle est due à une lésion spéciale de tissu, facile à constater à l'autopsie. Ajoutons que, dans la pratique, le diagnostic du cancer, de la dyspepsie ou de l'inflammation chronique est fondé sur un procédé d'induction, qui oblige à passer en revue les phénomènes de l'ulcère de l'estomac, avant d'exclure cette lésion, comme explication des phénomènes observés.

Ce que j'ai à dire des symptômes de l'ulcère de l'estomac, je l'ai puisé exclusivement à deux sources : d'une part, environ 1.200 observations [1], ne présentant souvent

1. Outre les centaines de cas publiés isolément par un nombre presque égal d'observateurs, je reconnais avoir largement profité des vastes ressources que m'offraient les différents hôpitaux et musées de la métropole.

qu'une esquisse des principaux symptômes, mais toujours vérifiés par un scrupuleux examen anatomique; d'autre part, l'étude personnelle de plus de 200 cas, rapportés avec les plus minutieux détails symptomatiques, mais dont un petit nombre seulement furent contrôlés par l'autopsie.

Les renseignements que j'ai puisés à ces deux sources ne m'ont fait voir que des contradictions négatives; ou, en d'autres termes, les différences que j'ai constatées s'expliquaient par les omissions inévitables de ces rapides résumés.

Dans les cas que nous pouvons considérer comme des types, l'histoire de l'ulcère de l'estomac se compose de l'ensemble des symptômes suivants.

La maladie s'annonce par des troubles de la digestion stomacale : d'abord un simple malaise, une douleur épigastrique, puis des nausées, des vomissements, ou des régurgitations dont l'effet est d'expulser les aliments qui viennent d'être ingérés, ou bien un fluide aqueux insipide ou acide. A cette période, la maladie est souvent abrégée dans son cours par l'invasion d'une péritonite mortelle, suite de perforation. A défaut de cet accident, les symptômes de dyspepsie se compliquent bientôt d'hémorrhagie gastrique: tantôt c'est un flot soudain de sang qui met la vie en danger; tantôt, et plus souvent, le sang s'écoule lentement et par intervalles. L'anémie déterminée par cette hémorrhagie s'accompagne généralement d'un état ca-

ainsi que les ouvrages de Cruveilhier, Jacksch, Dietrich, Rokitauski, Dahlerup, Sangalli, W. T. Gairdner, T. K. Chambers, Handfield Jones, Habershon et autres, ouvrages auxquels j'ai fait plus particulièrement allusion dans ma monographie (« *On Ulcer of the stomach* », Churchill, London, 1857), j'ai tiré en grande partie ce chapitre.

chectique, qui semble en être complétement indépendant; il est dû surtout à l'inanition, effet inévitable des vomissements alimentaires continuels, ou des désordres fonctionnels qu'entraîne la destruction d'une notable portion de la muqueuse de l'estomac. Chez les jeunes femmes, on voit souvent un autre symptôme : une aménorrhée plus ou moins complète, qui peut coïncider soit avec l'anémie, soit avec l'état cachectique; en d'autres termes, ce symptôme peut avoir son point de départ dans l'ulcération de l'estomac, dans l'hémorrhagie, ou tenir à ces deux causes réunies.

Après s'être manifestée graduellement par ces différents symptômes, la maladie arrive, en un espace de temps variable, à une période d'où nous allons rapidement la suivre jusqu'à sa terminaison. Toujours entourée de toutes ces chances de mort : par perforation, hémorrhagie, vomissements et épuisements, elle peut à tout moment se terminer par l'un de ces accidents, ou par la combinaison de deux ou plusieurs d'entre eux. Dans d'autres cas, la disparition spontanée des symptômes, dans l'ordre inverse de leur manifestation, annonce la terminaison favorable, ou bien la guérison est la conséquence d'une médication heureuse; c'est une véritable cure dont le médecin a le droit de se prévaloir. Dans des cas moins fréquents, ces symptômes persistent avec une intensité assez modérée pendant un temps variable; et l'uniformité de cette marche est de temps à autre rompue par des fluctuations notables dans la gravité de la maladie. Les rémissions, qui sont un des extrêmes de ces fluctuations, vont quelquefois jusqu'à simuler des intermittences si accusées, que nous en sommes à nous demander s'il n'y a eu qu'un temps d'arrêt dans la marche de l'ulcération, ou s'il s'agit d'une invasion nouvelle après la cicatrisation de la lésion primitive. Dans tous les cas, la persistance de cet état symptomatique pendant un grand nombre d'années détermine peu à peu une altération de la nutrition, à laquelle s'ajoute celle qui résulte naturellement de l'approche de la vieillesse. L'ensemble de ces conditions constitue une cause indirecte de mort, dont il est difficile d'apprécier exactement l'influence.

Mais les symptômes auxquels nous avons fait allusion varient d'une façon si remarquable, dans les différents cas, que chacun d'eux réclame une étude spéciale.

La *douleur*, d'ordinaire le premier symptôme en date, est aussi le plus fréquent et le plus caractéristique. On peut dire que jamais on n'a cité un cas où elle ait manqué pendant tout le cours de la maladie : car, bien qu'il semble y avoir des exemples d'ulcères de l'estomac, terminés par perforation, où aucune douleur n'a précédé l'angoisse terrible qui a signalé cet accident, cependant nous ne pouvons évidemment admettre l'absence d'un symptôme aussi commun que la douleur dans la région de l'estomac, uniquement parce que le malade a omis d'en parler au moment même, ou d'y faire allusion plus tard pendant une maladie si rapide et si cruelle. Néanmoins, depuis que j'ai constaté un ou deux cas où la douleur résultant d'un énorme ulcère cessait pendant plusieurs jours de suite, je suis disposé à accepter que ce symptôme puisse manquer pendant la durée, quelquefois si courte, de l'évolution de la maladie, lorsque la perforation se produit très-rapidement.

La douleur présente un caractère particulier. Il est très-rare, si jamais cela a lieu, que le malade se plaigne d'une douleur lancinante [1], d'une douleur comparable à un coup d'épée (*stabbing*), ou à une piqûre (*stitching*). Dans les premiers temps de la maladie, il y a tout au plus une sensation de pesanteur ou de constriction à la région épigastrique, que le malade rapporte à un arrêt des aliments en ce point. Cette sensation, d'abord sourde, continue. se transforme peu à peu en une douleur brûlante, rongeante, donnant lieu à des faiblesses, bien distinctes des nausées qui souvent les accompagnent.

L'époque de l'apparition de la douleur n'est pas moins caractéristique. Dans la majorité des cas, elle se manifeste de deux à dix minutes après la déglutition de l'aliment; elle dure pendant une heure ou deux, temps qui correspond à la digestion gastrique, puis elle diminue et disparaît. Et lorsque, comme il arrive d'ordinaire, la douleur s'accompagne de vomissements, elle cesse presque invariablement dès que l'estomac s'est débarrassé de son contenu. Dans quelques cas cependant, la douleur suit immédiatement la déglutition au lieu d'en être séparée, comme d'habitude, par un intervalle de quelques minutes. Ce fait permet de supposer que l'extrémité cardiaque de l'estomac est le siége de la lésion, conjecture plus probable encore, si la difficulté d'avaler semble indiquer une altération de tissu dans le voisinage de l'ouverture œsophagienne. Parfois la douleur rappelle celle de la dyspepsie ordinaire; elle se produit une demi-heure, une heure au plus après le repas. Enfin, soit qu'il s'agisse d'une lésion étendue, que la maladie soit ancienne, ou que ces deux circonstances

1. Ce symptôme serait souvent caractéristique du squirrhe de l'estomac.

concourent, la douleur prend un autre caractère : elle devient continue pendant les intervalles des repas, elle dure des jours et des semaines sans aucune interruption, ou bien même elle se manifeste surtout à jeun, et cède à l'ingestion des aliments.

Cette douleur se distingue encore par son siége. Le point où elle se montre tout d'abord, et avec la plus grande intensité, où elle reste souvent exclusivement limitée, correspond au centre de l'épigastre, ou à la ligne médiane de l'abdomen, immédiatement au-dessous de l'extrémité libre de l'appendice xyphoïde. La portion de la région épigastrique à laquelle se rapporte la douleur forme un espace circulaire, qui a rarement plus de deux pouces de diamètre ; parfois même c'est un point qui n'a pas la moitié de cette étendue.

Mais il y a des exceptions à la règle précédente. L'une, assez fréquente chez la femme, est plus apparente que réelle, car elle est due au déplacement des cartilages costaux par la compression du corset, et à l'abaissement de la région épigastrique dans le sens vertical. Dans d'autres cas, la douleur siége non plus au-dessous, mais en arrière de l'appendice xyphoïde ; elle occupe la limite qui sépare les régions épigastrique et ombilicale, et non plus le milieu de la première. Enfin elle règne tantôt à droite, tantôt à gauche de la ligne médiane, ou bien, ayant là son maximum d'intensité, elle s'étend vers l'un ou l'autre hypochondre, ou, plus rarement encore, elle n'est rapportée par le malade que vers l'un de ces derniers points.

Dans quelques cas, à la douleur épigastrique s'ajoute une sensation de pulsations violentes ou de battements ; chez d'autres malades, cette sensation existe seule, sans la douleur paroxystique, qu'elle peut même remplacer. C'est quelque chose d'analogue aux battements qui se produisent dans les abcès : l'examen extérieur ne peut rien révéler à cet égard.

La douleur dorsale, décrite d'abord par Cruveilhier, est un symptôme presque aussi important. En général elle se montre quelques semaines ou quelques mois plus tard que la douleur épigastrique, et dès lors devient presque aussi constante, aussi caractéristique, sinon aussi cruelle. C'est une douleur rongeante (*gnawing*) qui, pouvant occuper les points compris entre l'apophyse épineuse de la huitième ou neuvième vertèbre dorsale et celle de la première ou deuxième lombaire, est généralement « interscapulaire », aussi bien que « rachidienne ». Comme la douleur épigastrique, elle a un siége fixe, et reste en général pendant tout le cours de la maladie près du point où elle s'est d'abord montrée ; comme elle aussi, elle est susceptible de s'écarter latéralement ou verticalement de son siége ordinaire. Mais il est rare que dans ces déviations, la douleur s'éloigne de la ligne médiane de plus d'un pouce ou deux. Lorsqu'elle est le plus intense, on la voit généralement alterner avec la douleur épigastrique.

Jusqu'à quel point la déviation verticale de la douleur épigastrique ou spinale nous donne-t-elle le droit de conjecturer le siége correspondant de l'ulcère gastrique? C'est ce qu'il est difficile de décider. Cependant il y a des observations dans lesquelles nous trouvons un rapport de ce genre : la douleur dans la région ombilicale accompagnant par exemple un ulcère de la grande courbure. Quant aux déviations latérales de cette douleur, nous avons de bonnes raisons pour affirmer que, si elles sont bien marquées, elles indiquent une situation semblable de l'ulcère. Sur environ vingt exemples de cette nature que j'ai réunis, quinze nous montrent la coïncidence d'une douleur dans l'hypochondre gauche, avec un ulcère de l'extrémité cardiaque de l'estomac; dans quatre ou cinq, le même rapport existe entre la douleur de l'hypochondre droit et la lésion de l'extrémité pylorique de cet organe. J'ai eu, dans ma propre pratique, trois ou quatre cas dans lesquels une déviation semblable m'a conduit à prédire, pendant la vie, le siége de l'ulcère au cardia ou au pylore. Toutefois j'ai reconnu que la localisation plus marquée de la douleur dorsale en fait un guide plus sûr que n'est la douleur épigastrique, comparativement plus diffuse. Ai-je besoin d'ajouter que la déviation simultanée de ces deux points douloureux est un argument plus puissant que la déviation d'un seul, et que même, au cas où cette coïncidence existe, la probabilité qui en résulte a besoin d'être confirmée par des présomptions tirées des autres caractères de ce symptôme?

Et, en premier lieu, parlons de l'augmentation de la douleur par la pression. C'est là en effet un *criterium* important, puisque, de cette transformation d'un phénomène subjectif de sensibilité en une sensation objective, résulte un signe bien plus sûr de maladie locale. Pour employer l'expression favorite des malades, il y a une sensation au toucher, analogue à celle d'une plaie à vif (*soreness*), et une douleur (*pain*). La moindre pression sur l'épigastre est quelquefois intolérable; s'il s'agit d'une femme, elle aime mieux renoncer aux avantages imaginaires du corset que de se condamner a la douleur si souvent produite par le busc de baleine que renferme cet engin de maladie. Dans la plupart des cas, cette sensation pénible (*soreness*) est limitée exactement au point douloureux déjà indiqué dans la région épigastrique. Comme elle résulte de la pression plus ou moins directement appliquée sur les tissus malades, on comprend qu'elle ne soit pas déterminée par le même moyen employé sur l'épine dorsale rigide. D'ordinaire il suffit de presser la région de l'épigastre pour éveiller du même coup la douleur épigastrique et la douleur spinale ; quelquefois la dernière domine ou se montre seule.

Il est clair que le degré de pression ne devra pas être de nature à atteindre des parties plus éloignées que l'estomac ; en un mot, elle devra à peine excéder celle qu'on exerce pour palper l'abdomen dans le cas de coliques ou de péritonite probable. Je fais cette observation parce que autrement on pourrait commettre d'étranges erreurs. Ainsi j'ai vu, dans des cas de simple emphysème ou de bronchite, la pression exercée profondément à l'épigastre être extrêmement pénible : probablement on gênait ainsi le cœur, qui était descendu peu à peu dans la partie supérieure de cette région. Il n'est pas inutile d'ajouter une autre précaution à ce sujet. Non-seulement la pression doit être très-délicate dans le premier examen d'un cas supposé d'ulcère de l'estomac, mais, en général, on ne saurait être trop réservé dans l'emploi de cette manœuvre, même pour vérifier une amélioration présumée. Les effets de la pression sont quelquefois si graves, qu'il faut renoncer absolument, dans certains cas, à toute compression de l'épigastre, soit par la main qui explore, soit par les vêtements (comme chez les femmes), soit par les instruments de travail (comme chez les cordonniers).

Il semble impossible de décider si la douleur de l'ulcère de l'estomac est toujours aggravée par la pression. Il n'y a qu'une autopsie relatée (et très-probablement ce n'était pas un cas d'ulcère idiopathique), où il soit nettement spécifié que la pression n'avait pas cet effet. Mais j'ai rencontré un ou deux cas où les symptômes se rapprochaient tellement de ceux de l'ulcère sous tous les autres rapports, que j'ai dû soupçonner l'existence de cette maladie. Les effets variables ressentis par différents malades, quand on pratique ce mode d'exploration, donnent à penser que ce symptôme si caractéristique de l'ulcère de l'estomac peut aussi faire défaut dans certains cas rares. Mais, si la pression est quelquefois inefficace à aggraver la douleur, cela s'explique souvent par les effets variables qui résultent de ce mode d'exploration, suivant l'intensité de la pression, et suivant le point où elle est exercée. Ainsi j'ai eu récemment sous les yeux un curieux exemple, dans lequel la pression à la base du cartilage xyphoïde débarrassait le malade de cette sensation d' « *obstruction* », et de cette douleur sourde à l'épigastre qui suivaient de près l'ingestion des aliments. Eh bien ! même dans ce cas, il y avait un espace circulaire, situé environ un pouce au-dessous du sommet de ce cartilage, dans lequel une pression modérée réveillait une douleur aiguë à l'épigastre et dans le dos. Quant à la diminution artificielle de la douleur épigastrique que nous avons indiquée plus haut, elle était suivie d'une recrudescence de la douleur dorsale. Depuis, j'ai observé un autre exemple du même genre. Cette fois, la douleur était évidemment apaisée non-seulement par cette pression sur les cartilages des dernières côtes que détermine l'inclinaison en avant, mais même par la pression manuelle modérée sur la paroi charnue de l'épigastre; toutefois on augmentait la douleur en enfonçant la main plus profondément et avec plus d'énergie. Dans une forme moins marquée, ces anomalies ne sont pas très-rares, et, en résumé, elles permettent d'établir : 1° que la pression peut apaiser ou augmenter la douleur, selon qu'elle est appliquée à la périphérie, ou à la surface même de l'ulcère; 2° que si la lésion est, par son siége, à la portée de causes mécaniques, et exposée à leur action, les exceptions à la règle précédente sont excessivement rares.

La position du malade détermine des modifications plus variables encore de la douleur. En général, l'attitude à demi-couchée (*recumbent*) diminue le paroxysme, quelque soit le siége de l'ulcère de l'estomac. Mais les variétés de cette attitude, ou, pour parler le langage technique, du *decubitus*, n'ont souvent aucune influence pour augmenter ou diminuer la douleur. Dans d'autres cas, elles aident puissamment notre diagnostic, et peuvent même nous fournir des données précieuses sur le siége de la lésion.

Voici les faits sur lesquels s'appuient ces propositions. Dans les deux tiers environ des cas où les symptômes m'ont conduit à diagnostiquer un ulcère de l'estomac, j'ai observé une influence marquée de l'attitude sur la douleur. Pendant le paroxysme, certains malades étaient obligés de se coucher sur le ventre (*prone*); les autres de se tenir dans le décubitus dorsal (*supine*); j'en ai vu qui ne pouvaient rester que sur le côté droit, d'autres que sur le côté gauche, tandis que certains malades étaient forcés de se tenir assis. Et je parle ici non-seulement des malades qui se trouvaient évidemment soulagés par le choix d'une attitude spéciale, mais de ceux qui éprouvaient une notable aggravation de leurs douleurs dans toute autre attitude. Cependant chez quelques-uns, la position pénible a été supportée pendant une minute ou deux, jusqu'à ce que l'exagération croissante de la souffrance les ait contraints d'abandonner cette position. De même, les attitudes moins pénibles ont été généralement adoptées, à l'exclusion complète de ce décubitus habituel qui est si commun et si naturel pendant le sommeil. Chez l'autre tiers des malades; je n'ai observé aucun décubitus particulier, quoique le plus souvent la position demi-couchée (*recumbent*) ait produit un soulagement.

Les cas moins nombreux où j'ai pu comparer l'influence de la position, sur la douleur pendant la vie, avec les lésions à l'autopsie, m'ont fourni des renseignements plus précis à ce sujet[1]. Le plus souvent j'ai observé un rapport étroit entre l'attitude choisie par le malade et le siége de l'ulcère : le décubitus sur le ventre (*prone*) correspondant à un ulcère de la face postérieure de l'estomac ; le décubitus sur le dos (*supine*), avec un ulcère de la face antérieure ; le décubitus sur le côté droit ou gauche, respectivement avec une lésion de l'orifice pylorique ou cardiaque. Mais, d'autre part, dans certains cas où je comptais le plus sur ce rapport, il faisait défaut : un vaste ulcère chronique, exclusivement limité au cul-de-sac pylorique, n'avait pas modifié le décubitus habituel sur le côté droit, et un ulcère de la face postérieure ou de la petite courbure avait présenté cette singularité que la douleur était moindre lorsque le malade était à demi couché sur le dos.

1. L'honneur d'avoir le premier observé cet intéressant rapport appartient au Dr Osborne (Dublin, *Journal of Medicine*, vol. XXVII, p. 361).

Cependant, même dans ces exemples, nous pouvons dire que le décubitus, sans nous induire en erreur, n'a pù nous guider dans nos conjectures. De ce fait, que le décubitus habituel persiste sans modification, quelle conclusion pourrions-nous tirer? D'autre part, en l'absence de toute raison spéciale contraire, on peut s'attendre à voir diminuer la douleur dans toutes les variétés de l'attitude demi-couchée [1].

Le caractère en partie subjectif de la douleur dans l'ulcère de l'estomac se révèle bien par l'influence qu'exercent sur elle les modifications subites de l'état moral du malade. Ainsi nous citerons les passions déprimantes : la peur, l'anxiété, la colère, comme pouvant donner lieu à un paroxysme, qui, par sa gravité et sa durée, dépasse de beaucoup la douleur résultant de la distension de l'estomac par les aliments. Ici cependant le siége et le caractère de la douleur restent le même.

Les mouvements exercent sur la douleur une influence analogue à celle qui résulte de l'attitude. En général, tout exercice physique violent peut être suivi d'une attaque.

1. La présence de ce rapport, dans certains cas, et son absence dans d'autres, nous rappellent naturellement à l'esprit les sensations qu'on peut appeler objectives et subjectives dans l'action normale des nerfs, et font naître l'idée d'une distinction analogue entre la douleur objective et subjective, dans le cas d'anomalie de la fonction. Mais cette conception s'évanouit devant l'examen philosophique Dans les variétés même les plus communes d'irritation des nerfs, nous ignorons la plupart des moindres modifications qui s'y passent, et pourtant, faute de les avoir connues et bien déterminées, nous n'avons pas le droit d'affirmer que telle douleur n'est pas tellement objective, qu'elle ne résulte d'une lésion locale du nerf. De même nous serions probablement conduits par les mêmes raisons à admettre : que toute douleur est subjective; que rien ne peut mettre un nerf en état de fournir une sensation objective en l'absence d'une organisation compliquée de la périphérie ou du centre de cet agent, et que même, en ce cas, l'*objectivité* de la sensation ne peut être que très-limitée et fort imparfaite.

L'exercice modéré, s'il est prolongé jusqu'à la fatigue, peut avoir le même effet. Il est fort probable que le calme déterminé par la position *couchée* tient surtout au repos que procure cette attitude. Dans quelques faits que j'ai observés, les mouvements de locomotion ont donné lieu à une sensation particulière de tiraillement dans l'hypochondre droit, qui m'a fait supposer l'existence d'adhérences entre l'estomac et le foie. Dans un de ces cas, l'autopsie a confirmé cette hypothèse.

C'est peut-être ici le cas de mentionner un autre résultat des adhérences, qui démontre bien l'exactitude d'une ancienne observation à propos de la symptomatologie du foie. Dans deux ou trois cas, l'inflammation adhésive, qui avait réuni le foie à l'estomac ulcéré, s'était accompagnée de douleur dans l'épaule droite : signe qui a été longtemps regardé comme caractéristique de l'inflammation hépatique [1].

On a supposé que la douleur dans l'ulcère de l'estomac est surtout en rapport avec l'extension de la maladie au péritoine, ou avec sa localisation aux orifices cardiaque ou pylorique. Il y a de fort bonnes raisons de croire que l'une ou l'autre de ces conditions soit capable d'augmenter la douleur ; mais je puis affirmer, en me fondant sur un grand nombre d'autopsies, qu'une douleur continue et intense peut exister indépendamment de ces causes.

L'ingestion des aliments exerce aussi une influence sur la douleur. Ainsi que je l'ai déjà dit, les paroxysmes sont en rapport avec le moment de la digestion, où l'estomac est distendu par les aliments. Des aliments durs et indigestes

1 Cette douleur sympathique appartient surtout, selon moi, à l'inflammation superficielle du foie, et se propage par les nerfs du diaphragme et de la paroi abdominale.

accroissent la souffrance, les aliments mous et faciles à digérer l'apaisent. Certaines substances ont des propriétés irritantes spéciales. Parmi les liquides, c'est le thé et la bière qui sont le plus généralement mal supportés. Enfin les aliments chauds produisent d'ordinaire une sensation pénible.

Mais que d'exceptions à toutes ces règles ! Tantôt la douleur ne coïncide pas avec l'ingestion des aliments, tantôt cette ingestion la fait cesser. J'ai même vu l'eau-de-vie, l'eau chaude calmer un malade. Quant à l'usage de la bière (surtout chez les gens âgés), bien souvent je l'ai trouvé innocent pour l'estomac et très-utile à la santé générale.

Enfin chez les jeunes femmes, la douleur de l'ulcère de l'estomac est souvent augmentée par l'approche des règles. Quelquefois la douleur ainsi provoquée semble tout à fait distincte de celle qui existait précédemment ; son siége est dans l'abdomen et aux reins (et non plus à l'épigastre et au dos) ; elle n'est influencée ni par la pression ni par le vomissement ; enfin elle tient évidemment à la dysménorrhée, ce que confirme le fait de sa reproduction aux époques menstruelles, longtemps après la disparition de tout symptôme de maladie de l'estomac. Mais, dans d'autres cas, l'approche de l'époque menstruelle provoque et augmente, par une action spéciale et souvent habituelle, la douleur ordinaire de l'ulcère de l'estomac, avec tout l'ensemble des phénomènes qui l'accompagnent (sensibilité à la pression, vomissements, décubitus particulier, etc.). Le rapport à établir entre la douleur et l'époque menstruelle est indiqué par le mode d'invasion de ce symptôme, qui débute de vingt-quatre à trente-six heures après le commencement du flux sanguin. Il est donc en rapport plus intime avec le *molimen* menstruel, avec cet état anomal de l'innervation abdominale qui précède le flux, qu'avec le flux lui-même.

Le *vomissement*, qui vient ensuite dans l'ordre des symptômes de l'ulcère de l'estomac. est loin de présenter des caractères aussi spécifiques. D'ordinaire, il se produit quand le paroxysme de la douleur a atteint son maximum ; l'état de distension que présente alors l'estomac, suffit à le rendre facile et peu pénible. Une fois commencé, il semble rarement se terminer avant d'avoir vidé tout le contenu alimentaire de l'estomac : expulsion généralement suivie de calme, bien qu'il reste quelquefois une légère sensation de chaleur, qui ne cesse qu'après un temps variable.

Les principales variétés du vomissement sont établies d'après les faits suivants. Et d'abord, quelle est la période de la maladie où il se manifeste ? Bien qu'en général il soit précédé pendant plusieurs semaines par la douleur caractéristique, parfois il débute presque en même temps que ce symptôme. Les matières rendues varient suivant l'époque où il a lieu ; elles sont alimentaires, si le vomissement se produit peu après le repas ; plus tard elles présentent une réaction acide, et quelquefois le malade se plaint d'une vive sensation d'aigreur ; plus tard encore, elles sont mélangées de bile ; enfin, quand par hasard il arrive que le vomissement se produise en dehors de l'ingestion des aliments, par exemple après le sommeil de la nuit, le malade rend un fluide alcalin, glaireux, formé surtout de la salive avalée avant l'attaque. Alors le vomissement, souvent périodique, est quelquefois en rapport avec l'ivrognerie habituelle, surtout avec l'état d'épuisement qui suit un excès de table.

Si nous étudions la fréquence de ce symptôme, nous pouvons dire qu'il manque rarement dans toute la durée de la maladie, sauf dans l'ulcère perforant aigu qui se voit chez les jeunes femmes. Cependant il y a des cas où il est si peu accusé, les évacuations sont si peu abondantes, qu'il ressemble plutôt à une régurgitation, symptôme qui tantôt amène le vomissement, et tantôt remplace ce phénomène, en persistant pendant tout le cours de la maladie. Quelquefois il n'y a eu que de simples nausées, dans des cas d'ulcères ayant duré cinq ans. Ailleurs, on a observé une seule attaque de vomissements, ou bien on n'en a noté que vers la terminaison de la maladie. Un régime sévère calme ces vomissements, qui se produisent surtout après un repas abondant, et que supprime une alimentation réduite à une petite quantité de nourriture convenablement choisie. Parmi les autres circonstances qui favorisent le vomissement, il n'y en a qu'une qui semble en rapport constant avec la fréquence et la gravité de ce symptôme : c'est le siége de l'ulcère. A ce caractère, il faut joindre souvent l'ancienneté de la lésion, et l'existence d'adhérences avec les organes voisins : deux circonstances ayant aussi une grande influence sur la production du vomissement.

Il est facile d'expliquer la gravité de ce symptôme, dont on ne peut exagérer l'importance. Les aliments étant rejetés peu de temps après avoir pénétré dans l'estomac, le malade meurt d'inanition, d'autant plus vite que les vomissements apparaissent plus tôt, et vident plus complétement l'organe. Outre l'inanition, il faut tenir compte de la fatigue qui résulte de l'action violente et anomale du système nerveux et musculaire (comp. p. 72).

L'*hémorrhagie* est le symptôme que nous devons étudier ensuite. Du moment que le travail d'ulcération implique une solution de continuité des tuniques d'un certain nombre de vaisseaux de l'estomac, il ne faudrait rien moins qu'une oblitération simultanée de ces canaux, pour empêcher la sortie du sang qu'ils contiennent. Aussi n'est-il pas très-surprenant que les innombrables vaisseaux intéressés dans chaque ulcération, ne s'oblitèrent pas avec la rapidité, la précision et l'ensemble nécessaires pour prévenir toute hémorrhagie.

Il est impossible de déterminer jusqu'à quel point l'hémorrhagie qui se produit dans l'ulcère de l'estomac, peut être attribuée à la simple congestion. Mais l'analogie conduit à supposer que le même degré de congestion, qui souvent accompagne l'ulcération dans d'autres tissus, pourrait bien être aussi une cause déterminante de l'hémorrhagie gastrique. En outre, comme l'hémorrhagie se produit presque invariablement à la suite d'un repas, et qu'elle est souvent le résultat d'un excès alimentaire, la congestion inflammatoire devient ici un phénomène moins important que l'afflux du sang déterminé par la digestion stomacale, et que les désordres mécaniques causés par la distension de l'estomac, dans les vaisseaux déjà atteints par les progrès de l'ulcère gastrique.

Nous n'avons pas de données suffisantes pour établir la fréquence de ces hémorrhagies légères, qui, dès le début du travail ulcératif, se font aux dépens des capillaires de la membrane muqueuse et du tissu aréolaire sous-muqueux [1]. Mais il est certain que, dans la grande majorité

1. Comparez les remarques sur la source de ces hémorrhagies, dans le cours de ce chapitre.

des cas, elles se produisent sans qu'aucun symptôme les révèle. En effet, puisqu'une petite quantité de sang n'excite pas le vomissement, il faudra nécessairement la coïncidence fortuite de ces deux symptômes, hémorrhagie et vomissement, pour que le second révèle le premier. De même, si l'attention n'est pas particulièrement dirigée vers l'examen des selles, une faible quantité de sang pourra passer par cette voie, sans qu'on s'en doute.

Dans les cas de ce genre, le sang présente les modifications qu'il subit d'ordinaire, sous l'influence de l'action des fluides de l'estomac et de l'intestin : et alors non-seulement il se mêle aux divers *ingesta* et sécrétions qu'il peut rencontrer, mais il éprouve encore une altération qui change complétement sa couleur et sa consistance. Exposé pendant un temps suffisant à cette action, le sang prend une couleur brune ou même noire et une consistance qui le fait ressembler à du goudron ou à une matière pultacée. Quand la quantité de sang ainsi altéré par la digestion est très-petite, elle prend quelquefois la couleur et l'apparence de la bile épaissie.

Aussi faut-il prendre de grandes précautions pour bien observer ce symptôme : il ne faut pas conclure à son absence parce que le malade ne s'en est pas aperçu. Nous devons porter notre attention non-seulement sur les matières vomies, mais aussi sur les selles. Quant au vomissement, il faut demander au malade non-seulement s'il a rendu du sang, mais l'interroger sur les caractères de toutes les matières vomies. Ces matières devront être soumises à un examen microscopique scrupuleux et répété, en prenant soin d'écarter tout ce qui pourrait venir des aliments, surtout des substances animales contenant du sang. Grâce à des précautions de ce genre, on verra souvent un fluide, encore assez clair, déposer un sédiment formé d'une quantité considérable de corpuscules sanguins, avec toutes les variétés, depuis un mucus filant brunâtre, jusqu'à un fluide grumeux, « *marc de café* », indice du sang altéré par la digestion. Il faudra quelquefois faire un examen analogue, dans le cas où le malade rendra des matières fécales noirâtres, pouvant résulter de l'hémorrhagie gastrique. Il suffira de les étendre d'eau, pour reconnaître les amas de bile épaissie; sinon, le microscope jugera la question immédiatement[1].

Il ne règne pas moins d'incertitude sur le degré de fréquence de ces hémorrhagies plus considérables, qui se produisent quand les vaisseaux situés en dehors de l'estomac sont atteints par l'ulcération. Mais, d'après ce que j'ai été à même de voir dans ma pratique, je ne crois pas que ce symptôme se rencontre plus souvent que dans le tiers des cas observés.

Les signes de ces hémorrhagies démontrent et confirment la proposition ci-dessus, savoir : que le sang qui provient de l'ulcère de l'estomac n'a par lui-même aucune action spéciale, pour produire le vomissement ou la purgation ; c'est uniquement l'abondance de ce liquide qui détermine ces phénomènes, par le stimulus mécanique résultant de la distension de l'estomac ou de l'intestin. Peu après le repas, le malade commence à éprouver une sorte de plénitude et de pesanteur dans la région de l'estomac, accompagnée (quelquefois précédée) par une tendance à la syncope.

1. L'ingestion des sels de fer est une cause d'erreur facile d'ailleurs à éviter. cependant j'ai vu les vomissements couleur d'encre qui suivaient par hasard l'administration d'une préparation ferrugineuse, prise après le thé, singulièrement effrayer le malade et son médecin.

Bientôt surviennent des nausées, suivies du vomissement d'une grande quantité de sang, tantôt en partie coagulé, tantôt conservant encore la couleur et la fluidité qui attestent son origine artérielle, lorsque ce liquide a été rejeté rapidement. Dans les autres cas (et surtout probablement quand l'hémorrhagie, moins abondante, n'a pas été provoquée par les aliments), le sang se répand dans l'estomac sans provoquer le vomissement; alors il passe de suite dans l'intestin, d'où il sort plus ou moins rapidement avec les selles [1]. Enfin, dans des cas très-exceptionnels, l'hémorrhagie se fait si brusquement, que le sang distend tout d'un coup l'estomac et en partie l'intestin; alors le malade tombe en syncope, et meurt avant d'avoir pu expulser une portion de l'énorme caillot qui, à l'autopsie, explique la mort subite.

L'*état des intestins* dans cette maladie ne paraît avoir aucun rapport avec la lésion. La constipation, il est vrai, est la règle, et il semble qu'il y en ait deux raisons. D'abord l'individu atteint d'ulcère de l'estomac mange peu et vomit; le canal intestinal reçoit donc peu de ces substances qui fournissent à l'acte de la défécation. En second lieu, il y a une véritable atonie [2], sorte de paralysie des parois intestinales, une absence de mouvement péristaltique qu'on trouve dans le péritonite, le vomissement, et probablement aussi dans les affections douloureuses de l'estomac : aussi l'observe-t-on très-caractérisée quand l'ulcère de l'estomac présente toutes ces conditions réunies. La diarrhée est très-exceptionnelle; toutefois nous avons déjà dit qu'elle peut être produite par l'abondance même de l'hémorrhagie.

1. Il peut indirectement produire de la diarrhée, en se décomposant dans l'intestin.

2. Comp. p. 90 et suiv.

L'ulcère situé dans la première portion du duodénum (ou dans le voisinage immédiat de l'estomac), s'accompagne bien plus souvent de diarrhée. Sans doute cette différence tient a une simple loi du mouvement péristaltique dans le canal alimentaire ; d'où il résulte que les mouvements des parties les plus éloignées de l'intestin sont solidaires, tandis qu'ils sont indépendants de ceux de l'estomac.

Une diarrhée, abondante et répétée, coïncide-t-elle avec une légère hémorrhagie dont le sang est à peine coloré en noir? Le sang vient plutôt de l'intestin que de l'estomac; c'est alors qu'il faut préciser le siége de la douleur abdominale et dorsale, et aussi rechercher les symptômes de ces maladies (phthisie, fièvre typhoïde, etc.), dans lesquelles on sait que se rencontrent les ulcérations de l'iléon et du cœcum.

L'*aménorrhée* est un symptôme si fréquent de l'ulcère de l'estomac, que nous devons nous y arrêter.

Impossible de déterminer le rapport de fréquence de l'aménorrhée avec l'ulcère de l'estomac. Toujours est-il que la régularité de la menstruation est bien plus commune qu'on ne le suppose en général : fait à rapprocher de ce que nous dirons plus tard du nombre des hommes et des femmes chez qui, soit après la ménopause, soit avant la puberté, l'autopsie a révélé l'ulcère gastrique.

Et même, chez la femme dont l'âge comporte la menstruation. ce symptôme est bien variable, suivant l'espèce de la lésion.

C'est chez les femmes atteintes d'ulcère chronique vers l'âge moyen de la vie que les règles sont le moins affectées. Dans beaucoup de cas où l'ulcère avait duré de dix à quinze ans, il y avait eu une menstruation régulière, quelquefois même excessive. Enfin, on a vu la maladie durer pendant tout le temps de la menstruation sans jamais exercer d'influence appréciable sur cette fonction.

La coïncidence de l'aménorrhée, avec une hémorrhagie abondante provenant de l'ulcère, est certainement plus fréquente. Mais les deux symptômes ont, en général, un rapport très-naturel et très-évident. L'aménorrhée succède à l'hémorrhagie, elle en est la conséquence, tout comme elle résulterait de toute autre perte de sang, ou de la dérivation des fluides nutritifs, qui existe pendant la grossesse ou la lactation. D'autres fois, on voit l'aménorrhée précéder l'hémorrhagie. Mais celle-ci n'est pas alors plus fréquente que dans les cas d'ulcère chronique en général; il n'y a donc pas de raison de faire de la suppression des règles une cause efficiente de l'hémorrhagie. De même, il n'y a pas souvent de rapport entre la date de l'hémorrhagie et la période menstruelle. Enfin, quoiqu'on ait dit que l'ulcère de l'estomac donnait lieu à une hémorrhagie périodique formant une sorte de menstruation supplémentaire, je n'ai pas vu une seule observation authentique de ce fait[1].

Il n'y a en réalité qu'une seule variété d'ulcère de l'estomac avec laquelle l'aménorrhée semble avoir un rapport étroit : c'est l'ulcère perforant chez les jeunes femmes.

Ici, dans la majorité des cas, la diminution ou la suppression des règles est un des traits les plus saillants. Souvent l'aménorrhée s'accompagne de pâleur et d'anémie, comme dans la chlorose. Néanmoins, il y a des femmes qui continuent à voir régulièrement; quelques-unes ont de véritables pertes. Chez d'autres, il y a retard dans l'apparition des

1. Comparez Brinton *op. cit.*, p. 85.

règles, plutôt que suppression ou interruption. Allons plus loin, bien que la plupart des femmes, chez lesquelles on observe la perforation, soient dans l'âge voisin de la puberté, quelquefois même dans la première ou la seconde année qui suit, pourtant rien n'indique que l'approche de cette époque soit réellement une cause déterminante. Quoi qu'il en soit, la coïncidence entre l'aménorrhée et l'ulcère perforant est un fait qui ne peut être mis en doute. Et la première question à ce sujet se présente sous la forme d'une alternative : est-ce l'aménorrhée qui détermine l'ulcère, ou l'ulcère qui engendre l'aménorrhée ?

A la première de ces deux questions, je crois devoir répondre par la négative, — non-seulement parce que l'ulcère se voit aussi chez l'homme et chez les hermaphrodites [1], à la même période de la vie, et chez la femme à tout âge ; mais aussi parce que, même chez la femme menstruée, les cas où la cause supposée fait défaut sont par trop nombreux. Et puis à ces cas où la menstruation a conservé sa régularité, nous pourrions ajouter ceux où la menstruation a été retardée, ceux enfin où il n'y a eu aucun signe de puberté. Dans ceux de ces exemples susceptibles de cette explication, il est évident qu'on ne peut voir des faits de simple aménorrhée.

Pour prouver que c'est l'ulcère qui produit l'aménorrhée, nous pouvons dire que, le plus souvent, les symptômes dyspeptiques qui signalent la présence de la lésion, ont eux-mêmes précédé l'arrêt ou l'absence des règles. Cette explication, en rapport avec l'âge des malades, serait d'ailleurs justifiée par ce qui est admis dans les autres affections générales graves, que nul n'hésite à regarder comme

1. Comp. Brinton *op. cit*, p. 32.

des causes d'aménorrhée. Nous ne pouvons donner un meilleur exemple de ce fait que la cachexie tuberculeuse, qui débute si souvent à cette époque de la vie de la femme, avec des symptômes de chlorose et d'aménorrhée.

Si on étudie avec soin les détails de ce prétendu état « chlorotique » qui accompagne l'aménorrhée de l'ulcère gastrique, on voit, en effet, que la cachexie en question diffère singulièrement de la vraie chlorose. Même dans les cas les plus marqués de cette cachexie, les symptômes caractéristiques de la chlorose font défaut. La pâleur, tout intense qu'elle est, n'a pas cette teinte verdâtre, qui est si bien indiquée par le nom de chlorose (χλωρός, *vert*). La dyspnée, au moindre exercice, et le bruit du souffle doux sont bien moins distincts. Et enfin il y a peu ou point d'œdème du tissu aréolaire sous-cutané.

A mesure que les malades avancent en âge, il n'est pas rare de voir cesser l'aménorrhée, pendant que les autres symptômes de la lésion persistent. Dans des cas moins fréquents, la véritable chlorose diminue et disparaît. Mais la preuve la plus convaincante que l'aménorrhée n'est nullement la cause des symptômes chlorotiques, c'est que dans certains cas, fort rares, mais authentiques, l'ulcère s'est accompagné d'un degré marqué de cette cachexie, bien que les régles soient restées abondantes et régulières.

Mais il est évident que tout cela n'explique pas le rapport entre l'aménorrhée et la perforation, moins encore l'influence qu'exerce l'ulcère sur la fonction menstruelle peu après l'âge de la puberté. Je ne crois pas que nous soyons en mesure aujourd'hui de fournir ces explications. Toutefois, on pourrait penser qu'une hémorrhagie périodique, comme le flux menstruel, est plus exposée à des dérangements pendant la lutte que l'organisme soutient pour l'établir, que plus tard, quand il s'est accoutumé à son retour, et fortifié au point de rester indifférent à la perte de sang qui le caractérise.

Cette époque de la vie de la femme semble influer non-seulement sur les symptômes, mais encore sur les caractères de la lésion de l'estomac. Nous savons qu'il ne faut pas expliquer la grande tendance à la perforation par la vigueur et l'activité de la jeunesse, car c'est chez la femme seulement que la perforation est plus fréquente à cet âge. Tout concourt à faire admettre que la tendance à la perforation résulte moins de la rapidité du travail ulcératif, que de l'absence de réaction inflammatoire, capable d'en limiter l'envahissement et les terribles conséquences.

La *cachexie*, qui accompagne l'ulcère à d'autres périodes de la vie, paraît avoir exactement la même valeur que l'état chlorotique, qui en tient lieu chez les jeunes femmes. C'est moins un symptôme qu'une réunion de symptômes, ou plutôt un état qui exprime la souffrance de l'organisme. L'épuisement produit par de longs et fréquents paroxysmes de douleur, la fatigue et l'inanition qu'amènent les vomissements répétés, des pertes de sang abondantes, l'altération de la digestion causée par la destruction partielle de l'estomac, et enfin l'âge du malade : telles sont les causes qui, isolées ou réunies, produisent cet état cachectique.

Ainsi que nous l'avons déjà dit, il est probable que cette cachexie (plus notable quand l'ulcère est déja ancien, le malade étant un adulte, ou un vieillard), correspond aux symptômes chlorotiques, et à l'aménorrhée si fréquente chez les jeunes femmes atteintes d ulcère de l'estomac. Je l'ai rarement vu manquer, et je ne crois pas (comme on l'a dit souvent) qu'un individu atteint de cette maladie puisse, aux yeux d'un observateur expérimenté, présenter l'apparence de la santé. Je vais plus loin et je dis : cette cachexie forme un caractère si spécial de la maladie, que souvent l'aspect seul d'un malade, dans la salle de consultation de l'hôpital, m'a permis de faire mon diagnostic. A des signes qui nous laisseraient dans l'incertitude de savoir si l'apparence cachectique est l'effet d'une vraie chlorose, de la diathèse tuberculeuse ou cancéreuse (chez les sujets plus âgés), se joignent des caractères plus tranchés de la maladie, qui se lisent sur la figure du malade dans ces lignes creusées par des douleurs cruelles et répétées, et par l'inanition. Au moins, cet aspect spécial est, à tout prendre, un guide plus sûr que la simple anémie, l'émaciation ou l'épuisement.

La *perforation*, qui se produit quelquefois dans le cours de la maladie, s'annonce par des symptômes graves et caractéristiques, dont il nous faut donner rapidement la description. Déjà depuis un temps variable, le malade avait présenté des signes plus ou moins distincts de l'ulcère gastrique, quand tout à coup une douleur intense se manifeste, débutant par l'épigastre et s'étendant rapidement à tout l'abdomen. Les symptômes ordinaires de la péritonite se produisent; la paroi abdominale est d'une sensibilité extrême à la pression, le malade prend une attitude qui relâche les muscles de cette partie, où les mouvements respiratoires cessent de se manifester, et bientôt survient une tuméfaction considérable de l'abdomen; avec tympanite intestinale. A l'examen physique, on trouve du liquide contenu dans la cavité péritonéale, liquide provenant de deux sources: d'une part, le contenu de l'estomac a passé par la solution de continuité de ses parois; d'autre part, il y a épanchement de sérosité inflammatoire. Ces symptômes ne peuvent durer plus de vingt-quatre à trente-six heures, sans que le malade succombe; mais la mort est souvent précédée d'une période où la douleur a presque disparu. Il est rare que la série des symptômes consécutifs à la perforation s'éloigne du type que nous venons d'indiquer.

Dans beaucoup de cas, cependant, la perforation est précédée d'un paroxysme notable de la douleur, qui peut durer de quelques minutes à quelques heures. Je crois pouvoir l'expliquer par le passage du contenu de l'estomac, à travers la couche amincie de tissu réduit en putrilage qui, à ce moment, forme ce qui reste de la paroi gastrique. A l'appui de cette manière de voir, on peut citer la douleur continue qu'on rencontre quelquefois, dans les cas où l'estomac et les viscères voisins sont complétement enveloppés d'une couche épaisse de lymphe, sans qu'il y ait ni perforation ni passage de liquides à travers les parois de l'organe.

Les symptômes de ces différentes modifications du travail de perforation, qui seront indiqués dans la pathologie de l'ulcère de l'estomac, n'ont pas besoin d'être décrits ici. Une perforation partielle, suivie d'une récidive ou d'une extension de cet accident, ou de la formation d'un abcès, se distingue par des symptômes qui, bien que n'étant jamais identiques dans deux cas donnés, ont des caractères généraux assez constants; ils sont plus localisés, moins aigus et moins intenses que ceux de la perforation presque toujours fatale, qui survient dans le cours de la péritonite généralisée.

D'autres circonstances, qui accompagnent cet accident, peuvent être énumérées à côté des symptômes. Ainsi, la perforation a presque toujours lieu à la suite d'un repas abondant, et reconnaît pour cause une violence mécanique, telle que : la toux, l'éternument, un coup sur l'abdomen, ou une constriction de cette cavité. La nature de l'accident se manifeste encore par les sensations du malade, qui sent très-bien qu'il s'est produit quelque rupture dans l'intestin, donnant issue à des liquides dont la présence dans un point de l'abdomen a déterminé une horrible douleur. Enfin, l'existence d'une communication entre l'estomac et le péritoine est encore attestée par le retour d'une souffrance aiguë, aussitôt après l'ingestion des aliments ou des médicaments.

La *dilatation* de l'estomac, résultant de la constriction produite par la cicatrice de l'ulcère de l'estomac, constitue une variété de maladie qui entraîne nécessairement avec elle toute une série de symptômes spéciaux. Je ne les détaillerai pas cependant, me bornant à faire observer qu'ils n'ont avec la maladie principale qu'un rapport indirect, outre qu'ils sont assez rares [1]. D'autre part, on les rencontre dans des cas de dilatation de causes bien diverses; aussi, pour être autorisé à les rapporter à l'ulcère gastrique, faudrait-il trouver tout l'ensemble des symptômes que nous avons déjà décrits.

1 Je dis qu'ils sont rares : on ne les rencontre guère qu'une fois sur 200 cas J'ajoute qu'ils n'ont qu'un rapport indirect, car le plus souvent ils supposent la cessation préalable du travail d'ulcération, ou la guérison de l'ulcère.

Ces variétés dans les symptômes de l'ulcère de l'estomac montrent quelles modifications sans nombre peuvent résulter de leur combinaison. Aussi peut-on dire sans exagération qu'il n'y a pas deux cas d'ulcère de l'estomac qui se ressemblent exactement; et cela nous conduit à poser deux questions à propos du diagnostic de cette maladie : 1° quel est le minimum de symptômes qui nous donnera le droit d'affirmer l'existence de l'ulcère de l'estomac pendant la vie? 2° avec quelles maladies peut-on le confondre? Impossible de faire à la première question une réponse qui s'applique à chaque cas particulier. Je suis porté à croire qu'il ne faut nous prononcer formellement qu'autant que nous trouvons la réunion de tous les principaux symptômes décrits plus haut. En d'autres termes, si la douleur n'a pas les caractères indiqués, et ne s'accompagne pas de vomissements aussi pathognomoniques, s'il n'a pas été constaté d'hémorrhagies abondantes et répétées pendant le cours de la maladie, on n'est pas autorisé à admettre l'ulcère de l'estomac. On peut ainsi résumer la signification de ces symptômes : la date, la durée et la fréquence de la douleur sont des indices d'une lésion importante de la membrane muqueuse de l'estomac. Le vomissement prouve, en outre, que cette lésion accuse une grande irritation des centres nerveux en rapport avec l'organe. Quant à l'hémorrhagie, elle montre que la maladie est une de celles où il existe nécessairement une solution de continuité des parois de l'estomac.

Pourtant, si on s'attachait trop rigoureusement à cette règle de diagnostic, on pourrait laisser passer bien des cas d'ulcère de l'estomac, et commettre ainsi de graves erreurs en pratique. En fait, même quand il est impossible d'émettre une opinion bien précise, on peut souvent soupçonner que cette lésion est le point de départ des symptômes.

Ainsi, comme nous l'avons déjà dit, la douleur est susceptible de varier singulièrement dans ses manifestations. L'hémorrhagie faible échappe souvent au médecin et au malade; et même, quand celui-ci prend soin d'examiner les matières des selles ou des vomissements, ou quand le médecin en fait l'examen microscopique, l'irrégularité seule de cet accident peut faire qu'on échoue pendant des mois dans les recherches dont il est l'objet. De même, le vomissement semble quelquefois (quoique cela soit plus rare) avoir manqué pendant tout le cours de la maladie, ou avoir été remplacé par un simple phénomène de régurgitation après le repas.

Si on prend en considération les détails que nous venons d'exposer, on peut se rendre compte des cas anomaux d'ulcère de l'estomac. La lenteur de l'apparition des symptômes dans la majorité des cas, en explique l'absence dans quelques circonstances rares. Ce retard d'un ou de plusieurs symptômes enlève à notre diagnostic un de ses éléments, confond en une seule deux périodes de la maladie, ou en renverse l'ordre. Et comme la lésion peut être fatale à tout degré de son évolution, il est clair que le retard fortuit d'un symptôme, pendant le temps qui, d'ordinaire, le sépare des symptômes précédents, équivaut à son absence.

L'obscurité et l'incertitude des cas de cette nature montrent l'importance d'une connaissance parfaite du type de la maladie dans sa forme chronique. La pathologie de la lésion en général supplée ce qui peut manquer à la physionomie du cas particulier. Par-dessus tout, nous devons rappeler que notre premier devoir est d'être utile, et que des suppositions, fort éloignées de la précision d'un diagnostic certain, peuvent cependant avoir suffisamment d'importance pour nous fournir le plan complet du traitement. Supposons, par exemple, que nous soyons consultés par un malade affecté d'une dyspepsie ancienne très-douloureuse, ayant sérieusement compromis la santé générale. Ce malade présente de la douleur, une sensibilité vive à l'épigastre, une sensation pénible dans la région interscapulaire, augmentée ou provoquée par l'ingestion des aliments. Si, à l'examen, on reconnaît que c'est surtout l'ingestion des substances azotées, ou des liquides chauds, qui détermine cette douleur, qu'elle est influencée par le mouvement, le repos, l'attitude, nous pouvons songer sérieusement à la possibilité de l'ulcère de l'estomac. Ce soupçon, il est vrai, nous conduit à l'adoption d'un traitement spécial ; mais celui-ci n'est ni pénible ni dangereux, et quant au régime, tout dyspeptique l'accepterait volontiers. Ce n'est pas aller trop loin que de dire qu'en traitant ces individus comme atteints d'ulcère de l'estomac, nous pouvons parfois guérir ce qu'il nous est impossible de diagnostiquer.

Ces remarques s'appliqueront spécialement à ces symptômes, quand ils se manifesteront en même temps que l'aménorrhée, chez les femmes récemment arrivées à la puberté. Ici l'absence d'hémorrhagie et le peu d'attention qu'on prête aux symptômes de dyspepsie, rendent souvent obscurs des cas, où l'étude attentive de la maladie et l'examen de la région épigastrique, indiqueraient le danger imminent de mort par perforation de l'estomac.

La seconde question : « Avec quelles maladies l'ulcère de l'estomac peut-il être confondu ? » ne saurait être résolue qu'à l'aide d'un tableau de détails que nous ne voulons pas produire ici. La dyspepsie, l'inflammation chronique, le cancer de l'estomac, les maladies du duodénum, les calculs biliaires; les anévrysmes de l'abdomen, la tuberculisation mésentérique, et une foule de maladies trop nombreuses pour être mentionnées, tous ces états morbides présentent différents degrés d'analogie avec l'ulcère gastrique. Les symptômes si variables de cette lésion exposent le médecin à plus d'erreurs, que quand il s'agit des maladies qui intéressent d'autres organes.

Inutile de nous étendre davantage sur le diagnostic différentiel de la dyspepsie et de l'ulcère de l'estomac. Le plus souvent, ce diagnostic présente peu de difficultés. Cependant, parmi les formes multiples que peut affecter la dyspepsie, celle que j'appelle « sensibilité morbide de l'estomac » se rapproche singulièrement de l'ulcère, et peut donner lieu à des erreurs de diagnostic [1].

Parmi les autres maladies ci-dessus énumérées, nulle ne ressemble autant à l'ulcère que le cancer de l'estomac; et, dans aucun cas, il n'est aussi important de pouvoir se former une opinion positive. Enumérons donc, sans les discuter encore, les considérations sur lesquelles le diagnostic différentiel doit être fondé. La maladie cancéreuse affecte surtout les malades dans l'âge mûr et dans la vieillesse. Rarement les symptômes précèdent de plus de douze à dix-huit mois la mort du malade. Il existe une cachexie cancéreuse, et on voit la maladie frapper en même temps d'autres organes. Le plus souvent on trouve une tumeur dure, mais mobile à l'épigastre. La douleur est lancinante, elle se ma-

1. Voyez les remarques sur ce sujet dans le chapitre VI.

nifeste vers la fin de la digestion stomacale, plutôt que dans les instants qui suivent la déglutition. L'hémorrhagie est plus rare, et se montre plus tard. Le vomissement est aussi un symptôme tardif ; il dure rarement plusieurs mois, et le microscope fait voir dans les matières vomies des cellules cancéreuses. Cependant, à moins d'être bien net, aucun de ces symptômes n'a, à lui seul, une grande valeur ; car l'ulcère de l'estomac est fréquent dans l'âge mûr et dans la vieillesse. Il peut causer la mort en quelques jours ou en quelques semaines. La cachexie qui l'accompagne est souvent bien difficile à distinguer de la cachexie cancéreuse. Il y a en outre des symptômes de maladie pulmonaire, qui simulent assez bien le cancer secondaire des poumons. La lymphe qui fait adhérer l'estomac ulcéré au foie ou aux autres viscères peut former une tumeur, que révèle le palper abdominal. La douleur peut aussi être lancinante, et ne se produire que quelque temps après les repas. Comme dans le cancer, l'hémorrhagie peut être faible, et avoir l'apparence de « marc de café ». Tout invraisemblable que cela paraisse, il peut arriver, et il arrive en effet, que toutes ces conditions se réunissent parfois pour rendre le diagnostic très-obscur. J'ai moi-même rencontré un ou deux cas de cette espèce, où rien n'autorisait à se décider pour l'une ou l'autre maladie : une légère ulcération reconnue plusieurs mois avant la mort n'ayant jamais présenté de symptômes suffisants pour en établir la véritable nature.

## PATHOLOGIE.

J'ai déjà dit que la description ci-dessus des symptômes de l'ulcère de l'estomac a été tirée d'un grand nombre d'observations confirmées par l'autopsie. Les modifications qui se produisent pendant la marche de la maladie, ont été étudiées sur une série de pièces provenant des périodes successives de l'évolution morbide. Il nous reste à ajouter quelques détails touchant l'anatomie pathologique, détails qui nous donnent l'explication des symptômes, nous guident dans le traitement de la maladie, et nous fournissent des données du plus haut intérêt sur sa cause et son origine.

Quant à la *fréquence* de l'ulcère de l'estomac, cette lésion se montre de 2 à 13 fois sur cent; en moyenne, 5 fois sur cent autopsies d'individus ayant succombé à des maladies quelconques. La proportion la plus élevée paraît résulter des habitudes alcooliques, d'une part, ou de l'âge avancé des sujets.

*Sexe.* — Ainsi qu'on l'a pensé depuis longtemps, l'ulcère de l'estomac est plus fréquent chez la femme que chez l'homme, le rapport étant de 2 à 1.

*Age.* — En comparant le nombre d'ulcères de l'estomac trouvés aux différentes époques de la vie, avec le nombre de personnes d'un âge correspondant, existant en ce pays, il semble que, pour un individu donné, la probabilité de cette maladie s'élève graduellement depuis un minimum représenté par *zéro* à l'âge de dix ans, jusqu'à une proportion élevée, qui se maintient pendant toute la durée moyenne de la vie, pour s'élever encore à la fin de cette période, et atteindre son maximum vers l'âge extrême de quatre-vingt-dix ans. D'où nous pouvons conclure que l'ulcère de l'estomac est une maladie qui frappe particulièrement, sinon exclusivement, l'âge mûr et la vieillesse.

Le *siége* de l'ulcère peut être déduit du tableau suivant. On a trouvé cette lésion 43 fois sur 100 à la face postérieure; 27 fois à la petite courbure; 16 fois à l'extrémité pylorique; 6 fois occupant également la face antérieure et la face postérieure, souvent dans des points opposés; 5 fois, à la face antérieure seulement; 2 fois à la grande courbure, et 2 fois dans la tubérosité cardiaque. Ainsi, 86 fois sur cent, l'ulcère siége à la face postérieure, à la petite courbure, ou au cul-de-sac du pylore, parties de l'estomac dont l'ensemble forme un segment moindre que la moitié de la surface totale de l'organe. Chaque portion de ce segment est donc à peu près cinq fois plus exposée à devenir le siége de la lésion, que l'autre segment, formé par le cul-de-sac cardiaque, la face antérieure et la grande courbure.

Comme *étendue*, l'ulcère est rarement plus petit qu'une pièce de *fourpenny* [1] et plus grand qu'une *couronne* [2]. Mais il est impossible d'assigner des limites plus précises. Ainsi un ulcère grand comme un pois peut donner lieu à tous les signes de la lésion, et amener la mort par hématémèse ou perforation. Réciproquement un ulcère peut acquérir graduellement un diamètre de cinq à six pouces (de 12 à 15 centimètres), c'est-à-dire occuper le huitième ou le neuvième de la surface totale de la muqueuse gastrique.

La *forme* de l'ulcère est d'ordinaire circulaire ou ovale.

1 Pièce de monnaie qui a environ le même diamètre qu'une pièce de cinquante centimes

2. Pièce de la grandeur de la pièce de cinq francs (argent)

[*Notes du traducteur.*]

Mais souvent il est oblong, et son grand diamètre est ou parallèle ou perpendiculaire à l'axe de l'organe; quelquefois on le voit entourer comme d'une zone, la valvule pylorique ou le cul-de-sac du pylore. Ces configurations irrégulières tiennent évidemment à la fusion de deux ou de plusieurs ulcères, par l'envahissement progressif de leurs bords.

Quant au *nombre*, on rencontre deux ulcères au moins, 1 fois sur 5, ou environ 21 fois sur 100. Sur 97 cas d'ulcères multiples (correspondant à 463 observations), 57 présentaient deux ulcères; 16 en présentaient 3, et sur les 24 restants, 3 cas offraient 4 ulcérations; dans 2 cas on trouvait chaque fois 5 ulcères; enfin, dans 4 autres, on pouvait en supposer un plus grand nombre encore.

Les *bords* de l'ulcère. — L'aspect des tissus, autour et dans la profondeur de l'ulcère, n'est pas sujet à moins de variétés. Quelquefois il n'y a que peu ou pas de traces d'inflammation dans le voisinage de la lésion, formée uniquement par la destruction de la muqueuse, dans un espace circulaire qui présente une dépression peu profonde, dont la base est unie. les bords tranchants, à pic, formés comme à l'emporte-pièce. Dans d'autres cas, qui semblent les plus fréquents, la membrane muqueuse est gonflée sur les bords de l'ulcère et semble soulevée au-dessus du niveau de la muqueuse environnante. L'examen microscopique montre que cet épaississement, accompagné d'induration, tient à une exsudation de lymphe dans le tissu aréolaire sous-muqueux, d'où résulte une réaction inflammatoire légère, mais appréciable, très-voisine, quant à sa nature, de l'inflammation adhésive du péritoine, dont nous parlerons plus bas.

Dans beaucoup de cas, le gonflement et l'induration sont plus considérables, et la muqueuse dans l'étendue d'un demi-pouce, un pouce ou plus, est transformée en une masse d'un brun foncé qui, quelquefois, a été prise pour du cancer. Pourtant il est rare que le doute subsiste après un examen attentif. Dans les cas les mieux caractérisés, l'épaississement des parois de l'estomac est peu notable. L'exsudation, cause de cet épaississement, est souvent limitée à la muqueuse, et au tissu cellulaire sous-jacent; elle est formée de fibres, où il est d'ordinaire très-difficile de trouver des traces des cellules primitives. Aussi cette nouvelle substance n'a pas la structure du dépôt cancéreux; elle n'a pas non plus le même siége (*voyez* le chap. IV). La membrane muqueuse elle-même, bien qu'épaissie, reste saine; très-souvent elle semble n'être qu'un peu hypertrophiée. Enfin les antécédents permettent de se former une opinion sur la maladie, avant l'examen de la lésion.

Tout cela explique les degrés si divers que présente la réaction inflammatoire dont nous avons parlé. Ainsi qu'on peut s'y attendre, l'ulcère simple, taillé à l'emporte-pièce, est d'ordinaire une lésion minime ou récente, ou bien il existe chez un sujet faible, cachectique, ou chlorotique, s'il s'agit d'une femme. Le maximum d'épaississement se rencontre dans les cas où existent les conditions favorables à l'inflammation adhésive, de la surface extérieure de l'estomac, et surtout avec un ulcère ancien et étendu. Cependant on le constate souvent chez des sujets entre vingt et vingt-cinq ans : fait en rapport, non avec la durée ou les dimensions de l'ulcère, mais avec l'intensité de la réaction à cet âge.

Ces variétés de grandeur, de forme, d'aspect et de nombre, font voir avec quelles restrictions nous devons adopter la nomenclature usitée dans les traités de médecine. On désigne généralement la maladie sous le nom d'*ulcère* — souvent d'*ulcère simple* ou d'*ulcère chronique*, ou *perforant* de l'estomac.

Quant au mot *ulcère*, il faut s'en servir avec certaines réserves. La comparaison d'un grand nombre de pièces m'a démontré péremptoirement qu'il n'y a pas de différence spécifique en pathologie entre « l'ulcère et l'ulcération » de l'estomac, et que tous les caractères distinctifs qu'une description minutieuse pourrait leur assigner, se rapprochent les uns des autres par des nuances infinies. Il est vrai que des ulcérations nombreuses et étendues résultant d'un travail rapidement destructeur, se voient rarement avec les caractères qui impliquent une certaine durée de la maladie; qu'elles ne présentent pas de bords élevés, durs; qu'elles n'intéressent pas les vaisseaux volumineux, ou l'épaisseur tout entière des parois de l'estomac, Mais, au point de vue pratique, tout cela se résout en ce fait bien connu : — à savoir que ces lésions détruisent une fraction tellement considérable d'un organe essentiel à la nutrition et à la vie, que le malade succombe avant d'avoir eu le temps de présenter des signes de réaction, ou échappe par sa prostration même au travail inflammatoire. Chacun de ces termes auxquels nous avons fait allusion plus haut est un exemple de la règle : « *lucus a non lucendo* ». Bien que la lésion soit appelée *l'*ulcère, elle n'est ni unique ni définie, quant à sa nature et à son origine ; souvent elle est multiple. Quoique appelée l'ulcère *simple*, ses caractères résultent le plus souvent d'un travail double, d'absorption et de réaction; ce dernier étant, dans certains cas, indépendant du premier. Malgré son nom d'ulcère *chronique*, la marche est quelquefois si rapide, que l'estomac est perforé, et la vie détruite en quelques jours. Enfin, l'ulcère, bien que dit « *perforant* », ne présente pas, une fois sur huit, le phénomène de la perforation.

La *base* de l'ulcère, tant qu'elle est formée par les tissus de l'estomac, offre les mêmes caractères que les bords. Elle doit sa consistance et sa dureté ordinaires, en partie à la densité des tissus aréolaire et musculaire de l'organe, en partie à leur condensation, sous l'influence de l'infiltration de liquide et de l'exsudation de lymphe, consécutives à l'inflammation. Dans d'autres cas assez fréquents, où on ne constate aucune réaction inflammatoire, la marche de l'ulcération est indiquée par l'aspect même de la base de l'ulcère, laquelle est molle, comme gélatineuse. On y trouve parfois des flocons de tissu mortifié, que leurs dimensions nous portent à considérer comme des escarres[1].

Mais, puisque l'ulcère commençant dans la muqueuse, s'étend dans les tuniques de l'estomac, en augmentant de profondeur et d'étendue, sa base et ses bords sont nécessairement sujets à des modifications continuelles. Pourtant la façon dont les différents tissus de l'estomac sont attaqués est si caractéristique, qu'il y a peu de variété dans la forme de l'ulcère, tant qu'il n'y a pas perforation.

Toute la profondeur de l'ulcère forme un cône, dont la base est sur la face interne libre de l'estomac, et dont le sommet se dirige vers la face péritonéale. Dans l'épaisseur de la muqueuse, le bord qui forme la limite latérale de l'ulcère, est uni, tranchant, vertical. Dans le tissu aréolaire sous-

1 Toutefois, il se peut que ces lésions soient en partie le résultat d'une digestion *post mortem* des tissus ulcérés par le suc gastrique.

muqueux, il se transforme en un cercle plus petit et moins régulier. De même, l'ouverture de plus en plus étroite, par laquelle l'ulcère pénètre dans la tunique musculaire sous-jacente, n'est plus guère représentée, quand il arrive au péritoine, que par un point correspondant au centre du cône formé par l'ulcère. Et c'est dans ce point que la perforation a lieu, généralement par suite de la rupture et de la chute de l'escarre jaunâtre du tissu péritonéal, chute qui entraîne le passage dans la cavité abdominale du contenu de l'estomac.

Il est évident que l'augmentation progressive de la profondeur de l'ulcère amènerait toujours la perforation de l'estomac. Mais cet accident est le plus souvent empêché ou différé par la production d'adhérences, qui réunissent cet organe aux tissus voisins. Le péritoine, couvrant alors la base de l'ulcère, devient le siége d'une inflammation; sa face épithéliale, si unie dans l'état normal, prend un aspect rugueux, et il s'y fait une exsudation de lymphe coagulable, qui bientôt le fixe et l'unit à la surface séreuse adjacente des viscères avec lesquels il se trouve en contact.

La fréquence de ce phénomène correspond à la durée de la maladie, durée dont cette inflammation adhésive peut être regardée également comme cause et comme effet. Mes propres observations me permettent de confirmer celles de Jaksch, qui a trouvé 22 fois ces adhérences sur 57 cas d'ulcère, ce qui fait environ 40 fois sur cent. Le siége de ces adhérences, les viscères avec lesquels elles se faisaient, indiquaient un rapport assez net avec les parties de l'estomac, que nous avons vues être le plus fréquemment atteintes d'ulcération. Ainsi, sur ces 22 cas d'adhérences, on trouvait 15 fois le pancréas réuni avec la face postérieure, ou la petite courbure de l'organe; dans 5 cas, le pylore ou la petite courbure étaient adhérents au foie ; ces mêmes parties adhéraient une fois au mésentère ; une fois, à la rate.

Mais une autre cause a encore une grande influence sur la formation de ces adhérences, à savoir : le mouvement de l'estomac sur les surfaces avec lesquelles il est en contact. C'est là seulement ce qui peut nous expliquer la rareté des adhérences de la face antérieure de l'estomac à la paroi abdominale, bien que l'ulcère siége fréquemment en ce point, et que là, il ait une tendance extrême à la perforation. Il est intéressant de remarquer que du siége de l'ulcère dérive non-seulement l'existence des adhérences, mais aussi leur structure, et leur influence favorable pour prévenir la perforation. Les adhérences qui occupent l'épiploon ne consistent presque jamais que dans un épaississement du mince tissu fibreux du péritoine, par un dépôt interstitiel de lymphe inflammatoire : loin de prévenir la perforation, elles se déchirent au moindre mouvement, ou au moindre choc, comme ceux qui résultent de la toux ou de l'éternument, quand l'estomac est en même temps quelque peu distendu. Les adhérences de la face antérieure sont souvent de simples filets de lymphe à peine organisée, et qui, par l'effet des mouvements continuels de l'estomac, ont pris l'apparence d'un grossier enchevêtrement de fibres présentant des interstices de grandeur variable. Au contraire, les adhérences en masse, qui unissent l'estomac au foie ou au pancréas, sont formées d'un tissu fibreux dense, qui éloigne pour ainsi dire tout danger de perforation.

La *durée* de la lésion est très-variable. Il est plus facile de la déterminer par les symptômes observés pendant la vie que par les données de l'autopsie. Cependant celles-ci ne sont pas sans utilité. Ainsi, si on trouve une ulcération large, peu profonde, d'une forme irrégulière, sans signes d'adhérences a la face péritonéale, sans élévation ou épaississements des bords de la muqueuse, il y a tout lieu de croire qu'elle est de date récente. Réciproquement, la présence d'adhérences et l'épaississement des bords de l'ulcère, ou la forme exactement circulaire, montrent que le travail de destruction a débuté déjà depuis un certain temps. Nous pouvons à peine faire allusion ici aux renseignements fournis par les symptômes; cependant, nous dirons qu'il faut se garder d'attribuer à un ulcère une durée trop considérable. en raison de la possibilité d'une récidive. En fait, il ne faut rien moins que la continuité régulière des symptômes pendant de longues années, pour nous donner le droit de déclarer qu'un ulcère est resté ouvert pendant tout ce temps. De même, si les symptomes de l'ulcère n'ont pas éclaté subitement, s'ils n'ont pas été très-accusés et très-persistants, il est probable que la lésion existait avant l'apparition des premiers symptômes pour lesquels on a appelé le médecin.

Même avec ces réserves, la durée de la maladie peut être considérable. Dans des cas certainement exceptionnels, la lésion a amené la mort en quelques jours (par exemple en dix jours), en général par perforation, quelquefois par l'épuisement consécutif au vomissement, rarement par hémorrhagie. Mais, dans la majorité des cas, une période de plusieurs semaines ou de plusieurs mois précède la terminaison fatale. Cette période peut même s'étendre à plusieurs années. Ainsi, parmi les faits de ce genre) peut-être des exemples de récidive , mais bien plus probablement des ulcérations restées continuellement ouvertes), je trouve dans mes notes un cas dont la durée est de trente-cinq ans, deux autres de trente ans, trois ou quatre de vingt ans, quatre ou cinq de quinze ans, et plusieurs qui ont persisté dix, sept, cinq et quatre années.

La *guérison* de ces ulcères par un travail de cicatrisation semble être bien plus fréquente qu'on ne le suppose. Les observations nécroscopiques de Dittrich, Jaksch, Willigk et Dahlerup, nous montrent un total de 147 cicatrices et 156 ulcères, par conséquent en proportion à peu près égale. A ces résultats, on objecte que ces prétendues cicatrices pourraient bien n'avoir été que de simples épaississements de la muqueuse, ou des dépôts fibreux dans le tissu aréolaire sous-muqueux. D'autre part, on peut répondre que bien des fois des cicatrices de petite dimension de la muqueuse stomacale ont dû échapper à des observateurs moins habiles que ceux que nous venons de nommer.

La cicatrice, qui atteste la guérison de l'ulcère, est donc, à tout prendre, à peu près aussi fréquemment observée que l'ulcère lui-même. En d'autres termes, dans la moitié des cas de cette maladie, on trouve la trace d'une guérison probablement spontanée.

Les détails précis du travail de cicatrisation varient avec l'importance de la destruction qui l'a précédé. Quand il s'agit d'une lésion peu étendue, quand l'ulcération n'a pas été au delà de la membrane muqueuse, la cicatrice n'est souvent qu'une simple condensation, et qu'un épaississement du tissu aréolaire sous-muqueux, et (comme la cicatrice typhoïde) elle ressemble exactement par son contour à l'ulcère qu'elle a terminé. Mais, dans la majorité des cas, sa forme est plus caractéristique. La contraction graduelle de la lymphe déposée à la base de l'ulcère la convertit en une masse centrale, dure, épaisse, d'où semblent rayonner, vers les tissus sains, des appendices en forme de cordes. La tension qui résulte de cette contraction plisse les tissus voisins eux-mêmes. Quand la perte de substance a été considérable, la cicatrice amène des changements notables dans la forme et la capacité de l'estomac. Alors la cicatrice correspond au point où existe la constriction de l'organe, qui se rapproche plus ou moins de la forme d'un sablier. Dans les cas extrêmes, la constriction produit une occlusion complète, qui empêche le passage des aliments, et produit peu à peu une hypertrophie considérable, et une dilatation extrême du segment de l'estomac situé en arrière de l'obstruction. Cependant cela est assez rare[1].

Les cicatrices qui modifient ainsi le calibre et la forme de l'estomac sont généralement celles des ulcères considérables, restés longtemps ouverts, avant que commence le travail de guérison. Aussi rencontre-t-on en même temps des adhérences de l'estomac aux organes voisins, circonstance qui, par elle-même, aggrave les dangers de la constriction de l'estomac, en gênant notablement la contraction des parois musculaires, ct en contribuant à changer la forme de l'organe. Le plus souvent alors, le tissu formant les adhérences est si intimement uni avec celui de la cicatrice elle-même, qu'il cst impossible de distinguer l'un de l'autre. Ils sont tous deux formés de la même substance: ce sont des tissus fibreux, dont les éléments n'atteignent jamais le développement du tissu fibreux blanc ordinaire.

1. D'après mes observations, je serais disposé à admettre que cela n'arrive qu'une fois sur 200 cas d'ulcère, ou une fois sur 100 exemples de cicatrices.

Dans quelques cas, l'ulcère donne lieu à une dilatation spéciale et à un épaississement de l'extrémité pylorique de l'estomac, qui forme alors une sorte de large poche, facile à reconnaître pendant la vie, à travers la paroi abdominale. Il est impossible de donner une description générale, commune à tous ces cas, moins encore une explication qui s'applique à tous. Mais il est probable que l'accumulation des aliments dans l'estomac, cause immédiate de la dilatation et de l'épaississement des parois de l'organe, doit être surtout attribuée à une absence partielle de contraction musculaire, déterminée elle-même par la destruction des tissus ulcérés. Sans entrer dans tous les détails de l'origine de ces dilatations, disons seulement qu'elles présentent deux phénomènes, que nous retrouvons dans d'autres maladies de l'estomac. Ainsi la constriction déterminée par la contraction de la cicatrice de l'ulcère donne lieu en général à une obstruction, qui se complique d'hypertrophie et de dilatation, analogues à celles qui accompagnent le squirrhe du pylore. Mais il arrive parfois que, sans constriction ni obstruction mécaniques, nous trouvons une dilatation, une hypertrophie localisées, n'intéressant absolument que le sac pylorique, et correspondant exactement, vers le pylore, à une destruction insolite des parois gastriques, à une division complète de la tunique musculaire, ou à une perforation du tissu aréolaire sous-muqueux, avec une sorte de pont formé par la muqueuse au-dessus de ce tissu, d'où résulte un passage anomal pour les aliments ; et dès lors l'orifice naturel de l'organe, cessant de fonctionner, s'atrophie. A des cas de ce genre (dont quelques-uns offrent dans leurs effets une curieuse analogie avec les ravages causés par l'anévrysme disséquant) j'appliquerais surtout l'hypothèse ci-dessus, attribuant la dilatation et l'hypertrophie a une gêne ou a une absence complète de mouvement péristaltique, bien plutôt qu'a une occlusion, qui semble inadmissible dans l'état où nous trouvons le segment ulcéré. Lorsqu'il y a destruction réelle du tissu musculaire, il se passe quelque chose d'analogue (dans les points où existe cette destruction) à ces faits curieux de dilatation de l'estomac, où l'on ne trouve que peu ou point d'hypertrophie, mais une extrême atonic musculaire, cause de la dilatation, et bien souvent effet de quelque maladie du système nerveux. En d'autres termes, l'hypertrophie et la dilatation peuvent non-seulement résulter de la destruction des parois du tube digestif, ou d'une obstruction de sa cavité ; mais la simple paralysie d'un segment quelconque du canal alimentaire en amène la dilatation, et l'hypertrophie de la partie saine située immédiatement en arrière. Ainsi, au point de vue de l'anatomie pathologique, la non-occlusion du canal n'implique pas l'absence d'un obstacle mécanique, puisque cet obstacle peut résulter du simple défaut de contraction. Toute interruption du mouvement péristaltique est *pro tanto* une obstruction ; et si elle n'est pas compensée par l'hypertrophie, elle amène une dilatation par suite de l'accumulation et de la distension, que l'arrivée continuelle de matériaux nouveaux dans l'estomac ou dans l'intestin produit inévitablement au-dessus du siége de l'occlusion. (Comparez les remarques sur la dilatation dans le chapitre V.)

Il y a encore d'autres complications des adhérences et de la cicatrisation dont nous ne dirons qu'un mot. Dans quelques cas, la surface d'un large ulcère se répare complétement, tandis que ses adhérences nombreuses et solides à la paroi voisine de l'abdomen semblent prévenir la contraction complète de la cicatrice. Ici (comme dans les plaies avec adhérence de l'estomac, entraînant une perte de substance très-considérable), la membrane muqueuse se renverse dans la dépression ou le trou formé par la cicatrice, et se trouve ainsi en contact permanent avec la base de l'ulcère [1]. Quand les adhérences sont plus faibles, moins volumineuses, elles sont souvent entraînées [2] par la traction constante qu'exerce l'estomac, et il en résulte une sorte de tube assez court, en forme d'entonnoir, qui est tapissé par la surface lisse quasi-séreuse de la cicatrice.

*Perforation.* — Nous avons déjà fait allusion à la variété la plus simple et la plus fréquente de perforation, qui n'est qu'une simple extension du travail ulcératif au péritoine, suivi de la chute ou de la rupture de cette membrane délicate, puis de l'effusion du contenu de l'estomac dans la cavité péritonéale, d'où une péritonite fatale. Mais avant d'étudier les modifications de ce phénomène qui offrent assez d'intérêt pour mériter d'être brièvement indiquées, nous devons présenter quelques considérations sur l'accident qui reçoit en général le nom de « perforation » [3].

Voici à peu près quelle a été la symptomatologie dans les cas de ce genre. Une personne, le plus souvent une

1. Il n'est pas impossible que le frottement de ces deux surfaces ne favorise la récidive de l'ulcération, qui semble assez fréquente dans ces circonstances.

2. Sorte d'allongement qu'on retrouve encore dans les adhérences péritonéales des autres organes abdominaux.

3. Pour éviter tout malentendu, j'emploie le terme « perforation » dans son sens ordinaire, savoir : une rupture des parois de l'estomac, qui permet au contenu de l'organe de se répandre dans la cavité péritonéale. Si on voulait être absolument exact, il faudrait appliquer le terme « perforation » à tous les cas où il y a eu rupture des parois, quand bien même l'adhérence d'un viscère quelconque ou une exsudation viendrait à empêcher les conséquences ordinaires de cette solution de continuité.

femme jeune et bien portante en apparence, d'autres fois une femme dyspeptique ou chlorotique depuis quelque temps, éprouve tout à coup, à la suite d'un repas, une douleur atroce dans l'abdomen, puis tous les symptômes d'une péritonite rapidement fatale. Ce passage rapide d'une santé apparente à une souffrance horrible et à la mort éveille singulièrement l'attention, et quelquefois fait naître le soupçon d'un empoisonnement.

L'intérêt offert par des observations de ce genre a donné lieu à des hypothèses nombreuses sur la nature et la cause des faits observés; ces observations n'avaient pas été recueillies et examinées avec assez de rigueur pour qu'on fût en droit de tirer de toutes leurs parties des conclusions rigoureuses. Mais, il y a quatre ans, j'ai réuni et rapproché 234 exemples de cette perforation. L'étude de ces différents cas m'autorise à admettre les propositions suivantes.

Quant à la *fréquence* de la perforation dans le cours de l'ulcère de l'estomac, c'est un phénomène tellement exceptionnel, qu'on ne rencontre pas plus de 1 cas sur 7 à 8 de cette maladie (1 sur 7,45 = 13,4 sur 100), qui se termine de cette façon.

Le *sexe* présente à ce point de vue les mêmes proportions que pour l'ulcère en général. Dans mes 234 observations, on trouve la perforation chez 160 femmes et 74 hommes, c'est-à-dire à peu près le rapport de 2 à 1.

Pour l'*âge* cependant, il y a un contraste remarquable entre l'ulcère perforant et l'ulcère en général. Ce dernier se montre surtout à l'âge moyen et avancé de la vie, avec une fréquence graduellement croissante, jusqu'à la limite de la vie humaine. L'ulcère perforant, au contraire, s'observe à une autre période de la vie, et à un âge bien différent, suivant le sexe.

L'analyse attentive de ces observations et de l'âge des malades nous conduit aux conclusions qui suivent[1].

La perforation atteint les deux sexes dans une proportion presque égale, si on considère toute la durée de la vie.

Les deux sexes sont de moins en moins exposés à la perforation, à mesure que la vie s'avance, bien que la probabilité de l'ulcère devienne de plus en plus grande. Tel est l'ordre inverse de ces deux séries de probabilités, que le danger de la perforation ulcéreuse de l'estomac diminue de moitié de trente à soixante-dix ans, tandis que la probabilité de l'ulcère gastrique devient deux fois plus grande.

Mais il y a une grande différence dans l'époque de la vie où existe le danger de la perforation, suivant le sexe du malade.

Chez la femme, la moitié des cas de perforation s'observe entre 14 et 30 ans; un tiers dans les six années, comprises entre 14 et 20 ans. Chez l'homme, la proportion va en augmentant constamment jusqu'à 50 ans, et ne diminue que fort peu jusqu'à 70. Aussi l'âge moyen du sujet de la perforation varie-t-il également dans les deux sexes: — 27 ans chez la femme, et 42 chez l'homme.

Cette remarquable disposition à la perforation, à cette époque de la vie de la femme, fait supposer qu'elle est en rapport plus ou moins immédiat avec les phénomènes physiologiques de cette période. Mais la proportion des femmes plus âgées et des hommes qui succombent à cet accident, démontre qu'il ne peut être attribué à cette cause, conclusion à laquelle nous conduisent également les détails de nos

1. On peut trouver les détails de cette analyse dans le *British and Foreign medico-chirurgical Review*, janvier 1856, et dans la monographie déjà citée.

observations. Certaines femmes, en effet, n'étaient point encore arrivées à la puberté, d'autres étaient menstruées régulièrement, ou trop abondamment, et enfin une des observations les plus concluantes fut celle d'une personne, supposée du sexe féminin, mais chez laquelle l'autopsie fit découvrir l'absence d'ovaires, et qui par conséquent n'avait pu présenter ni menstruation, ni désordre de cette fonction.

Quelques rapports qu'aient entre eux les différents symptômes de ces observations ; bien qu'il soit aisé d'en former un groupe spécial d'après l'âge, le sexe, et le danger de la perforation, rien jusqu'à présent ne nous donne le droit d'y voir une espèce pathologique distincte. Au contraire, il y a tout lieu d'affirmer que chez la plupart des femmes atteintes à cette période de la vie, la lésion présente précisément la même origine, la même marche, la même terminaison et les mêmes caractères à l'autopsie, que l'on trouverait chez toute autre personne, jeune ou vieille, de l'un ou de l'autre sexe.

Il y a peu d'intérêt à remarquer les âges extrêmes (maximum et minimum) où l'on constate la perforation. Le sujet le plus vieux que j'ai vue atteint de cette lésion était un homme de quatre-vingt-deux ans; les plus jeunes étaient une fille de huit ans, et un garçon de neuf ans.

Quant au *siége* de l'ulcère perforant, la comparaison d'un grand nombre d'ulcères perforants et non perforants prouve que cette circonstance a une influence notable sur l'accident de la perforation. En effet, bien que la face postérieure de l'estomac soit le siége le plus fréquent de l'ulcère, c'est le point où la perforation arrive le plus rarement; et réciproquement la face antérieure, quoique très-exceptionnellement le siége de l'ulcère, présente le plus souvent la perforation. S'il faut s'en rapporter aux observations que nous avons analysées, il semblerait que le rapport des cas de perforation aux cas d'ulcères fût tel, que sur 100 ulcères situés comme il va être dit, la perforation se produit : sur la face antérieure, environ deux fois; dans le sac pylorique, 10 fois; au milieu de l'organe, 13 fois; à la petite courbure, 18 fois; sur la face antérieure et postérieure en même temps, 28 fois; à l'extrémité cardiaque, 40 fois; à la face antérieure, 85 fois. En d'autres termes, à la face postérieure la probabilité est de 60 contre 1 contre la perforation; à la face antérieure, de 6 contre 1 pour la perforation, c'est-à-dire que la face antérieure est 50 fois plus exposée. Nous avons déjà indiqué (page 188) le rapport entre le siége de l'ulcère, l'existence des adhérences et la nature des tissus qui les forment.

Notons l'anomalie qui résulte du tableau ci-dessus : à savoir que si l'ulcère de la face antérieure présente la perforation 85 fois sur 100, le double ulcère de la face antérieure et postérieure ne la présente que 28 fois sur 100, ou moins du tiers de cette proportion. Or nous ne pouvons guère supposer que la tendance ordinaire de la face antérieure à la perforation soit diminuée à un tel degré, par l'existence d'un autre ulcère sur la face postérieure. Il ne nous reste donc qu'à conjecturer quelque différence d'origine ou de nature, dans le travail ulcératif, qui produit l'ulcère de la face antérieure. Ce fait curieux que les deux surfaces ulcérées étaient souvent en exacte correspondance, vient à l'appui de cette hypothèse, et permet de penser que quelquefois l'ulcère de la face antérieure a été précédé et produit par celui de la face postérieure : le contact perpétuel des deux faces opposées de l'estomac, déterminant une ulcération secondaire, tout comme un semblable contact avec l'ulcère primitif, amène souvent l'ulcération et la suppuration du foie, du pancréas et de la rate. Dès lors rien d'étonnant que cette ulcération secondaire soit moins active, moins intense, et expose moins à la perforation.

L'âge auquel la perforation se produit semble sans aucun rapport avec le siége de l'ulcère; la moyenne d'âge dans 67 cas d'ulcère perforant de la face antérieure de l'estomac, étant exactement la même que dans l'ulcère perforant en général, dans chacun des deux sexes. (*Voyez* p. 195.)

Quant à l'influence du sexe sur la situation de l'ulcère perforant, il semblerait que, sur la face antérieure de l'estomac, la lésion fût deux fois plus fréquente; sur l'extrémité cardiaque cinq fois plus fréquente chez la femme que chez l'homme; tandis que chez celui-ci, la perforation de l'extrémité pylorique est trois ou quatre fois plus fréquente que chez la femme.

Il n'est pas douteux que la cause immédiate de la perforation soit en général une tension mécanique quelconque, ayant pour effet de rompre cette mince pellicule à laquelle l'ulcère a déjà réduit les tuniques de l'estomac. En effet, dans la plupart des cas, l'accident se produit immédiatement après un repas, c'est-à-dire dans l'état de distension de l'estomac. Quelquefois, mais plus rarement, nous trouvons des preuves de l'intervention d'autres agents mécaniques. Ainsi, la perforation s'est montrée pendant l'acte du vomissement; ou bien elle est résultée de la pression des parois abdominales sur l'estomac, pendant la défécation; de la rupture d'une faible adhérence de l'épiploon à la paroi antérieure de l'estomac, pendant l'éternuement; elle a été amenée par une constriction subite de la taille par une ceinture très-serrée; par les cahots d'une voiture, par le déplacement d'une sorte de tampon formé par une adhérence de l'épiploon en contact avec l'extérieur de l'ulcère.

La perforation complète des parois de l'estomac s'accompagne généralement d'une effusion subite plus ou moins considérable du contenu de l'organe dans la cavité abdominale. Mais l'étendue et l'importance de cette effusion sont susceptibles d'une grande variété. On rapporte plusieurs cas dans lesquels l'accident n'a donné lieu à aucun des symptômes ordinaires, et n'a laissé à sa suite aucune trace de péritonite visible à l'autopsie. Dans quelques-uns de ces cas, il semble douteux que la perforation ait été complète pendant la vie; peut-être l'ouverture constatée a-t-elle été produite après la mort, par l'action dissolvante du suc gastrique sur le feuillet péritonéal formant la base de l'ulcère. D'autres fois l'anomalie semble s'expliquer par l'état du malade, trop épuisé pour la manifestation des symptômes; la perforation s'étant faite pendant l'agonie amenée par les progrès de l'ulcère, ou de toute autre maladie indépendante. Dans des cas non moins rares, l'estomac semble avoir été maintenu par la pression musculaire (*voyez* page 69) dans un rapport si étroit avec la paroi abdominale, que son contenu n'a pu s'échapper, sauf une petite quantité d'un liquide clair, qui a pour ainsi dire filtré entre les surfaces en contact, et déterminé une péritonite fatale.

Dans d'autres circonstances, l'épanchement du contenu de l'estomac ne dépasse pas le voisinage immédiat du point perforé; et l'inflammation qu'il détermine, étant également limitée, peut être regardée comme une péritonite partielle. Il est clair que la terminaison fatale est ici moins rapide, que lorsqu'une plus grande surface de la séreuse est atteinte par la phlegmasie. Mais le malade survit souvent aux premiers effets de l'accident, pour succomber à l'influence combinée de la péritonite et de l'épuisement. Quelquefois on voit se produire un résultat différent : la partie de la cavité péritonéale circonscrite par l'inflammation, continue à suppurer, et se convertit peu à peu en un abcès chronique, dont le contenu finit par se frayer une voie à l'extérieur. Il y a environ une vingtaine d'observations de cette espèce. L'âge et le sexe notés présentent précisément les moyennes, que nous avons déjà déduites de l'accident de perforation en général. Il est presque aussi facile de résumer les autres caractères que présentent ces faits.

Ainsi que nous l'avons indiqué, la localisation de l'inflammation paraît due à l'étendue limitée de l'épanchement, qui en détermine pour ainsi dire la mesure. Mais comment expliquer la non-extension de l'épanchement? Quelquefois il y a évidemment eu un dépôt de lymphe produit par l'inflammation adhésive autour de l'ulcère, avant sa perforation. Tantôt l'épiploon forme une mince cloison, qui limite la partie inférieure du sac ; quelquefois le colon transverse ou un repli de quelque autre partie du canal intestinal forme une barrière plus ou moins résistante; ou bien encore l'ouverture du péritoine est tellement étroite, qu'elle ne laisse filtrer que quelques gouttes de liquide, qui s'étalent très-lentement sur les côtés. Dans tous les cas, le contact de l'estomac avec la paroi abdominale, favorisé par la pression musculaire, est encore assuré par la distension et l'immobilité que détermine la péritonite[1], puis par une rapide effusion de lymphe. Ces conditions empêchent la lésion de s'étendre au delà de ces limites, où les causes mécaniques ci-dessus le retiennent.

1. Comp. p. 90.

L'ouverture de l'ulcère de l'estomac dans la poitrine a généralement lieu aussi par l'intermédiaire d'un abcès ; plus rarement par une poussée nouvelle, ou l'extension du travail d'ulcération, qui détruit les adhérences formées entre l'estomac et le diaphragme. Quelquefois la pénétration de cette cloison a été suivie d'une suffocation immédiate ; mais le plus souvent, la terminaison fatale est précédée par un intervalle de temps, pendant lequel se déclare la gangrène du poumon ou toute autre lésion de cet organe. Il est rare que l'ulcère pénètre dans le péricarde.

La communication de l'estomac atteint d'ulcère avec l'extérieur de l'abdomen par une ouverture fistuleuse, semble, dans la plupart des cas notés [1], avoir été le résultat d'un abcès qui est venu faire saillie et s'est ouvert tout comme un abcès du foie [2]. La fistule stomacale, une fois établie, amène la mort par épuisement, ou, ce qui est plus fréquent, s'oblitère peu à peu, absolument comme la fistule artificielle que l'on fait à des animaux pour des expériences physiologiques. Par suite de cette oblitération, l'adhérence de l'estomac à la paroi antérieure de l'abdomen prend quelquefois l'aspect d'une corde fibreuse, enveloppant une cavité en forme d'entonnoir, qui se continue avec la face interne de l'estomac par sa base élargie, et que tapisse une membrane lisse ressemblant à une séreuse.

La communication de l'estomac avec d'autres parties du

1. Je ne me rappelle pas avoir rencontré plus de six à huit exemples bien certains de cet accident.

2 Dans un cas de ce genre, fatalement terminé par une hématémèse, l'abcès situé en avant de l'estomac communiquait avec une cavité en suppuration formée dans le tissu aréolaire du muscle droit de l'abdomen.

tube digestif, par suite de la marche de l'ulcère, se montre souvent, indépendamment de tout abcès. La partie ulcérée de l'estomac s'attache, au moyen de la lymphe, à quelque segment de l'intestin avec lequel elle est en contact, et une simple extension du travail d'ulcération détruit les tuniques de l'estomac, la lymphe, et les enveloppes intestinales, au point où avait eu lieu l'adhérence. Quant au siége de ces ouvertures anomales, on cite un ou deux cas, où l'estomac s'est ouvert dans le segment voisin du duodénum ; dans dix autres observations, la communication s'est faite entre l'estomac et le colon. La plus grande fréquence de la communication, dans ce segment du tube intestinal, tient surtout à sa situation et à ses dimensions.

Il est difficile d'établir dans quel rapport le foie et le pancréas sont atteints par l'ulcération. Mais dans le plus grand nombre des ulcères (70 p. 100), qui occupent la face postérieure et la petite courbure de l'organe, ces viscères sont souvent lésés. L'extrémité cardiaque de l'estomac est très-rarement le siége de l'ulcère : aussi la rate n'est-elle presque jamais intéressée. Et comme ces viscères ne peuvent être entamés par l'ulcère, sans avoir été auparavant unis à l'estomac par une inflammation adhésive, la perforation, qui a dû précéder leur envahissement, a un caractère beaucoup moins grave que lorsqu'elle se fait dans le sac péritonéal. Le plus grand danger semble venir de l'hémorrhagie, soit des artères qui longent le bord supérieur du pancréas, soit des vaisseaux moins volumineux qui se ramifient dans la substance du foie et de la rate. Pourtant, la gangrène de ces deux organes n'est pas rare. D'ailleurs les adhérences mêmes, dont nous avons parlé, peuvent toujours devenir le siége de nouvelles ulcérations, qui, sans amener cette fois la rupture des tuniques de l'estomac, peuvent se faire jour à travers un dépôt de lymphe plus ou moins organisée, jusque dans la cavité abdominale, et y déterminer une péritonite fatale.

L'*hémorrhagie* est encore un autre accident de l'ulcère de l'estomac dont nous devons parler. Déjà nous avons mentionné la sortie du sang par la bouche ou l'anus, à la suite d'une hémorrhagie gastrique considérable, comme un des symptômes les plus fréquents et les plus importants de cette lésion. Aussi il ne nous reste plus qu'à décrire son mode de production et son influence sur la terminaison fatale de la maladie.

Nous pouvons distinguer quatre causes principales de l'hémorrhagie ; chacune d'elles agit à une période différente de la maladie, et modifie diversement sa marche.

Tout d'abord, l'analogie et l'observation nous montrent également que la congestion, qui souvent accompagne le début de l'ulcération de l'estomac, peut donner lieu à une hémorrhagie des vaisseaux de la muqueuse. Mais puisque, dans le cas où la muqueuse ne présente aucune solution de continuité, nous ne pouvons affirmer l'ulcère, et que, d'autre part, cette lésion existant, nous devons y voir la source de l'épanchement sanguin, la congestion, comme cause d'hémorrhagie, est plutôt une probabilité qu'un fait démontré.

La marche de l'ulcération expose aux trois variétés suivantes d'hémorrhagie. La destruction de la surface envahit peu à peu la membrane muqueuse vasculaire, et atteint successivement un grand nombre de vaisseaux : d'abord les simples capillaires, puis les artères et les veines d'un petit calibre, qui fournissent ces capillaires, et enfin les petits vaisseaux des plexus artériels et veineux, qui occupent le tissu aréolaire sous-muqueux. L'hémorrhagie, rendue possible par ces nombreuses solutions de continuité, est sans doute arrêtée souvent par la coagulation du sang à l'extrémité ouverte des vaisseaux ainsi érodés. Plus fréquemment toutefois, il s'écoule peu à peu une quantité de sang très-peu abondante qui, en se mêlant avec les sécrétions et le contenu de l'estomac, subit les modifications ordinaires du sang soumis à l'action digestive de cet organe, perd sa couleur rouge pour devenir presque noir, et prend, s'il y en a une quantité suffisante, l'aspect et la consistance du goudron. Parfois la quantité de sang est plus considérable et se rapproche d'une hémorrhagie plus importante, qui constitue la troisième variété. Dans des cas semblables, il est probable que l'hémorrhagie s'accroît encore par la congestion subite dont l'estomac ulcéré est le siége.

La troisième classe d'hémorrhagie, la plus grave, est celle dans laquelle le sang vient d'une artère considérable, de l'estomac. Bien entendu, elle se produit à une époque plus tardive de la maladie, alors que l'ulcère ayant pénétré les tuniques muqueuse et musculaire, atteint l'espace compris entre cette dernière et l'enveloppe péritonéale, où se trouvent les vaisseaux ; ou bien, s'il s'agit d'un ulcère de la face postérieure, l'ulcère envahit les adhérences qui fixent l'estomac au pancréas, et détruit l'artère splénique située sur le bord supérieur de cette glande. (Comparez fig. 8, p. 24.)

Venu de cette source, le sang conserve souvent les traits caractéristiques du sang artériel, après son expulsion par le vomissement. D'autres fois, il est noir et en caillots ; du reste son aspect varie suivant la quantité, la rapidité avec laquelle s'est fait l'épanchement, les matières contenues dans l'estomac auxquelles il s'est mêlé, et d'autres conditions de ce genre. L'épanchement peut être assez considérable pour que la mort en résulte presque instantanément : alors ce n'est que l'autopsie qui en révèle la cause, et on trouve une énorme masse de sang caillé, qui distend l'estomac, et une certaine portion de l'intestin.

Ces hémorrhagies ont ceci de commun avec la perforation, qu'elles se produisent en général après un repas. L'influence mécanique de la distension de l'estomac sur les vaisseaux érodés est trop évidente pour qu'il soit nécessaire d'y insister davantage. La congestion de l'estomac qui accompagne l'acte de la digestion a aussi sa part dans la production du phénomène : ce que démontre encore la fréquence des hémorrhagies à la suite d'une vive émotion morale. Sans doute aussi, il faut, pour expliquer la fréquence de l'hémorrhagie et de la perforation succédant aux repas, tenir grand compte de l'effet dissolvant du suc gastrique sécrété alors en grande abondance.

Ces hémorrhagies considérables font souvent défaut pendant toute la durée de la maladie ; ou bien, si elles ont lieu, elles n'entraînent pas la mort ; du moins cela arrive rarement après une seule attaque.

Dans beaucoup de cas, l'autopsie a révélé un état particulier du vaisseau, qui rend compte de l'intermittence de ces hémorrhagies. L'ulcère s'est cicatrisé dans toute son étendue, excepté en un point central occupé par l'artère érodée, et on a trouvé le calibre de ce vaisseau rempli par un caillot qui, en se détachant de temps en temps, devenait la cause de l'hémorrhagie.

La quatrième espèce d'hémorrhagie, à laquelle nous avons déjà fait allusion, n'est qu'une suite de la perforation, et est due à l'érosion des vaisseaux compris dans la substance du foie, du pancréas ou de la rate. Ces vaisseaux sont, en général, les petites artères et veines du parenchyme de ces glandes. Du reste, dans les hémorrhagies peu intenses qui en résultent, le sang éprouve les mêmes modifications qui ont été notées dans la seconde variété.

Quant à la fréquence de la mort par suite de l'hémorrhagie, elle est dans la proportion de 1 sur 20, ou de 3 pour cent. Elle semble être environ quatre fois plus fréquente chez l'homme que chez la femme. L'âge moyen où elle frappe est le même dans les deux sexes, environ quarante-trois ans. Contrairement à ce que nous avons vu dans l'ulcère perforant, le siége de l'ulcère qui détermine cette hémorrhagie n'a plus ici d'influence. La durée prolongée et la grande profondeur des lésions sont les traits principaux de la maladie, et il n'est pas besoin d'insister pour démontrer combien ces conditions sont favorables à l'hémorrhagie. Le sang vient presque invariablement de l'une des trois grandes artères de l'estomac, ou de l'une de leurs principales branches. La situation de l'ulcère détermine celle de ces artères qui fournit le sang : c'est à la face postérieure que siégent les ulcères qui détruisent l'artère splénique ; pour des raisons aussi évidentes, c'est vers la petite courbure qu'on trouve en général la cause de la destruction de l'artère coronaire ou pylorique supérieure. L'artère splénique est l'artère la plus fréquemment atteinte (environ 55 fois sur 100), ce qui s'explique, non-seulement par ses dimensions plus considérables, mais aussi par sa situation plus fixe, et la fréquence si grande de l'ulcère de la face correspondante de l'estomac. Les exemples rares d'hémorrhagies fatales par destruction du foie ou de la rate tiennent également au siége de la lésion. (Comp. pp. 24, 26, fig. 8.)

Quant à l'épuisement ou à l'*inanition*, comme terminaison de l'ulcère de l'estomac, qu'il me suffise de dire qu'elle se montre fréquemment, et qu'elle peut être combattue avec succès par un traitement convenable. On comprendra facilement pourquoi je ne puis donner ici le chiffre exact de sa fréquence, comme je l'ai fait pour les autres causes de mort dans cette maladie. En effet, il est non pas difficile, mais souvent impossible d'analyser un état si complexe dans un cas donné ; de séparer l'influence directe de l'ulcère sur la fonction de l'estomac, des résultats du vomissement répété qu'il amène, ou de l'affaiblissement que détermine l'hémorrhagie. On ne sera donc pas étonné si j'apporte des conjectures plutôt que des faits nombreux et concluants, comme ceux que j'ai présentés ailleurs.

Tout ce que j'ai pu recueillir à cet égard se résume dans les propositions suivantes. Même chez les adultes, l'inanition peut être considérée, dans trois, quatre ou cinq observations sur cent, comme la cause principale, sinon unique de la mort. Bien plus souvent encore, elle contribue indirectement à amener cette terminaison, en rendant fatales des maladies auxquelles chacun est exposé pendant la durée de la vie, et dont le danger est singulièrement accru par l'altération d'un organe et de l'une des fonctions les plus importantes du corps humain.

Quant aux malades plus âgés, est-il nécessaire de rappeler (non comme moraliste, mais comme médecin) que tous nous portons en nous les germes d'une maladie mortelle, la vieillesse, à laquelle, aurions-nous échappé à toutes les autres maladies, nous devons inévitablement succomber? Au point de vue du pronostic et du traitement, on ne saurait tenir trop de compte de l'influence de l'âge sur la marche et la gravité des maladies. Ici surtout cela est de la plus haute importance. Malgré le petit nombre absolu de ces lésions, observées à un âge avancé, — fait qui sans doute ôte un peu de valeur à leur comparaison avec le petit nombre de personnes vivantes à cet âge, et la forte proportion de celles qui sont atteintes, — on ne peut douter de la justesse de la conclusion que nous en avons tirée (p. 180). Mes recherches et mes observations cliniques pendant de longues années me prouvent que l'âge seul a une influence remarquable pour produire la maladie, et aussi pour en aggraver les effets. A peu près trente fois sur cent, l'ulcère gastrique amène un état de marasme ou d'épuisement qui avance, hâte et favorise cette altération graduelle des fonctions nutritives : l'un des éléments les plus importants de la mort par vieillesse.

Nous traiterons plus loin du rapport entre l'ulcère et le cancer de l'estomac. Dès à présent, il nous suffit de dire que, bien que l'ulcère puisse sans aucun doute provoquer le dépôt de matière cancéreuse, pourtant l'opinion de plusieurs bons observateurs : — que sur cent cas d'ulcères de l'estomac, dix présentent la coïncidence du cancer d'autres organes — nous paraît admissible. Cette conclusion doit s'expliquer en partie par la grande difficulté qu'il y a quelquefois à distinguer deux lésions qui, si elles ont quelques rapports pathologiques, ont des différences très-tranchées au point de vue anatomique.

Les combinaisons ordinaires de l'ulcère avec le cancer de l'estomac semblent être surtout limitées à une dégénérescence ou dépôt cancéreux, envahissant cette masse dure, brunâtre, que nous avons vue se produire en quantité variable à la base ou à la périphérie d'un ulcère de longue date. Dans les cas rares où toute la substance qui environne l'ulcère est convertie en matière cancéreuse, c'est surtout par la forme et les autres caractères de la lésion, que (à défaut de l'observation des symptômes pendant la vie) nous pourrons distinguer la dégénérescence cancéreuse des bords rigides de l'ulcère, de l'ulcération d'une tumeur primitivement cancéreuse; mais le plus souvent le diagnostic présente moins de difficultés. Une combinaison des deux lésions, assez fréquente, est celle d'un fungus enté sur les bords d'un ulcère de l'estomac, qui d'ailleurs conserve tous les caractères propres à cette lésion. Enfin, quant à la complication de l'ulcère gastrique avec des lésions d'autres organes, il semble résulter des observations de Jaksch, Dittrich et Engel, qui portent sur quelques centaines de cas d'ulcère, que les tubercules pulmonaires ont été constatés environ dix-neuf ou vingt fois sur cent. Jaksch et Engel ont aussi rencontré la pneumonie et la pleurésie vingt-sept fois sur cent. Selon Engel, la syphilis a précédé l'ulcère dix fois sur cent. Pour moi, d'après les observations que j'ai sous les yeux, et mon expérience personnelle, j'arrive à cette conclusion générale : que la lésion s'accompagne d'un très-grand nombre de maladies, dans un rapport qui est déterminé bien plutôt par leur propre fréquence que par toute autre circonstance.

Cette conclusion est d'ailleurs tout à fait compatible avec l'idée qu'une maladie aussi longue et aussi déprimante, expression d'une lésion grave d'un organe si important, prédispose probablement à une foule d'autres maladies. C'est surtout pour les maladies spéciales qu'il faut tenir grand compte de l'observation précédente. Par exemple, la phthisie est si commune qu'elle forme une des plus fréquentes complications de l'ulcère gastrique, d'après tous les observateurs. Mais la valeur de cette proportion dépend évidemment moins du chiffre absolu, que de la comparaison de ce chiffre avec la part qui doit être attribuée à la phthisie dans la mortalité en général. En d'autres termes, si l'ulcère de l'estomac avait réellement une influence directe, comme cause prédisposante de la phthisie, nous devrions trouver, non-seulement un nombre absolu considérable d'individus atteints d'ulcère, succombant à cette nouvelle maladie; mais la proportion devrait excéder de beaucoup le rapport des cas de mort par phthisie à ceux de mort par toutes les autres causes. Or, comme les décès par phthisie, chez les deux sexes au-dessus de 20 ans, excèdent de plus de 18 0/0 le nombre des décès à la suite de toutes les autres maladies, le fait que 20 0/0 des individus atteints d'ulcère de l'estomac succombent à la phthisie, en le supposant confirmé par un plus grand nombre d'observations, ne nous donne nullement le droit d'accepter cette interprétation.

L'*étiologie* de l'ulcère de l'estomac a jusqu'ici été plutôt l'objet de conjectures que de sérieuses recherches. Les faits que j'ai réunis à ce sujet, tout en corrigeant quelques erreurs, et fournissant des données intéressantes, sont loin de donner l'explication complète des causes de cette lésion.

1° Il ne peut y avoir aucun doute sur les conditions physiologiques qui prédisposent à cette maladie : la vieillesse, les privations, les fatigues, les peines morales et l'intempérance coïncident si souvent avec l'ulcère de l'estomac, que nous sommes parfaitement en droit de les regarder comme des causes plus ou moins immédiates dans la plupart des cas. Toutefois, la vieillesse me semble être la cause la plus claire et la moins discutable ; elle repose sur un nombre considérable d'observations. D'autre part, l'étude clinique attentive de la maladie nous laisse une grande incertitude sur la valeur, comme causes, de la misère et de l'intempérance.

2° Nous ne prétendons pas repousser l'idée vulgaire, relative à l'influence de l'approche de la puberté chez la femme et des dérangements qui l'accompagnent, sur la production de l'ulcère de l'estomac. Pourtant nous avons vu que cette époque prédispose moins à l'existence de cette lésion, qu'elle ne détermine son caractère particulier et sa terminaison ; enfin, d'après nos observations, il y a défaut de réaction, et plutôt tendance à la perforation qu'à l'ulcération. En supposant même que dans l'avenir un nombre plus considérable de faits vienne modifier cette opinion, on trouvera encore une part si énorme dans le total formé par les ulcères de l'estomac chez l'homme, et chez la femme dans l'âge mûr et dans la vieillesse, qu'il faudrait bien se refuser à accorder aucune valeur au groupe ci-dessus dans l'étiologie de la maladie.

3° Quant à l'influence de l'état puerpéral et de la lactation, je me bornerai à dire que, dans les exemples où j'ai vu ces conditions coïncider avec l'ulcère gastrique, le rapport entre ces faits m'a paru facile à expliquer par des lois physiologiques bien connues. Ainsi, dans l'état puerpéral, l'ulcération a semblé se produire comme récidive d'un travail morbide semblable, suspendu pendant la grossesse. Pendant la lactation, elle pouvait être attribuée en partie à l'épuisement déterminé par la lactation sur une constitution faible, épuisement qui quelquefois favorisait une rechute analogue. Je ne connais pas de faits permettant de supposer que l'une ou l'autre de ces conditions ait exercé une influence *directe* sur la production de l'ulcère de l'estomac.

4° Les maladies spécifiques avec lesquelles l'ulcère a coïncidé semblent avoir eu beaucoup moins d'influence que les conditions physiologiques ci-dessus. Les tubercules pulmonaires, la pleurésie, la pneumonie, la syphilis, la fièvre intermittente, et la fièvre continue, sont les maladies le plus fréquemment reconnues à l'autopsie et mentionnées dans les détails des observations d'ulcères gastriques. Mais nous avons déjà établi que le chiffre des cas de tubercules ne semble pas supérieur à ce qu'il est d'ordinaire, en dehors de la maladie qui nous occupe; et nous pourrons probablement en dire autant des autres maladies ci-dessus mentionnées. D'après mes propres recherches, ces cas d'ulcère de l'estomac ne présentent pas non plus ces antécédents héréditaires de la phthisie, que nous pourrions nous attendre à rencontrer, dans la supposition d'un rapport de cause à effet entre ces deux maladies, et que nous ne manquons pas de noter dans les cas de tubercules pulmonaires.

5° Bon nombre des caractères de l'ulcère gastrique semblent s'expliquer par les phénomènes de la digestion stomacale. Une fois l'ulcération produite, la guérison de l'ulcère devient impossible, et il tend à s'accroître, en vertu des changements considérables et subits qui se produisent dans le volume de l'organe, aux différentes périodes de la digestion; de l'irritation chimique et mécanique déterminée par les aliments; et aussi en raison de l'action dissolvante du suc gastrique sur les tissus peu résistants qui forment la périphérie et la base de l'ulcère, ou sur la lymphe à peine organisée qu'on y trouve[1].

Mais, au point de vue de l'étiologie de cette lésion, ces explications sont inutiles, car, en montrant ce qui arrive quand l'ulcération existe, elles laissent sans réponse ces deux questions : qu'est-ce qui détermine l'ulcération? et pourquoi atteint-elle spécialement cet organe?

6° On peut dire, cependant, que la persistance et la marche envahissante forment les traits principaux de l'ulcère de l'estomac. On trouve souvent dans l'intestin des ulcérations cicatrisées; mais l'ulcère de l'estomac se distingue de l'ulcère de toute autre partie du tube digestif, par sa longue durée, son extension graduelle et son peu de tendance à la cicatrisation.

Comment jeter des doutes sur une explication si utile au point de vue pratique? Mais c'est le devoir du clinicien de soumettre à un examen des plus sévères toute idée qui ne repose pas sur une base inébranlable. Or, il nous manque tout d'abord une série de faits vérifiés par l'autopsie, démontrant la justesse de ces propositions; bien plus, les documents que nous possédons nous commandent à ce sujet

1. Comparez Dr Budd's « *Lectures on Diseases of the stomach* ». Medical Times, 1853, vol. VI. p. 618.

la plus grande réserve: L'ulcère de l'estomac semble se cicatriser, en dehors de tout traitement médical dirigé dans ce but, environ dans cinquante cas sur cent. La perforation ne se produit qu'une fois sur huit. Sans aucun doute, pour les ulcères de l'intestin, il faut reconnaître que le chiffre moyen des cas de cicatrisation est plus grand, et celui des perforations plus petit. Mais la vérité des propositions ci-dessus donnerait à ces différences numériques une importance que nous ne pouvons accepter.

De plus, si nous examinons de près ces lésions que l'on grouperait sous les noms d'ulcères « de l'estomac » et de « l'intestin », nous verrons que nous devons attribuer encore moins de valeur à ces différences numériques : car, nous l'avons dit, dans la majorité des cas, l'état de nos connaissances ne nous permet d'expliquer l'ulcère de l'estomac par aucune maladie constitutionnelle déterminée. Au contraire, nous savons que la plupart des ulcérations intestinales ne sont que l'expression locale d'une maladie générale, et qu'elles sont déterminées et réglées par la nature, la durée et la période de ces états morbides. La fièvre typhoïde arrive à sa terminaison, et les ulcérations des plaques de Peyer se guérissent ; à la fin de l'attaque de dysentérie, les pertes de substance de l'intestin se réparent plus ou moins; pendant que la cachexie phthisique s'accentue davantage, les ulcérations tuberculeuses persistent et s'étendent. Il peut se faire que l'ulcère de l'estomac tienne quelquefois à un état chronique de l'organisme, qui en détermine l'apparition, la terminaison ou la durée, comme cela arrive dans l'état typhoïde, la dysentérie ou les tubercules. Mais s'il est impossible de prouver que ce soit là une forme très-commune de la lésion, il y a pourtant des différences entre les deux classes d'ulcères de « l'estomac » et de « l'intestin », assez tranchées pour nous faire rejeter toute théorie pathologique qui les assimilerait, sauf au point de vue mécanique et chimique. En outre, combien il est facile d'exagérer l'influence des conditions ci-dessus indiquées, pour expliquer la marche lente de la cicatrisation de l'ulcère de l'estomac ! Les plaies de cet organe guérissent avec une grande facilité, non-seulement chez les animaux domestiques qui servent d'ordinaire aux expériences physiologiques, mais aussi chez l'homme. Chez l'homme, comme chez les animaux, les fistules gastriques tendent naturellement à se fermer et à se cicatriser, bien que placées dans des conditions en apparence peu favorables à cette terminaison, si on les compare à bien d'autres fistules; tandis que l'ulcère guérit dans une proportion dont ne peut rendre compte aucune théorie, expliquant leur persistance par l'influence principale ou spéciale du travail digestif. Ne peut-on pas dire enfin que chaque organe est adapté aux conditions spéciales où il se trouve, et prémuni contre les dangers auxquels il est particulièrement exposé ?

7° Les lésions anatomiques qui accompagnent le travail d'ulcération pourraient peut-être jeter quelque lumière sur les causes qui le déterminent. Mais malheureusement ces données sont encore inconnues. L'observation directe n'est guère possible, et il faut peu compter sur l'analogie. Les quelques renseignements imparfaits que l'on peut tirer de ces deux sources, ne présentent pas une harmonie suffisante pour fonder une théorie unique de l'étiologie de l'ulcère de l'estomac.

Toutefois, on peut remarquer que, dans certaines autopsies, on voit des ulcères de l'estomac coïncider avec une congestion, des ecchymoses, des épanchements plus ou moins étendus, lésions qu'on regarde comme le début de nouveaux ulcères. Une autre lésion de ce genre, « l'érosion hémorrhagique » de Rokitansky, est regardée par cet auteur comme le point de départ de l'ulcère. Mais, sans nous appuyer sur la rareté relative de ces lésions, dans le cas d'ulcère, les irrégularités de la circulation sanguine dans le tube digestif après la mort nous autorisent à douter que la congestion puisse passer pour une première période de l'ulcère. Quant à l'érosion hémorrhagique, on peut y faire la même objection; et, de plus, elle semble une maladie tout à fait distincte de l'ulcère de l'estomac, susceptible de durer pendant fort longtemps, sans jamais se transformer en cette lésion; elle est d'ailleurs caractérisée par des symptômes bien différents. (*Voyez* p. 139.)

D'autres phénomènes que nous rencontrons plus rarement encore nous présentent les mêmes incertitudes. Ainsi, on a trouvé dans le voisinage d'un ulcère de l'estomac une dépression manifestement ovale ou circulaire; ou bien la muqueuse a présenté un ramollissement appréciable dans un espace de même étendue et de même configuration; une ou deux fois on rencontra en même temps une teinte rouge ou brunâtre. Mais ici encore, qui nous prouve que ces dépressions ou ces ramollissements se seraient transformés en ulcères? Pouvons-nous même affirmer qu'ils existaient pendant la vie? L'analogie seule fournit de fortes présomptions pour faire admettre que c'étaient là des ulcères de l'estomac au début, puisqu'on trouve parfois de semblables lésions dans les ulcérations du duodénum, à la suite de brûlures graves.

D'ailleurs, comment arriver à une certitude sur l'étiologie de cette maladie, quand on rencontre en même temps les lésions les plus variées? Au point de vue pratique, il ressort de là qu'il faut admettre deux classes d'ulcères de l'estomac : les uns présentent des traces de réaction inflammatoire, les autres non ; mais entre ces deux extrêmes il y a des nuances infinies ; et même dans les exemples types de la dernière espèce, alors qu'il semble y avoir une simple perte de substance (pp. 182, 184), nous ne savons rien des causes qui ont amené ce résultat. Nous pouvons appeler cela une « destruction par absorption » ; mais nous ne saurions dire si, même pendant la vie, le travail de l'ulcération n'est déjà pas favorisé par l'action dissolvante du suc gastrique, ou si l'absorption par les vaisseaux voisins est assez complète pour empêcher tout épanchement des tissus liquéfiés dans la cavité de l'estomac. D'autre part, à l'autopsie, il est souvent impossible de déterminer si cette masse molle et floconneuse, qui forme la base et les bords de l'*ulcère simple*, occupait réellement cette situation avant la mort, et quelle est la part de la décomposition cadavérique dans ce phénomène. (Comp. pp. 104, 184.)

Il semblerait donc que, dans l'état actuel de nos connaissances, il fût impossible d'établir une théorie de l'ulcère de l'estomac. Si on tient compte des faits nombreux que nous possédons aujourd'hui, on voit qu'il faut nier l'existence d'une maladie spécifique ayant droit au nom « d'*ulcère de l'estomac* ». Toutes les variétés de formes, de marche, de nombre et de terminaison de cette lésion tiennent à autant de causes différentes que la maladie elle-même. En un mot, nous n'avons pas plus le droit de dire *l*'ulcère de l'estomac que *l*'ulcère de la jambe, pas plus de raison d'assigner à l'ulcère de l'estomac un début invariable par l'hémorrhagie, le ramollissement ou le dépôt de lymphe au-dessous de la muqueuse, que de restreindre le début d'une ulcération analogue de la jambe à l'une ou l'autre de ces causes : une ecchymose, une pustule, un abcès superficiel, une brûlure ou une varice. Si l'expérience de tous les jours nous montre que des ulcères extérieurs ou cutanés peuvent avoir l'une quelconque de ces lésions pour point de départ immédiat ou nécessaire, tout en gardant les traits caractéristiques du travail ulcératif qui les détermine, tout nous conduit à admettre une explication analogue de l'ulcération qui se fait à l'intérieur de l'estomac. Les maladies si diverses avec lesquelles l'ulcère de l'estomac semble en rapport, les conditions physiologiques si variées qui peuvent amener cette lésion, tout est alors expliqué. La fièvre intermittente, ou continue ; l'ingestion de liquides alcooliques irritants; les dérangements de la circulation chez la femme pubère, peuvent bien paraître faciliter ou produire une ecchymose. Mais pour que cette hémorrhagie se transforme en ulcère, il faut un travail destructeur, dont l'épanchement seul ne peut rendre compte. A peine trouvons-nous une cause suffisante dans la cachexie palustre, ou la convalescence de la fièvre continue, dans l'intoxication alcoolique, dans l'atmosphère confinée et sans lumière où vivent beaucoup de jeunes filles. L'influence de la vieillesse, des privations, des fatigues n'est pas moins évidente, sans qu'on puisse se rendre compte du mécanisme qui amène les changements locaux, qui se terminent par l'ulcération. De même, accorder que le travail digestif retarde la guérison de l'ulcère de l'estomac, ce que le traitement démontre, ce n'est pas accorder plus que pour l'ulcère de la jambe, lequel est évidemment sous l'influence de conditions physiques, telles que l'exercice, la position, la pression, etc. Allons plus loin, nous avons vu que l'époque qui suit immédiatement l'arrivée de la puberté chez la femme, communique à l'ulcère de l'estomac certains caractères spéciaux, se résumant en une absence de cette réaction inflammatoire, qui envahit la base et les bords de l'ulcère. Eh bien ! on a observé ce même phénomène dans l'ulcère cutané ordinaire à la même période de la vie, en même temps qu'on rencontrait une cachexie analogue, et un dérangement correspondant du flux menstruel [1]. Dans les deux cas, l'ulcère précède l'aménorrhée, et il y a souvent une aggravation de symptômes aux époques des règles.

Il nous reste à passer en revue certaines considérations plus pratiques que l'étude théorique du travail de l'ulcération. On sait que des ulcérations assez considérables pour mériter le nom d'« ulcères », sont, à tout prendre, plus communes dans l'estomac et le duodénum que dans toute autre portion de même étendue du tube digestif. Et quoiqu'il soit difficile ou impossible d'exprimer comment le suc gastrique puisse produire, entretenir et aggraver les ulcères de l'estomac, pourtant le fait de l'existence simultanée en ce point de la lésion et de l'agent dissolvant a fait considérer ce dernier comme cause du phénomène.

Mais je puis mentionner ici une autre coïncidence qui reproduit, sous une forme peut-être encore plus exacte, le même contraste de fréquence. Il est permis d'affirmer que les cancers de l'estomac et du duodénum (surtout les premiers) présentent plus fréquemment et plus tôt des ulcéra-

1 Critchett « *On ulcers of the lower extremities* », p. 107 *et seq.* London, 1849.

tions, que toutes les autres parties du tube digestif. Cette proposition doit être prise dans un sens pathologique restreint, c'est-à-dire que nous en verrons l'application dans les tumeurs de forme, de nature et de durée analogues, et non dans des cancers essentiellement différents sous tous les rapports, tels que les cancers du rectum, mis en regard des cancers du pylore.

Il ne faut donc plus faire de ce *desideratum*, laissé dans l'étiologie de l'ulcération de l'estomac, le trait principal de la description de cette maladie. On peut même regarder cette question comme à peu près résolue. Peut-être depuis longtemps a-t-elle été jugée comme telle par ceux qui ont cru que les deux phénomènes bien connus cités plus haut s'expliquaient mutuellement.

Jusqu'ici personne n'a pu fournir aucune conjecture sur le point de savoir comment le suc gastrique peut commencer à détruire ou à dissoudre l'estomac; pourquoi ce phénomène se produit avec la fréquence que nous avons indiquée, et pourquoi, d'autre part, il n'a pas lieu chez tout le monde, chez tous les animaux vertébrés, de manière à rendre la santé et la vie complétement impossibles. Les théories ci-dessus devaient nécessairement conduire à cette conséquence absurde. Mais les observations du Dr Pavy[1], tout en laissant à des recherches ultérieures le soin de décider jusqu'à quel point l'acidité excessive du suc gastrique peut déterminer ou agrandir un ulcère, ont eu le mérite de montrer qu'une congestion excessive, capable de retarder ou de suspendre pour un temps le cours du sang dans une certaine portion de la muqueuse stomacale, peut, grâce à

1. Voyez p. 52.

une réaction plus ou moins vive, concourir avec cette sécrétion énergique à la production de « l'ulcère de l'estomac ».

Inutile de poursuivre dans toutes ses conséquences cette précieuse observation. On comprendra aisément quelle lumière elle jette sur les nombreux détails de la lésion dont il s'agit. La stagnation du sang dans l'estomac, déterminée soit par une tumeur cancéreuse de cet organe, soit par l'engorgement veineux du foie, soit par une congestion excessive des vaisseaux et des tissus de la muqueuse, semble donc être une condition de premier ordre, une *causa causativa* de l'ulcération de l'estomac. Mais alors cette lésion résultant de l'action chimique dissolvante, produite par la sécrétion normale de l'estomac, est bien différente de celle qui reçoit ordinairement ce nom. En un mot, « l'ulcère » semble être par son point de départ une lésion du système vaso-moteur [1], un accident, pour ainsi dire, déterminé par une congestion excessive de l'estomac.

## TRAITEMENT.

Les moyens que nous employons pour guérir cette maladie peuvent être groupés de façon à répondre aux indications suivantes. Inutile de dire que les remèdes seront d'autant plus efficaces qu'ils rempliront mieux cette condition. Eloigner toutes les causes locales qui s'opposent à la cicatrisation, tout en soutenant les forces ; combattre les effets que la lésion a déjà pu produire, et les symptômes les plus importants qui les traduisent, voilà ce que nous devons tenter, ce que souvent nous pouvons réaliser, pour arriver à la guérison de l'ulcère de l'estomac.

1. Sur ce sujet, je renvoie à l'excellent ouvrage du Dr Handfield Jones.

Jetons un coup d'œil sur ces médications, que nous avons peut-être tort de placer avant le régime ; mais ce qui justifie cet ordre, c'est que les remèdes, par le soulagement qu'ils apportent, permettent à la maladie d'entrer dans la voie lente de la guérison.

Inutile de parler de la *saignée,* si ce n'est pour protester simplement contre l'emploi des émissions sanguines générales ou locales. Une maladie qui n'est autre chose qu'un travail de destruction et d'absorption, qui souvent se complique d'hémorrhagies parfois abondantes et fatales; qui toujours amène l'épuisement, la cachexie; qui s'attaque de préférence aux pauvres, aux individus qui font des excès, qui sont mal nourris, qui manquent de tout; aux vieillards, n'est certes pas de celles où l'on puisse espérer, par une amélioration locale problématique, contre-balancer les effets désastreux certains d'une émission sanguine, même modérée, sur l'organisme. Je ne nie pas que quelques sangsues à l'épigastre puissent calmer la douleur rongeante dont souffrent les individus atteints d'ulcère. Il est fort probable que la douleur est souvent déterminée par l'état de la circulation dans une partie, et on espère, par la modification qui résulte d'une saignée générale, diminuer ce symptôme. Mais les émissions sanguines ne sont qu'un palliatif momentané, et comme la faiblesse générale qu'elles entraînent amène une fâcheuse réaction locale, l'usage de cette médication peut être comparé à la pratique de l'ivrogne qui, pour calmer son estomac, ingère la liqueur, qui reproduit aussitôt le besoin qu'elle avait pour un instant apaisé.

Mais cette opinion sur les effets de la saignée ne s'applique en aucune façon aux autres formes d'agents révulsifs qu'un auteur français a appelés « la moitié de la médecine ».

Les vésicatoires, les frictions avec la térébenthine, les sinapismes, les ventouses sèches, les fomentations chaudes sont des moyens adjuvants fort utiles à prescrire, en même temps que l'on donne des médicaments à l'intérieur. La douleur me paraît être le symptôme qui réclame l'emploi de ces agents révulsifs; surtout cette douleur continuelle, rongeante qui, dans les cas graves, ne cesse même point dans l'intervalle des repas. L'épigastre est en général le lieu le plus convenable pour cette application. Si la douleur siége principalement dans la région dorsale, c'est là qu'il faudra agir. Quant au choix du moyen à employer, l'énumération ci-dessus les représente à peu près dans l'ordre de leur utilité. Les vésicatoires conviennent chez les sujets jeunes et robustes, dans les cas où la maladie n'est pas trop ancienne, où la pâleur du visage ne contre-indique pas leur emploi, d'autant moins que ce symptôme tient souvent à la congestion gastro-intestinale. Le tartre stibié n'a aucune utilité; c'est un médicament trop fatigant, qui déprime trop le malade, quand il ne produit pas d'autres effets fâcheux sur le système. La térébenthine et la moutarde, qui ont l'avantage de ne pas enlever même la sérosité du sang, comme le vésicatoire, sont préférables dans les cas chroniques, où les forces sont abattues; ces moyens d'ailleurs peuvent être répétés à des intervalles beaucoup plus rapprochés que les autres contre-irritants. Enfin, lorsque les malades sont complétement épuisés par des vomissements continuels, et que (ce qui est rare) la douleur [1] reste encore un symptôme très-important, une application de ventouses sèches est le meilleur moyen à employer. C'est

[1] En général, la douleur diminue quand le malade commence à s'affaiblir : ceci n'a pas besoin d'être expliqué.

même là un dérivatif dont l'efficacité persiste quand la circulation est devenue assez faible, pour que la térébenthine et la moutarde aient perdu toute action [1].

Un remède plus efficace, dans un autre genre, consiste dans l'application du froid au moyen de la glace. Dans bien des cas de vomissements opiniâtres ou de douleur excessive, on procure un grand soulagement en faisant avaler de petits fragments de glace ; en cas d'hémorrhagie, c'est un moyen presque indispensable. En outre, il est quelquefois bon d'appliquer la glace extérieurement, au moyen d'une vessie en partie pleine de glace pilée, et laissée en contact avec l'épigastre pendant quelques minutes chaque fois [2].

Les médicaments recommandés contre cette maladie sont si nombreux et si différents, qu'il est impossible de les examiner, sans en faire d'abord une classification ; mais si on considère combien peu nous connaissons l'action de la plupart d'entre eux sur l'organe sain ou malade, la seule appa-

1. Je puis citer un résultat fâcheux de ces applications, bien qu'on ne doive pas en général voir là une contre-indication à leur emploi. J'ai vu deux fois les vésicatoires aggraver la douleur ; et dans ces deux cas, j'ai trouvé à l'autopsie d'anciennes adhérences entre l'estomac et la paroi abdominale. L'application de fomentations chaudes à l'épigastre donne aussi quelquefois des résultats contradictoires ; dans certains cas elle augmente la douleur, en élevant la température des parties sous-jacentes, y compris le siége de la lésion.

2 L'emploi du froid à l'extérieur étant un moyen purement empirique, ici comme dans tous les cas ou on en fait usage, il est inutile de se demander si le refroidissement de la surface de l'abdomen ne crée pas par révulsion le danger de congestionner l'organe ulcéré Mais la possibilité d'abaisser la température de l'estomac par l'application de la glace sur l'épigastre résulte de ce fait : qu'un lavement d'eau froide à 45° Fahr. (7° centig.) fait descendre la température de la paroi antérieure de l'abdomen de trois ou quatre degrés (comp. E. H. Weber in Muller's « Archiv », 1849, Heft, 4, p. 273 *et seq*). L'effet produit par l'introduction de substances froides dans l'organe est indiqué dans une observation du Dr Beaumont (*op cit.*, p. 218), d'après laquelle l'ingestion d'eau à 55° Fahr. (13° centigr ) a abaissé la température normale de l'estomac pendant trente minutes.

rence de classification que nous puissions établir, devrait être fondée sur les symptômes contre lesquels l'expérience montre que chacun de ces médicaments a quelque valeur. Dans l'ulcère de l'estomac, comme dans beaucoup d'autres maladies, il nous faut souvent choisir et classifier nos remèdes d'après une base empirique, et tirer parti de leurs effets physiologiques et pathologiques connus, pour les expérimenter, pour expliquer leur action, vérifier leur valeur contre la maladie en général, ou en repousser l'usage dans tel cas donné. Accorder à notre savoir, si limité en cette matière, des prétentions plus élevées, nous conduirait souvent à laisser de côté, à abandonner des médicaments précieux.

L'excès contraire pourrait nous amener à confondre la guérison spontanée avec la guérison par le traitement, et à retomber dans les illusions de l'homœopathie, si dangereuses par cela même qu'elles semblent plus plausibles et plus séduisantes.

Contre les douleurs intenses et continuelles, on emploiera les sédatifs, et surtout les opiacés. La forme sous laquelle il convient de les administrer est surtout déterminée par les autres symptômes. Si à une douleur intense il se joint des vomissements répétés, une petite pilule d'opium [1], ou d'extrait aqueux d'opium, est souvent mieux tolérée par l'estomac qu'aucune autre préparation. Quand il y a de la diarrhée, la poudre de kino composée est un excellent remède, et on peut y ajouter, pour modérer le flux et la douleur, le sous-nitrate de bismuth.

Il n'y a probablement aucun médicament qui ait eu plus de vogue que cette préparation de bismuth, dans beaucoup

1. Pour les autres emplois de l'opium dans cette maladie, *voyez* la fin du chapitre.

d'affections très-douloureuses de l'estomac. Dans la maladie de cet organe désignée par les anciens auteurs sous le nom de « sensibilité morbide » (forme de dyspepsie, qui comprend sans doute un grand nombre de cas d'ulcères de l'estomac, et qui en comprenait un plus grand nombre encore quand cette maladie était moins connue des médecins), le bismuth est constamment vanté comme un puissant sédatif. Mon expérience, d'accord avec celle des autres observateurs, reconnaît l'utilité de ce remède dans cette variété d'indigestion ; et, de plus, je crois qu'on aurait tout avantage à s'en servir dans les cas d'ulcère de l'estomac. A la dose de dix à vingt grains (de 0gr,60 à 1gr,20), à six ou huit heures d'intervalle, seul, ou combiné à cinq ou dix grains (de 0gr,30 à 0gr,60) de poudre de kino composée, le bismuth apaise souvent d'une façon remarquable la douleur et le vomissement, qui sont des symptômes si fréquents de cette maladie, et en même temps il arrête la diarrhée.

La préparation de kino dont je viens de parler m'amène à citer d'autres astringents végétaux. La diarrhée forme si rarement une complication dangereuse de l'ulcère de l'estomac, qu'on n'a pas souvent lieu de faire usage de ces moyens contre ce symptôme. De plus, leur valeur comme toniques est singulièrement diminuée par leur tendance à produire la constipation, et par l'irritation que des doses considérables, sous forme liquide, ne manquent pas de déterminer dans l'estomac ulcéré. Néanmoins on les a recommandés dans le « pyrosis », dans le but de diminuer l'excessive sécrétion de l'estomac [1], qui est considérée comme la cause de la régurgitation ou du vomissement.

[1]. Sur la nature du pyrosis, qui est loin d'être rare dans l'ulcère de l'estomac, *voyez* le chapitre VI.

Il est difficile de donner une explication satisfaisante de l'action du bismuth dans ces circonstances. Dire que c'est un sédatif, c'est simplement exprimer par un terme général vague que ce médicament réussit à calmer la douleur ; il n'est pas plus exact de dire que c'est un astringent, parce que, dans d'autres maladies, il diminue souvent ou arrête la diarrhée. Quel rapport y a-t-il entre ces effets et ceux des sels de plomb? Il n'est pas aisé de le dire, et pourtant il y a entre le plomb et le bismuth, sous d'autres rapports, des analogies qui justifieraient cette comparaison.

Ainsi, il n'est pas douteux que le bismuth soit décomposé par l'hydrogène sulfuré qu'il rencontre dans le tube digestif, et qu'il se transforme en un sulfure noir du métal [1]. En effet, l'usage prolongé de ce médicament donne souvent lieu à la formation d'un liseré gingival d'un bleu-rougeâtre analogue (quoique plus large et plus rouge) au liseré plombique, si caractéristique de la présence du plomb dans l'économie. Cette désoxydation et cette réduction pourraient bien avoir quelque rapport avec les effets que nous avons mentionnés ci-dessus.

Il est rare que la *flatulence* constitue un symptôme important ou très-pénible de l'ulcère de l'estomac. Due presque uniquement à la décomposition des aliments introduits dans le tube digestif (p. 86), échappant à l'action des sécrétions gastrique et intestinale (qui normalement s'opposent à cette décomposition), la flatulence, quand elle complique l'ulcère gastrique, dénote une altération de ces sécrétions, qui est assez rare dans cette maladie. Peut-être l'absence de ce symptôme tient-elle à ce que les ali-

1 Une semblable décomposition a lieu pour les sels de plomb, de fer, de mercure, d'arsenic, et de beaucoup d'autres métaux.

ments, que les différentes sécrétions sont impropres à dissoudre ou à digérer, provoquent le vomissement, et sont rapidement chassés hors de l'estomac?

Pourtant nous rencontrons des cas d'ulcère de l'estomac, où un long intervalle s'écoule entre l'ingestion des aliments et le paroxysme de la douleur, intervalle pendant lequel le malade accuse une sensation de distension extrême de l'estomac. En pareil cas, on emploie avec avantage les remèdes qui réussissent contre la dyspepsie flatulente. Ainsi les carbonates alcalins (surtout le bicarbonate de potasse), qui agissent principalement en neutralisant l'acide lactique[1] et les autres acides développés par la décomposition; et l'hyposulfite de soude, qui paraît avoir une influence spécifique pour arrêter le développement de ces algues microscopiques, qui se produisent pendant le travail de fermentation des matières contenues dans l'estomac. J'ai trouvé avantageux d'ajouter à ces médicaments de très-petites doses d'iodure de potassium. Parmi les amers, celui qui m'a le mieux réussi contre la flatulence, les nausées et les vomissements, c'est l'infusion de colombo.

Le *vomissement*, sans contredit le plus important et le plus grave de tous les symptômes de la maladie, est aussi un des plus rebelles à l'action thérapeutique.

Cette variété de vomissement, qui accompagne les nausées si pénibles et la flatulence dont nous venons de parler, cède souvent aux remèdes ci-dessus, et surtout à une combinaison d'infusion de colombo avec l'iodure de potassium et le bicarbonate de potasse. Sinon, l'acide

1. Mais comme ces acides augmentent l'effet corrosif du suc gastrique, les avantages qui succèdent à leur neutralisation pourraient bien se rapporter en partie à la diminution de l'action dissolvante de la sécrétion de l'estomac

cyanhydrique, la potion effervescente de citrate de potasse, ou ces deux moyens réunis, devront être employés. Quant à la créosote, elle m'a peu réussi. Les sels d'ammoniaque (parmi lesquels je comprends la mixture effervescente du citrate ou du tartrate) m'ont paru plutôt nuisibles. Il y a des cas fréquents où l'irritabilité de l'estomac est telle, qu'on peut alors en dire autant de tous les médicaments possibles. En fait, il y a longtemps que j'en suis arrivé à la règle suivante : quand un ou deux des remèdes ci-dessus semblent inefficaces, mieux vaut ne pas risquer d'irriter ou d'épuiser l'estomac par de nouveaux moyens, qui ne seraient que de pures expérimentations. Dans ces cas terribles, où l'organe ulcéré est tellement irritable que le vomissement suit l'ingestion de la plus faible quantité d'aliments, même les plus légers, que pouvons-nous attendre de l'action de substances étranges, nauséeuses, telles que la plupart de ces médicaments ? Bien entendu, si l'expérience démontrait qu'elles ont réellement la propriété d'arrêter les vomissements, il serait absurde de les rejeter, sous prétexte qu'on ne sait pas expliquer leur action. Mais comme nous pouvons affirmer que bien souvent elles échouent, malgré toute l'attention avec laquelle on les administre, et que le traitement réussit mieux sans elles, il est bon d'examiner jusqu'à quel point ce traitement est plus rationnel.

Cette variété de vomissement qu'on observe dans l'ulcère de l'estomac, se compose, pour ainsi dire, de tous les éléments ordinaires de ce phénomène; tantôt il est provoqué par une irritation centrale, tantôt par une irritation périphérique (ou cérébrale ou gastrique) ; il est excité ou empêché par les *juvantia* et *lædentia* qui résultent de l'activité ou de la distension, de l'inactivité ou de la vacuité de l'estomac.

C'est là la base de la classification des vomissements dans les différents cas d'ulcère de l'estomac ; c'est aussi en partie la base de notre traitement.

Ainsi, l'espèce de vomissement le plus fréquemment observée, celle qui se montre le plus tôt, se produit au moment où la souffrance qui suit l'ingestion des aliments atteint son plus haut degré ; ce vomissement s'explique en grande partie par la distension de l'estomac, par la flatulence, et peut-être par la stimulation que produit sur la surface des tissus ulcérés, l'action des aliments et du suc gastrique. Aussi cesse-t-il dès que l'estomac est vide. L'indication est donc de limiter la quantité des *ingesta*, de diminuer la flatulence et de neutraliser l'excès d'acides.

Dans l'ulcère gastrique des ivrognes, c'est le matin qu'on observe d'ordinaire le vomissement ; ce symptôme est fréquemment accompagné de douleur. Il a lieu à jeun, et paraît avoir son point de départ dans le cerveau ; en d'autres termes, ce phénomène paraît résulter de l'état de dépression générale, qui succède à l'excitation produite par l'alcool. Aussi le voit-on souvent se manifester indépendamment de tout ulcère de l'estomac, et cesser d'ordinaire sous l'influence de quelques gouttes de liqueur. Au nombre des remèdes qu'on oppose à ce symptôme, l'opium est celui qui réussit le mieux, surtout sous la forme solide, comme, par exemple, une pilule d'extrait aqueux.

Le vomissement devient quelquefois tellement fréquent, qu'il se produit par l'ingestion de la plus petite quantité d'aliments, et même dans l'état de vacuité de l'estomac. Alors, le plus souvent, il est impossible de déterminer si le symptôme a son point de départ dans l'estomac, ou dans le cerveau ; s'il persiste sous l'influence de l'habitude, ou de la faiblesse du malade, agissant sur un appareil nerveux dont les fonctions normales ont été perverties, ou enfin si le vomissement est un effet de la stimulation, de l'irritation de la surface ulcérée. Dans beaucoup de cas, cependant, la présence de la douleur semble imposer cette dernière explication. Ici, l'appréciation des principes qui doivent diriger le traitement devient de la plus haute importance. Loin d'appeler à notre aide les médicaments auxquels l'expérience ou la tradition accorde la propriété de modérer le vomissement, et qui sont aussi inutiles dans ce cas, que lorsqu'on les donne contre le mal de mer, nous devons tâcher de soumettre l'estomac à un repos aussi complet, aussi prolongé que possible. Les médicaments, en interrompant ce repos forcé, feront plus de mal que de bien. Et quoique la glace ou l'eau glacée soient peut-être les plus inoffensifs, pourtant il y a des cas où il faut s'abstenir complétement de ces moyens, quelque simples et quelque doux qu'ils soient.

Régler la nourriture est un point beaucoup plus difficile; souvent le malade est déjà si épuisé par l'inanition qui résulte du vomissement répété, qu'un régime sévère, borné à de petites quantités d'aliments simples ou poussé jusqu'à la diète absolue, devient complétement impossible. Le plus souvent l'état du malade réclamerait des aliments et des stimulants, quand la souffrance de l'organe, qui doit d'abord les recevoir, en contre-indique l'emploi.

Aussi, toutes les fois qu'il y a des signes d'épuisement, nous ne saurions trop surveiller les effets du régime que nous avons cru devoir adopter ; car il est très-difficile de préciser exactement quelle petite quantité d'aliments peut empêcher l'inanition, et à quels intervalles on peut la permettre. Mais il faut se rappeler que, par le vomissement, on perd complétement les aliments ingérés, et des liquides qui ne sont pas moins importants ; et qu'en outre ce phénomène épuise rapidement les systèmes nerveux et musculaire dont il dépend. Voilà pourquoi il vaut mieux que l'estomac reçoive et garde une très-faible quantité d'aliments, que de conserver, après un vomissement abondant, une quantité d'aliments même plus considérable. Il est souvent fort important de commencer par un régime très-sévère, bien qu'on sache que la faiblesse du malade obligera d'y ajouter bientôt. En effet, l'habitude du vomissement une fois rompue suffisamment pour que l'estomac tolère une faible quantité d'aliments, il arrive fréquemment que l'on peut en accorder davantage, et de qualité plus nourrissante, sans s'exposer au retour du mal de cœur. Nous reviendrons sur ce sujet à propos du régime.

Dès qu'il y a des vomissements abondants, graves, il faut de suite songer à adopter une autre voie pour l'introduction des aliments et des médicaments, afin que, tout en laissant l'organe malade au repos, on échappe aux contre-indications ci-dessus. Je veux parler des lavements, au moyen desquels on peut quelquefois laisser l'estomac au repos pendant un jour ou deux, et, par là, interrompre l'habitude prise du vomissement. Ceux qui ont eu la triste occasion de lutter avec toutes les ressources de leur art contre l'inanition, qu'entraîne le cancer qui obstrue l'œsophage, ont dû remarquer combien on peut prolonger la vie, en adoptant ce mode d'alimentation. Malgré l'occlusion de l'œsophage, malgré les funestes effets sur l'économie de la cachexie cancéreuse, ou des dépôts cancéreux secondaires dans les poumons ou le foie, on parvient quelquefois, grâce à ce seul moyen, à nourrir le malade, à le soutenir des jours et même des semaines. Cela fait voir au moins[1] jusqu'à quel point l'intestin peut suppléer l'estomac, lorsque ce dernier est momentanément hors d'état de fonctionner; cela nous montre aussi comment, dans les cas de vomissements opiniâtres, nous pouvons, à l'aide des lavements nutritifs, laisser l'estomac au repos pendant un ou deux jours, ce qui est quelquefois suffisant. Les lavements contiendront de préférence du lait, des œufs crus, de l'huile de foie de morue, du thé de bœuf très-concentré, non salé; du vin, et dans les cas extrêmes, de l'eau additionnée d'eau-de-vie ou d'opium[2].

La fréquence, la mesure et le choix de ces lavements seront déterminés d'après les indications que fournit chaque cas particulier. Toutefois, il est bon de les donner sous le plus petit volume possible; et, en règle générale, il faudra rarement les renouveler à des intervalles de moins de trois ou quatre heures. A l'ingestion des liquides on substituera des applications extérieures, comme des compresses humides autour des bras et des jambes, des fomen-

1. Peut-être bien l'analogie entre l'obstruction de l'œsophage et le cas d'ulcère de l'estomac pèche-t-elle en ce que, dans le premier cas, la membrane muqueuse gastrique conserve la propriété de sécréter un suc gastrique normal tant que des aliments pénètrent dans l'organe; tandis que, dans le second, elle perd cette propriété. Au moins cela est vrai dans les ulcères très-étendus de l'estomac; mais je ne vois pas en quoi cette hypothèse, fût-elle démontrée, modifierait la conduite que nous avons conseillée.

2. Ici, comme ailleurs, j'ai sacrifié l'ordre dans les détails, quand je l'ai trouvé utile, et je ne me suis pas astreint à respecter les limites mal définies, du reste, qui séparent les aliments, les stimulants et les remèdes. En parlant des deux substances mentionnées dans le texte, je les considère alors comme des stimulants; ce sont deux agents plus ou moins actifs, plus ou moins sûrs, qui peuvent réveiller les forces vacillantes de l'économie, et tenir lieu d'une certaine quantité d'aliments.

tations prolongées, ou l'immersion des membres dans de l'eau tiède [1]. Grâce à ces moyens, on pourra se contenter d'humecter la bouche et la gorge du malade avec quelques gouttes de liquide.

L'*hémorrhagie* est un autre symptôme dont le traitement doit être subordonné à l'état de la lésion qui y donne lieu. Le flux, très-peu abondant dans les premières périodes de l'ulcère, qui ne forme qu'un ou deux filets de sang dans les matières vomies, ou qui colore les selles en noir, ne réclame guère d'autre traitement que celui qu'on applique dans tous les cas d'ulcère de l'estomac. Mais l'hémorrhagie qui se montre à une époque plus avancée, ou qui fournit une quantité de sang considérable, appelle toute notre attention. Et comme l'estomac est soumis à l'action locale des substances astringentes ingérées, et à l'action générale qui résulte de leur absorption dans l'économie, nos moyens d'arrêter l'hémorrhagie sont (toutes choses égales d'ailleurs [2]) bien plus efficaces que dans le cas d'hémorrhagie pulmonaire.

Pour le traitement en général, on tiendra compte tant des conditions précédentes que de l'état du malade. A ce dernier point de vue, je conseille (au risque de pencher vers la médecine expectante), quand il y a raison de supposer que le sang vient d'un vaisseau considérable, et qu'il a cessé de couler, de se borner a laisser l'estomac au repos absolu. Un peu de glace de temps en temps, s'il y a soif ou douleur vive; faire coucher le malade sur

1. A laquelle on pourra quelquefois ajouter du lait avec grand avantage.

2 Voir, pour quelques-unes des conditions auxquelles cette phrase fait allusion, les pages 83 et 164.

le dos et donner le moins possible de nourriture (de préférence du lait bouilli) : voilà les précautions les plus simples et les meilleures que nous puissions prendre, pour éviter de déplacer le caillot, d'où peut dépendre la vie ou la mort du malade, pendant les premiers jours qui suivent une hémorrhagie considérable de l'ulcère gastrique. Si l'écoulement de sang est plus modéré, mais revient à des intervalles plus répétés, on aura recours à des agents styptiques, surtout s'il n'y a pas grande tendance au vomissement. La térébenthine, le perchlorure de fer qui ont, je crois, été recommandés dans ce but, ont l'inconvénient grave de provoquer des nausées et des vomissements, même à des doses modérées et très-étendues d'eau. La formule que je préfère contient environ dix grains ($0^{gr},60$) d'acide gallique, dissous dans une once ($32^{gr}$) d'eau distillée à l'aide d'environ dix gouttes d'acide sulfurique dilué. Mais dans certains cas de ce genre, où la violence de la douleur m'a fait employer le bismuth et la poudre de kino composée, l'hémorrhagie a paru céder à ces astringents.

D'ailleurs ici encore, l'application externe et interne du froid, au moyen de la glace, et l'observation rigoureuse du régime indiqué plus haut sont encore des parties indispensables du traitement.

La *cachexie* qui d'ordinaire accompagne l'ulcère gastrique, et l'hémorrhagie plus ou moins abondante qui se produit en général à une certaine période de la maladie, forment les indications les plus importantes au point de vue du traitement. Cette cachexie, qui exprime et résume les funestes effets de tous les autres symptômes, et qui, à mon avis, est une des causes de mort les plus communes dans cette maladie, modifie et restreint l'application des moyens de traitement que nous avons indiqués ; c'est elle qui décide du succès de notre thérapeutique.

Déjà nous avons fait allusion aux difficultés que cet état oppose au traitement local, qui pourrait amener la guérison de l'ulcère. En parlant du régime, nous reviendrons sur l'opportunité des stimulants qui en résulte. Pour le moment, nous devons trouver dans cette cachexie une indication pour la médication *tonique*, toutes les fois que l'état de l'ulcère ne s'oppose pas entièrement à l'introduction de ce genre de remèdes dans l'estomac.

Au premier rang des médicaments de cette nature, il faut placer les préparations ferrugineuses. Les symptômes chlorotiques que présente la jeune femme atteinte d'ulcère gastrique, et les conséquences des hémorrhagies auxquelles donne lieu la lésion, réclament ces préparations, comme le meilleur moyen de remédier à l'anémie par une production abondante de globules rouges du sang. C'est, du reste, ce que l'expérience confirme.

Voici les principales précautions à observer dans l'emploi de ce médicament. Le fer est contre-indiqué quand il y a de nombreux vomissements, une douleur excessive ou continue. Et même quand ces symptômes ont en partie cédé à d'autres remèdes, il vaut mieux faire usage d'abord des préparations les moins actives du métal, telles que le citrate ou le tartrate de fer ammoniacal. Elles seront toujours administrées pendant ou immédiatement après le repas: règle générale plus importante encore dans le cas d'ulcère de l'estomac. Les différents sels solubles de fer devront être prescrits, combinés de telle sorte qu'ils puissent être introduits à l'état de solution dans l'estomac. En d'autres termes, on évitera en général l'usage de l'oxyde insoluble soit directement, soit indirectement (comme dans la mixture de fer composée, employée quelques heures après qu'elle a été préparée)[1].

Les toniques végétaux amers sont beaucoup moins importants, bien que, combinés avec d'autres médicaments, ils ne soient pas sans quelque utilité. Ainsi, l'infusion de colombo n'est pas contre-indiquée par des vomissements modérés, et on peut donner l'infusion de quassia en même temps que le fer. Enfin, de toutes les combinaisons des toniques minéraux et végétaux, aucune n'est préférable, vers la fin de la convalescence de l'ulcère de l'estomac, à une potion où les sulfates de quinine et de fer soient rendus solubles au moyen de quelques gouttes d'acide sulfurique ou chlorhydrique dilué. Toutes les fois que l'estomac tolère le quinquina (ce qui a lieu dans la majorité des cas), il faut donner ce médicament très-actif, au moins pendant plusieurs semaines. Quand l'ulcère semble être la suite d'une fièvre intermittente, ce précepte doit être évidemment encore plus rigoureusement observé.

Une autre combinaison de fer et de quinine avec l'opium réussit très-bien dans le cas d'irritabilité de l'estomac ; on la prescrira avec avantage quand l'un ou l'autre de ces médicaments, sous la forme liquide, produit des nausées, des vomissements, de la céphalalgie, de l'anorexie. On donne alors une pilule contenant environ un grain (0gr,06) de

1. ℞ :

| | | | |
|---|---|---|---|
| Sulfate de fer. . . . | gr. xxx., | = | 1gr,80. |
| Carbonate de potasse. . | gr. xxv., | = | 1gr,50. |
| Myrrhe. . . . . . . . | gr. lx., | = | 3gr,60. |
| Sucre. . . . . . . . | gr. lx., | = | 3gr,60. |
| Esprit de muscade. . . | fl. dr. j., | = | 4gr. |
| Eau de roses. . . . | fl. oz. viij., | = | 256gr. |

British Pharmacopœia. (*Note du traducteur*)

chacun de ces sulfates, avec une petite quantité d'extrait d'opium, ou de la masse de styrax ou de savon composé. Les avantages évidents de cette pilule, sur la potion précédente, tiennent à la lenteur de sa dissolution, et au peu d'étendue de la muqueuse gastrique, qui est ainsi en contact direct avec le médicament.

L'emploi des *purgatifs* dans cette maladie réclame la plus grande prudence, bien qu'ils soient quelquefois indispensables. Il est certain que ces médicaments ont souvent été administrés dans beaucoup de maladies de l'estomac, sans aucune mesure, et que des accidents ont été la conséquence de cet abus. La question de leur opportunité, dans un cas donné, sera toujours fort difficile à résoudre. Au moins, rappelons-nous que lorsque l'estomac reçoit peu de nourriture, ou que les aliments sont rendus par le vomissement, l'intestin contient une si petite quantité de matières, que le besoin de la défécation est plus rare, moins pressant, sans parler de cet état de stagnation, qui est une conséquence de l'acte même du vomissement. (Comparez p. 166.) D'autre part, il est clair que la constipation aggrave beaucoup la douleur et le vomissement de l'ulcère gastrique. J'ai même noté, une ou deux fois, une coïncidence manifeste entre le paroxysme de ces symptômes et une accumulation de matières dans le côlon. Mais, indépendamment des renseignements fournis par le malade, l'examen de l'abdomen indiquera toujours à cet égard l'état de l'intestin.

Quand un purgatif est manifestement indiqué, c'est l'huile de ricin qu'il faut donner de préférence. Une dose modérée, de six drachmes à une once (de 24 à 32 gr.), pourra être administrée de temps en temps, sans exagérer la douleur ou le vomissement. Mais si ce dernier symptôme domine, mieux vaut avoir recours à des lavements contenant ou une émulsion d'huile de ricin, ou quelque combinaison de cette huile, et la décoction d'aloès avec le gruau, qui est le véhicule ordinaire de ces médicaments. En règle générale, on doit se borner à de petits lavements ; car la distension de l'abdomen tend à accroître la douleur de l'estomac et le malaise général.

Les purgatifs plus doux, dont on fera usage pendant la convalescence, seront donnés avec la même prudence. Mieux vaut s'en abstenir, quand la chose est possible. Dès que les symptômes les plus inquiétants disparaissent, l'état des intestins indique souvent le degré d'efficacité des médicaments toniques sur l'économie. Dans tous les cas, il suffit de prendre de temps en temps une pilule de rhubarbe composée[1], additionnée, s'il est nécessaire, d'une quantité égale d'extrait de coloquinte composé[2]; on pourra donner dans le même but, tous les jours, au dîner, une pilule contenant un ou deux grains d'aloès. Il est bien entendu que le moindre symptôme indiquant le retour de la dou-

1. Formule de la masse pilulaire :

| | | | | |
|---|---|---|---|---|
| ℞ : | Rhubarbe. . . . . . . . | oz.iij., | = | 96 gr. |
| | Aloès succotrin. . . . . | oz.ij 1/4., | = | 72 |
| | Myrrhe. . . . . . . . . | oz jss., | = | 48 |
| | Savon méd. . . . . . . . | oz.jss., | = | 48 |
| | Essence de menthe p. . . . | fl. dr. jss., | = | 6 |
| | Sucre. . . . . . . . . . | oz.iv. | = | 128 |

2 Formule de la masse pilulaire :

| | | | | |
|---|---|---|---|---|
| ℞ : | Aloès des Barbades. . . . | oz ij., | = | 64 gr. |
| | Scammonée. . . . . . . . | oz.ij., | = | 64 |
| | Coloquinte. . . . . . . . | oz.j., | = | 32 |
| | Sulfate de potasse. . . . | oz. 1/4., | = | 8 |
| | H. essentielle de girofle. . . | fl dr.ij., | = | 8 |
| | Eau distillée. . . . . . . . | q. s. | | |

British Pharmacopeia. *(Notes du traducteur.)*

leur ou des nausées, contre-indique ce traitement. Enfin le plus souvent il suffira, pour le rendre inutile, de diriger convenablement le régime du malade.

Ces quelques mots sur les purgatifs nous amènent naturellement à parler des préparations de *mercure*, qui si souvent entrent dans leur composition. Je regarde comme un devoir de déclarer formellement ici que je suis entièrement opposé à l'usage du mercure dans cette maladie, sous quelque forme et sous quelque prétexte que ce soit. Je crois avoir vu un ou deux cas, où l'ulcère a été définitivement produit par le mercure administré contre d'autres maladies, et je suis certain d'avoir constaté des rechutes, que cette cause pouvait seule expliquer. Un purgatif au calomel a paru détruire les heureux résultats du traitement suivi pendant de longs mois, pour la guérison d'un ulcère de l'estomac.

Je dois aussi faire allusion à des médicaments qui ont été singulièrement vantés dans cette maladie. Les sels d'*argent*, et surtout l'oxyde et le nitrate, ont été regardés comme ayant une grande efficacité. Les partisans du nitrate d'argent ont même été jusqu'à prétendre que cet agent guérit un ulcère de l'estomac, exactement comme il guérit un ulcère de la jambe ; que ce moyen stimule l'ulcère atonique, et amène bientôt le travail de granulation.

Je n'ai pas la prétention de mettre en question les excellents effets de ce caustique dans le cas d'ulcères extérieurs, contre lesquels les chirurgiens l'emploient. N'attribue-t-on pas à l'excitation ainsi produite bon nombre des effets dus à ce coagulum, cette croûte de matière organique que cet agent détermine, et qui protége si admirablement et comprime la surface granuleuse sous-jacente? Mais, quant à l'administration de cette substance à l'intérieur, je n'hésite pas à le dire : donnée comme on le fait, elle est complétement inerte, et les avantages dont on la gratifie sont tous dus au régime, aux autres médicaments concurremment prescrits, ou au travail réparateur de la nature ; en un mot, pour apprécier la valeur de ce médicament, on s'est appuyé sur l'axiome trompeur — *post hoc, ergo propter hoc* — qui forme la base de toutes les fameuses cures de l'homœopathie.

Les effets généraux produits par l'absorption du nitrate ou de tous les autres sels d'argent peuvent être laissés complétement de côté dans cette discussion. Sans aller jusqu'à nier l'action générale de ces sels, je puis au moins affirmer que cette action n'a jamais été démontrée, et que « l'on peut les donner longtemps à des doses modérées sans produire aucune modification évidente dans l'organisme[1] ». Tout ce qu'on peut avancer à l'appui de leurs effets généraux se borne aux deux faits suivants : l'amélioration qu'éprouvent rarement les épileptiques, et la manifestation plus rare encore d'une éruption cutanée, sous l'influence de ces agents. Voilà certes une démonstration bien insuffisante. Est-il nécessaire d'agiter la question de savoir si ces effets généraux peuvent résulter de l'usage ordinaire des sels d'argent? La coloration en bleu de la peau, qui atteste l'absorption et la réduction de ces sels dans l'intérieur du corps, est un accident tellement spécifique, qu'en son absence, nous n'avons pas le droit de compter sur d'autres effets généraux[2]. Or, comme cette coloration permanente

1. Pereira, « *Materia Medica* », vol I, p. 692.

2. Ainsi les symptômes généraux produits par le plomb s'accompagnent presque toujours, et sont souvent précédés par le liséré bleu caractéristique des gencives.

fait souvent défaut, nous sommes en droit de supposer que tous les effets du médicament résultent uniquement de son action locale sur la membrane muqueuse avec laquelle il est mis en contact.

Quant à cette action locale, qu'importe que la dose ordinaire d'un demi-grain ou d'un grain de nitrate d'argent soit administrée sous forme de pilule ou de solution? Il n'en résulte aucun symptôme de réaction ou d'irritation, rappelant ceux qui suivent l'application du caustique sur une surface externe ou interne. La douleur, l'irritation, l'état fébrile, les nausées, les vomissements, qu'on a observés quelquefois, sont formellement regardés comme indiquant une dose excessive. En réalité, toute manifestation d'une stimulation directe, survenant après l'usage de cet agent, devrait probablement être considérée comme une preuve qu'il a été mal administré.

Mais si l'absence de toute démonstration de l'effet stimulant du nitrate d'argent, nous fait douter qu'il exerce aucune action physiologique sur la membrane de l'estomac, ses réactions chimiques bien connues convertissent ce doute en une négation formelle.

Nous laisserons de côté les chlorures de l'alimentation, les chlorures du suc gastrique, les chlorures contenus dans la mie de pain qui sert de véhicule au médicament. Supposons toutes ces causes de décomposition évitées (ce qui n'est pas admissible); les chlorures de la salive, du mucus œsophagien, avalés avec la pilule; les chlorures du mélange de ces sécrétions et de la bile qu'on trouve dans l'estomac à jeun, suffiraient pour convertir en un composé insoluble le nitrate ou l'oxyde d'argent ingéré. Et quelle absurdité de penser que cette petite pilule ira justement s'arrêter au point qui correspond au siége de l'ulcère, ou qu'une dose aussi faible, étendue dans une once de liquide, se répandra uniformément sur la surface de 180 pouces carrés qui représente l'estomac, et conservera encore son activité !

Inutile d'ajouter que, tout en faisant ces objections[1] à l'emploi de l'oxyde et du nitrate d'argent dans cette maladie, je suis loin de prétendre que les malades ainsi traités ne puissent guérir. Mais ne peut-on pas en dire autant de toutes les maladies susceptibles de guérison, quelle que soit la « panacée » dont on ait fait usage? L'anatomie pathologique nous démontre d'une façon péremptoire que l'ulcère de l'estomac peut guérir spontanément. Le régime approprié qui est prescrit en même temps que le remède,

1. Tout en renvoyant au chapitre VI, pour quelques observations sur le moyen de s'assurer de l'efficacité thérapeutique des médicaments, je prétends que les arguments sur lesquels Heller et d'autres se fondent pour démontrer que le nitrate d'argent est en général un médicament inerte, ne sont pas applicables à la question de son efficacité dans les maladies de l'estomac. Quant à son action générale, la chimie ne pouvant prouver que le médicament soit absorbé, nous en sommes réduits, dans notre ignorance de la quantité minimum de ce sel et des autres sels métalliques nécessaire pour produire des effets généraux, à juger par analogie, et par des considérations physiologiques et pathologiques, la question de savoir si cette action existe, oui ou non. Veut-on établir son utilité dans les maladies de l'estomac? Que pouvons-nous conclure de ce fait, qu'on retrouve du chlorure d'argent dans les matières fécales? C'est là un fait sans valeur, car nous n'avons pas besoin d'une analyse chimique, pour savoir ce qui se passe quand un chlorure soluble est en présence d'un nitrate. C'est un fait sans portée, parce que les effets avantageux du médicament peuvent très-bien s'expliquer par son action locale, action que la présence d'un chlorure insoluble dans les sécrétions de l'estomac ne contredit pas plus que celle d'un chlorure semblable dans le vagin, quand le nitrate d'argent a été mis en contact avec la muqueuse de l'un ou de l'autre de ces deux organes. Et puisque la réaction générale qui suit l'effet local de ce caustique peut prendre l'importance d'une modification constitutionnelle d'une grande valeur, il s'agit bien plutôt ici d'une action de contact que des effets de l'absorption. En poussant trop loin le même argument, tiré de l'analyse chimique, on arriverait à nier l'efficacité si positive du bismuth dans beaucoup de maladies gastriques et intestinales.

peut à lui seul expliquer la terminaison heureuse de la maladie. Et je suis convaincu que le médecin qui juge de l'efficacité de ses remèdes, sans tenir compte de la tendance naturelle des maladies vers la guérison, de l'importance du régime, et de l'alimentation, sans soumettre les vertus traditionnelles des médicaments à l'épreuve de leur essai physiologique sur l'homme sain, et de leur influence thérapeutique[1] indépendamment du régime, je dis qu'un tel médecin n'est pas loin de substituer un article de foi à un autre, et de se ranger sous la bannière du charlatanisme le plus vil de notre époque.

*Régime, et Alimentation.* Nous avons déjà fait allusion à ce moyen de traitement. Je suis convaincu que l'ulcère de l'estomac ne peut guérir par aucun remède, en l'absence d'un régime convenable. Il est probable que dans la plupart des cas d'ulcères cicatrisés qui ont été constatés à l'autopsie, les malades avaient été conduits à adopter eux-mêmes un régime, qui a eu la plus grande part dans la guérison. Chez beaucoup d'entre eux, l'observation rigoureuse d'une certaine alimentation, prescrite à l'exclusion de tous médicaments[2], a eu le même effet. Aussi je regarde les drogues comme une addition fort importante au régime, mais jamais elles ne peuvent le remplacer. Il n'y a pas de maladie où le médecin doive davantage protester contre cette erreur du vulgaire, qui voit dans la dé-

1. Effets thérapeutiques, — objet d'une expérimentation fréquente et immédiate—tels que ceux que produisent dans ces circonstances le bismuth, les carbonates alcalins et la plupart des médicaments appelés « *carminatifs* »

2. On peut citer comme exemple le cas de Béclard, l'anatomiste français. Il mourut à un âge avancé, après une longue période de santé parfaite, et on trouva, à l'autopsie, les cicatrices de deux ulcères de l'estomac.

glutition d'une certaine quantité de médicaments plus ou moins repoussants, le seul moyen de rétablir la santé.

Le régime que l'expérience indique comme le plus convenable dans cette maladie est fondé sur certains principes simples, incontestables, de la physiologie de la digestion : principes qu'il suffit d'énoncer pour les faire admettre sans conteste. Les individus atteints de cette maladie voient tous leurs symptômes s'aggraver après des repas abondants, par l'usage d'une nourriture animale, de substances dures, de digestion difficile, par la température élevée des aliments ou des boissons, et enfin par l'ingestion de substances irritantes. Au contraire, avec une nourriture légère, peu azotée, composée d'aliments faciles à digérer, de consistance pulpeuse, en petite quantité, et plutôt frais que chauds, on voit les symptômes s'amender, et la maladie guérir. Eh bien ! chacune de ces conditions répond à ce que la physiologie de la digestion et la pathologie de la lésion nous apprennent. L'estomac, siége de l'ulcère, est stimulé par la présence des aliments. Il est distendu par un repas abondant. La surface mal protégée de l'ulcère est excitée par la chaleur des aliments, ou par leurs propriétés irritantes (physiques ou physiologiques). Enfin, comme la fonction principale de l'estomac est la digestion des matières azotées, la quantité de ces substances que contient le régime adopté, règle le degré et la durée de l'activité de l'organe, outre qu'elle exerce encore une influence spéciale sur l'ulcère, en déterminant la quantité du suc gastrique sécrété dans l'estomac.

L'aliment qui répond le mieux à toutes les conditions qui précèdent, est le lait donné en petites quantités et à des intervalles rapprochés. Le lait, nourriture naturelle de l'enfance, type de l'aliment parfait, renferme toutes les substances nécessaires à l'organisme, en proportions convenables, et dans un état qui en favorise la digestion, sans entraîner aucune irritation physique de l'estomac. Avec le lait, la quantité de matière azotée est telle, qu'on ne peut craindre (comme avec les aliments du règne végétal) de laisser l'organisme, affaibli déjà par la maladie ou par l'âge, manquer de ce principe indispensable, ou d'en voir la proportion dépasser les limites du nécessaire.

C'est surtout l'irritabilité de l'estomac (dont on juge par la fréquence et la facilité des vomissements) qui nous guidera pour adopter telle ou telle modification du régime lacté. Si l'organe est extrêmement irritable, le lait devra être coupé avec moitié ou les trois quarts de son volume d'eau de chaux; ou bien on donnera du lait bouilli. Parfois, le lait caillé, mêlé à un peu d'arrow-root bouilli dans l'eau, sera préférable. Pourtant, en général, le lait pur et chaud est mieux supporté que toutes ces préparations, et la seule difficulté sera de régler la quantité qui convient à l'estomac.

Si l'estomac moins irritable peut conserver quelques aliments, il est important de les choisir parmi les substances ayant une plus grande consistance. On mêlera au lait une des variétés les plus pures de fécule, et on en fera une bouillie claire, qui ne sera prise qu'après avoir été refroidie. L'arrow-root doit être préférée. Le sagou et le tapioca réussissent en général moins bien. On surveillera avec la plus grande attention l'abondance et le nombre de ces repas. L'avantage qu'il y a à ne prendre pour chaque repas qu'une simple cuillerée de cet aliment, tient à ce qu'on évite ainsi la distension de l'estomac; l'aliment franchit rapidement l'estomac, après s'être simplement imprégné de suc gastrique, avant d'atteindre le duodénum, où il se dissout entièrement[1].

On réglera, bien entendu, le nombre de ces repas d'après leur importance et les effets produits sur l'estomac. Ainsi, en supposant qu'ils ne provoquent pas de vomissements, de dix à douze repas d'une seule cuillerée à soupe ou à dessert des aliments ci-dessus indiqués suffiront pour chaque jour, chaque repas ayant lieu environ toutes les deux heures.

Pendant la convalescence, on n'augmentera la quantité des aliments qu'avec une grande prudence. De la fécule pure de l'arrow-root, on passera au sagou ou au tapioca, puis à la poudre de riz qui est plus azotée, puis au maïs, au seigle et à la farine de froment. La poudre de riz est généralement bien supportée; avec le lait, elle forme la principale nourriture des malades, qui peuvent vivre ainsi des jours et des semaines. La farine de froment pourra être donnée sous forme de biscuit réduit en poudre, ou de pain trempé dans l'eau bouillante, et passé immédiatement à travers un tamis de mousseline (pour former la gelée de pain) que l'on fait bouillir avec le lait. On n'ajoutera de sucre qu'avec précaution, car il peut en résulter de la flatulence.

C'est surtout dans le passage de ce régime à la nourriture animale que l'on rencontre les plus grandes difficultés, difficultés que les étrangers, ignorant les procédés barbares et extravagants de la cuisine anglaise, auront peine à comprendre. Le thé de bœuf très-fort est rarement supporté; la viande rôtie et bouillie ne doit pas être donnée sans tran-

1. Voyez pp. 3, 140; et aussi *Cyclop. anatom.*, *op cit.*, pp. 315, 349, 398.

sition; elle doit d'ailleurs, pour ne pas avoir des effets très-nuisibles, être de bonne qualité et bien préparée. J'ai l'habitude de débuter par un peu de poisson bouilli (tel que la sole ou le carrelet), débarrassé de ses arêtes, et mêlé avec des pommes de terre en purée ou de l'arrow-root en petite quantité. Au reste, de la viande tendre, cuite très-lentement, ce que les Français appellent « le bouilli », conviendrait également. Il serait possible de nourrir les malades exclusivement avec des légumes et du lait; mais il y a fort peu de malades qui acceptent de s'astreindre à un régime complétement différent de celui des personnes qui les entourent : aussi, dans la pratique, nous sommes forcés de revenir peu à peu au régime ordinaire de la santé. Bien d'autres aliments dont nous avons déjà parlé à propos du régime lacté, devront être prescrits avec non moins de prudence quant à la quantité et l'abondance; c'est une question qui ressort plus de la cuisine que de la thérapeutique.

L'idiosyncrasie du malade nous oblige souvent à modifier le plan que nous venons de présenter. Quelquefois on devra couper le lait avec de l'eau, mais alors ce liquide moins nourrissant ne pourra suffire qu'à la condition d'y adjoindre quelque substance plus azotée que l'arrow-root. Quelques malades se trouveront bien de prendre un œuf battu avec leurs aliments farineux ; chez d'autres, cela suffit pour aggraver les symptômes. Le thé froid, qui peut convenir à quelques-uns, doit en général être sévèrement proscrit. En un mot, l'alimentation, la cuisine même des malades réclame des soins et une prudence de tous les instants. Toute modification doit être regardée comme une sorte d'expérience dont les résultats bien observés peuvent seuls autoriser ou contre-indiquer la continuation.

*Stimulants.* La question de l'emploi des stimulants doit nous occuper, à propos de l'alimentation, bien que déjà nous en ayons dit quelques mots au sujet des médicaments indiqués par l'épuisement ou la cachexie plus ou moins accusée, qui accompagne d'ordinaire l'ulcère de l'estomac. Il est indispensable de proscrire l'usage de tout stimulant alcoolique. Même dans les cas de prostration extrême, à la suite de vomissements fréquents et de longue durée, cette règle doit être observée, et si on croit à la nécessité de recourir à l'alcool, ce médicament devra être administré en lavement.

Ce n'est guère que par hasard que l'on pourra rencontrer des exceptions à cette règle. En fait, j'ai vu des malades prendre un ou deux verres de sherry (xérès), et même un ou deux grands verres de bière chaque jour, sans que la guérison de ce qui semblait être un ulcère de l'estomac fût pour cela compromise. Toutefois, il n'en faut pas moins tenir à la règle énoncée, bien que certains malades paraissent souffrir peu de ces légères infractions. Ainsi, quand cette lésion se montrant chez des adultes habitués aux excès augmente encore l'état cachectique qui en résulte, il est possible que le bien-être général produit par une dose modérée de stimulants, compense et même dépasse les mauvais effets qu'on pourrait en craindre, pour la muqueuse altérée de l'estomac.

Si l'on croit devoir faire usage de l'alcool, on le donnera étendu d'eau (un peu d'eau-de-vie dans de l'eau froide), à doses faibles, mais répétées. L'esprit pur ou les vins forts, ou additionnés d'eau-de-vie (comme le malaga et le xérès), sont trop irritants. Les boissons composées ou artificielles, telles que le porto ordinaire, la bière ou le champagne, sont encore plus mauvaises : le sucre et la matière fermentescible qu'ils contiennent ajoutant aux dangers de leurs propriétés alcooliques. Je ne suis pas en mesure d'apprécier les effets des vins naturels pris en petite quantité ; d'après ce que j'ai vu dans un ou deux cas, je les crois beaucoup moins dangereux.

*Opium.* — L'antagonisme entre les effets locaux et généraux des boissons alcooliques, dans le traitement de l'ulcère de l'estomac, nous conduit à nous demander s'il n'y aurait pas quelque stimulant possédant les avantages de ces substances, sans présenter leurs inconvénients. Cette question est si importante, que ce que j'ai déjà dit en parlant de l'opium, je le vais mentionner de nouveau en l'appliquant à toute la classe des médicaments sédatifs. Au reste, l'opium présente des propriétés stimulantes spéciales qui le mettent au premier rang.

Au point de vue du rôle de cette substance dans l'ulcère de l'estomac, on pourrait citer bien des détails intéressants, mais il faut avouer que nous manquons ici des données physiologiques positives et des recherches chimiques exactes, sur lesquelles seules un médecin consciencieux doit baser une théorie de l'action thérapeutique d'un médicament donné. En fait, je suis convaincu que, bien que la douleur si fréquente dans cette maladie soit une nouvelle indication de l'usage de l'opium, ce n'est là ni l'unique, ni le principal guide pour l'emploi de cet agent, qui n'est pas seulement un médicament anodin ou sédatif. Mon expérience me permet de conclure que c'est surtout dans les ulcères très-anciens, de grandes dimensions, ayant résisté au traitement chez les individus épuisés, cachectiques, que se présente l'opportunité de l'opium, et qu'en pareil cas cet agent n'est pas moins utile, bien que la douleur soit fort légère ou que le malade n'ait jamais fait d'excès.

Aussi, quand nous donnerons l'opium dans cette maladie grave, nous devrons obéir aux mêmes indications qui nous guident dans la phthisie ou mieux encore dans la diabète. Ce sera pour apaiser telle ou telle douleur, arrêter les effets de l'irritation, modérer une sécrétion exagérée d'une membrane muqueuse, quand ces symptômes existent; mais dans tous les cas, pour rappeler les forces, ranimer le système nerveux, et prévenir le dépérissement et l'atrophie. Pour moi, je suis convaincu que c'est là le secret de l'utilité de l'opium dans l'ulcère de l'estomac, et je crois que ce même médicament, qui seul peut diminuer la quantité de sucre contenu dans l'urine du diabétique [1], peut aussi arrêter le travail de destruction, qui caractérise la maladie qui nous occupe.

Mais je tiens bien plus à indiquer ici l'utilité de cet agent qu'à démontrer le principe qui l'explique. J'ai donc vu avec grand plaisir que ce que mon expérience m'avait appris de son efficacité dans l'ulcère de l'estomac, était confirmé par les observations des auteurs qui l'avaient employé contre des ulcères d'autres parties du corps. Le lecteur pourra juger comme il lui conviendra l'analogie que j'ai cru voir entre les deux classes d'ulcération, et tenir compte, suivant ses idées, de cet important parallèle que j'ai établi entre l'ulcère de l'estomac et l'ulcère ordinaire de la jambe [2]. Mais en supposant qu'il soit disposé à admettre mes conclusions, fondées sur une aussi grande

1 Voyez la monographie déjà citée de l'auteur, p. 144.
2 Voyez le traité de M. Critchett, indiqué p. 219.

expérience, il ne manquera pas d'être frappé de les voir concorder avec les résultats obtenus par une grande autorité dans le traitement d'une maladie analogue. En tenant compte du siége de la lésion et des différences de détails qui en résultent nécessairement, mon opinion sur l'efficacité de l'opium dans l'ulcère de l'estomac concorde exactement avec celle de M. Skey [1] qui, dans la pratique d'un grand hôpital, a toujours trouvé l'opium si utile dans les ulcères des jambes.

Quant au mode d'administration de l'opium, si le vomissement est modéré, ou si la diarrhée domine, la poudre de kino composée me paraît convenable. Mais quand les vomissements sont abondants, ou persistent malgré la combinaison de cette poudre avec le bismuth, le médicament sera mieux toléré sous la forme solide. On donnera, par exemple, une petite pilule d'extrait aqueux, ou quelques grains de la masse pilulaire de savon ou de styrax composée, deux ou trois fois par jour. Administré de cette façon, l'opium produit des résultats aussi frappants que dans les ulcères ordinaires des membres inférieurs.

Chez les vieillards et les individus fatigués par des excès, chez lesquels l'opium réussit en général si bien, on pourra encore employer d'autres calmants, mais avec moins de succès. La jusquiame, la ciguë, la belladone et d'autres extraits de cette nature sont quelquefois employés avec avantage, mais j'ai eu rarement occasion d'y avoir recours.

Parfois l'extrait de chanvre indien a été utile. Si ses effets étaient plus constants, on pourrait le substituer avec avantage à l'opium lui-même.

1. Compte rendu d'une leçon de clinique, dans la *Lancet*, vol. I, p. 88, 1856.

Dans tous les cas, le convalescent, revenu à son régime ordinaire, continuera encore à prendre des précautions contre la maladie. Que de fois j'ai vu, plusieurs mois après une guérison complète, reparaître tout l'ensemble des symptômes, avec tous leurs dangers, à la suite d'un seul excès. Ce n'est donc qu'après une longue période de santé parfaite, qu'on peut sans imprudence tenter de suspendre le régime précédent. On peut même dire qu'il n'y a pas d'époque où celui qui a une fois été atteint de cette affection puisse se départir impunément de plusieurs des règles que nous avons tracées. Ainsi, convalescent ou guéri, on devra toujours continuer à faire des repas légers, suppléant, s'il le faut, à la quantité par le nombre. Les aliments seront bien choisis, de bonne qualité, convenablement préparés, soumis à une mastication complète, de façon à arriver dans l'estomac sous forme d'une bouillie facile à digérer. Toujours il faudra s'abstenir de boire ou de manger très-chaud, et de faire aucun excès alcoolique.

Enfin, rappelons, en terminant, deux précautions touchant le traitement physique de l'ulcère de l'estomac : précautions qui ne doivent jamais être négligées.

D'abord, eu égard au siége de la lésion, il est très-important d'éviter toute pression sur l'épigastre, surtout si elle réveille de la douleur. On devine aisément le mal que peut produire un corset trop serré, ou tout autre objet qui comprime l'épigastre (tel que le bout de la forme, dont se sert le cordonnier). Je crois même que cette pression peut produire la rupture de l'estomac, sans qu'elle ait auparavant déterminé de la douleur. Mais dans l'examen que le médecin doit faire (et qui est quelquefois imité ensuite par le malade), nous ne devons jamais oublier ce danger. Il convient de palper avec la plus grande douceur, et le moins souvent possible.

En second lieu, il faut éviter tout exercice violent.

Dans les cas où la vie a été menacée par des hématémèses ou des vomissements opiniâtres, cette précaution est de rigueur. Les malades eux-mêmes sont portés en général à rester instinctivement couchés sur le dos, même en l'absence de tout conseil de la part du médecin. Mais chez ceux qui ne se croient atteints que d'indigestion, il faut de toute nécessité formuler cette règle : car son infraction peut en un moment amener le terrible accident de la perforation, outre qu'elle favorise le retour des symptômes locaux et généraux, tels que la douleur, le vomissement et l'épuisement des forces.

## CHAPITRE IV.

### CANCER DE L'ESTOMAC.

Les maladies de l'estomac que nous avons successivement étudiées jusqu'ici, ont pour ainsi dire passé par tous les degrés de gravité, pour arriver jusqu'au cancer de l'estomac, maladie caractérisée par des symptômes obscurs, par sa fréquence, et par sa terminaison fatale. A tous ces titres, elles a été de ma part l'objet d'une étude clinique toute spéciale, dont je vais essayer de décrire brièvement les résultats les plus importants.

Qu'il me soit permis de le dire, j'ai non-seulement à présenter de nouveaux détails touchant le diagnostic et le traitement de la maladie, mais je crois être arrivé à une précision qui n'avait pu encore être atteinte. Les recherches sur l'ulcère de l'estomac, résumées dans le chapitre précédent, exigent déjà par elles-mêmes une révision de tout le sujet du cancer de l'estomac. Car elles montrent combien on s'est mépris sur la fréquence, sur l'importance de l'ulcère. Les symptômes et les lésions qui caractérisent cette maladie, que Cruveilhier a eu le mérite de reconnaître il y a vingt ans, peuvent cependant encore être confondus avec ceux de la maladie cancéreuse, en raison de leur similitude. Il est évident que l'étude du cancer de l'estomac en général, de même que le diagnostic différentiel de cette maladie et de l'ulcère gastrique, exige une distinction bien nette entre les deux. C'est précisément parce que cette distinction a été parfaitement établie, que je me crois le droit d'appeler l'attention sur les observations originales, et sur la série des nombreuses autopsies, dont le chapitre suivant contient le résumé.

Voici la symptomatologie typique de la maladie.

Une personne un peu avancée en âge, n'ayant peut-être jamais souffert de dyspepsie, commence à se plaindre de ce que son appétit devient capricieux et diminue peu à peu ; de temps en temps elle a des nausées, même des vomissements ; l'estomac est douloureux et distendu. Le visage déjà pâle et maladif prend une teinte jaune sale, ou légèrement verdâtre. Les symptômes gastriques s'accusent davantage, quelquefois d'une façon brusque ; ou bien ils apparaissent pour la première fois. Les vomissements deviennent plus fréquents, irrésistibles ; le malaise local prend le caractère d'une véritable douleur, et ces deux symptômes s'aggravent encore par la présence des aliments dans l'estomac. C'est un peu plus tard, en général, que l'hémorrhagie survient ; la quantité de sang est d'ordinaire peu abondante ; aussi est-ce souvent par hasard qu'on découvre ce phénomène. Mais une tumeur commence alors à se faire sentir vers le milieu de la région épigastrique. A mesure que les symptômes locaux s'accusent, l'état cachectique se prononce, et se révèle non-seulement par la teinte ci-dessus indiquée, mais aussi par la faiblesse du malade, l'émaciation, et enfin la prostration suivie d'anasarque, de délire et de mort.

Cependant, telle n'est pas toujours la marche de la maladie ; les symptômes que nous venons d'énoncer peuvent se compliquer, aux diverses périodes de leur évolution, de phénomènes plus ou moins en rapport avec le siége du cancer, tels que l'ascite, la jaunisse, une perforation, une fistule, une phlébite ; ou bien il s'y joint des manifestations caractéristiques de la présence de dépôts cancéreux dans d'autres organes, comme le foie et les poumons. La terminaison de la maladie est influencée par la plupart de ces complications, qui deviennent par elles-mêmes des causes de mort, ou qui ne font que concourir à l'issue fatale. En tous cas, la maladie marche plus rapidement, et s'aggrave chaque jour; elle présente tout au plus un temps d'arrêt fort court, et se termine par la mort un an après son début.

Dans l'étude de chacun des symptômes que nous venons d'énumérer, et dans l'examen de quelques questions qui se rapportent à l'ordre, à la combinaison ou à la durée de ces manifestations. il me faudra insister sur quelques considérations pathologiques, qui les expliquent ou qui en découlent. Je tiens par-dessus tout à éviter la théorie pure, non que je la considère comme inutile ou sans importance, mais parce que je la crois sans avantage dans l'état actuel de nos connaissances, et surtout dans l'exposé que je me propose d'en faire ici.

La *perte d'appétit* paraît, à tout prendre, le plus variable et le plus vague des symptômes principaux du cancer de l'estomac. Il figure dans la grande majorité des cas, environ 85 fois sur 100.

Mais l'anorexie n'apparaît pas dès le début et comme un signe bien net de la maladie, dans tous ces cas. Au contraire, ce n'est souvent qu'à une époque fort éloignée du début qu'on l'observe. Elle est même parfois si peu accusée, qu'on y ajouterait peu d'importance, si elle ne s'accompagnait d'autres signes plus caractéristiques. Il est rare que l'anorexie disparaisse pendant un temps notable. On observe plus rarement encore l'augmentation de l'appétit.

La valeur de ce symptôme comme élément de diagnostic est donc beaucoup moindre qu'on ne pourrait le supposer d'après sa fréquence. On ne doit y ajouter d'importance que lorsqu'il est très-intense dès le début, ou bien lorsqu'il a précédé une douleur violente et continue, ou des vomissements, enfin lorsqu'il s'accompagne de cachexie. Dans ces circonstances, l'anorexie, jointe aux autres symptômes, prend une grande valeur et aide surtout à distinguer le cancer, de l'ulcère de l'estomac. Dans l'ulcère, en effet, la perte d'appétit est si rare, qu'il faut presque se refuser à en faire un symptôme de la maladie. Sans doute, il y a des malades atteints d'ulcère gastrique, qui montrent souvent une grande répugnance pour les aliments. Mais, si on y regarde de près, on voit que cette répugnance ne vient pas de l'anorexie. Le malade craint de manger, uniquement parce qu'il sait, par expérience, à quelles souffrances (douleurs, vomissements) l'ingestion des aliments l'expose. On peut même dire que, sauf dans les dernières périodes de la maladie, l'appétit est plutôt augmenté (ce qui est aisé à expliquer); le malade se laisse souvent vaincre par l'instinct, et mange avec voracité. — Dans le cancer, au contraire, l'anorexie est un résultat de la maladie. Elle semble due à la même influence nerveuse que les sensations normales de faim et de satiété [1]; elle commence dès que se

1 D'après mes observations, une perte subite d'appétit et la décoloration du malade ont souvent précédé tous les autres symptômes. Mais ce que j'ai vu de plus singulier à ce sujet, est le cas d'un Allemand dont l'appétit, assez faible d'ordinaire, ne s'était pas modifié; mais qui devint complétement indifférent au tabac après avoir été toute sa vie un fumeur passionné. C'était un

forment les premiers dépôts dans les parois de l'estomac, avant tout autre symptôme local. Toutes choses égales d'ailleurs, elle est plus caractérisée chez les sujets encore jeunes, et dans la variété de cancer dite encéphaloïde.

Le sexe du malade semble n'exercer absolument aucune influence sur la présence ou l'absence de l'anorexie [1].

La *douleur* est un symptôme plus fréquent et plus caractéristique que l'anorexie.

On la rencontre quatre-vingt-douze fois sur cent; en chiffres ronds, environ onze fois sur douze. — Le sexe du malade a peu d'importance à ce point de vue, et il est peu probable que le siége de la lésion dans l'estomac en ait davantage.

La région à laquelle les malades rapportent la douleur n'indique nullement le siége de la lésion, du moins au début. Ainsi, un cancer du pylore peut déterminer une douleur que le malade rapporte aussi bien à l'hypochondre droit qu'à l'épigastre, à l'ombilic même, au sternum, ou à l'hypochondre gauche. — Dans le cancer du cardia, la douleur peut être locale, ou bien se manifester vers l'hypochondre ou vers l'épaule droite. Cependant, le cancer de la petite courbure semble quelquefois indiqué par l'existence

bel homme, d'une bonne constitution, dont les ancêtres avaient vécu très-vieux. Son médecin, à qui son état inspirait des craintes fondées, n'avait rien observé au delà du changement de coloration et d'habitudes du malade. Je fis un examen des plus sérieux, et je ne pus constater d'autres symptômes. Néanmoins, je n'hésitai point à confirmer le soupçon de mon confrère, et à admettre un cancer de l'estomac. Quelques semaines après, la chose ne devint que trop évidente, et en quelques mois, le malade mourut d'un cancer de l'estomac bien démontré.

1 Pour les détails qui se rapportent à ce sujet, et les faits sur lesquels ils sont fondés, voir le travail « *On cancer of the Stomach* », qui a paru dans « *British and Foreign medico-chirurgical Review* ». 1857, p. 475 et suiv.

d'une douleur d'un caractère très-intense dans la région interscapulaire. Les altérations de la face postérieure de l'estomac se manifestent souvent par une douleur, dont le siége varie entre la région dorsale moyenne et la partie inférieure de la région lombaire.

Si on soumet à l'analyse les résultats numériques ci-dessus, on arrive à des conclusions plus exactes. Il est évident que la douleur dans le cancer de l'estomac n'est pas un élément unique et comparable dans tous les cas, pas plus que dans l'ulcère de l'estomac ; c'est bien plutôt un symptôme complexe, variable, dû à beaucoup de circonstances qui, selon qu'elles jouent le rôle de causes exclusives ou prédominantes, font de la douleur un signe plus ou moins en rapport avec la lésion gastrique.

Le caractère de la douleur dans cette maladie est d'être lancinante ; elle apparaît de bonne heure et prend bientôt une grande intensité, souvent même elle augmente tellement en quelques jours que tous les autres symptômes disparaissent devant celui-ci. Elle présente des rémissions, mais jamais d'intermittences qui laissent le patient sans souffrances pour quelque temps. Contrairement à ce qui se passe dans l'ulcère, la douleur n'est pas excitée par l'ingestion des aliments ; ou quand les aliments l'exaspèrent, elle ne disparaît pas à la fin de la digestion stomacale ou après le vomissement ; il semble qu'elle soit complétement indépendante de cet accident. Avec le temps, cette douleur devient moins pénible, elle disparaît dans quelques cas rares ; le plus souvent pourtant, elle ne fait que changer de caractère et passe à l'une ou l'autre des variétés suivantes.

Dans beaucoup de cas, la douleur ne se présente pas tout d'abord avec le caractère *lancinant ;* les malades se plaignent d'une douleur sourde, rongeante ou brûlante, d'une sensation de pesanteur, d'oppression, de constriction, ou de gonflement de l'épigastre, de sensibilité plus ou moins vive à la pression dans cette région.

La plupart de ces variétés de la douleur paraissent dues à des conditions locales de la lésion ; il y a là des causes qui expliquent non-seulement leur caractère, mais souvent aussi la façon dont elles se compliquent ou se succèdent pendant la marche de la maladie. La douleur sourde, rongeante, semble tenir plutôt à l'ulcération de l'estomac affecté de cancer, qu'au dépôt cancéreux lui-même, et on comprend dès lors qu'elle simule la douleur propre à l'ulcère gastrique. Ainsi cette douleur s'exaspère par l'ingestion des aliments ; elle est rapportée à un point épigastrique ou rachidien, et cesse par l'expulsion du contenu de l'estomac ; de plus, lorsqu'elle vient s'ajouter aux symptômes de la maladie. il en résulte une diminution dans la douleur propre au cancer, qu'il faut attribuer à ce que la tension a été elle-même diminuée par l'ulcération et l'hémorrhagie qui l'accompagnent toujours. C'est encore à l'ulcération qu'il faut rapporter la sensibilité à la pression. Cependant, dans les cas où elle est excessive, on devra songer à cette inflammation adhésive, qui se voit si fréquemment aussi bien dans le cancer que dans l'ulcère de l'estomac. Il est rare que la sensation de pesanteur s'explique par la présence d'une tumeur lourde ou volumineuse. Enfin, les sensations de constriction, d'oppression ou de gonflement dénotent plus fréquemment le rétrécissement de l'estomac, qui résulte du dépôt de matière cancéreuse dans l'organe ; et quand ces phénomènes sont très-accusés, on les a vus bien des fois liés à un degré très-prononcé de « *stenosis* », avec ou sans dilatation de la cavité de l'estomac en arrière du siége du rétrécissement.

On voit donc que toutes ces différentes conditions établissent entre la douleur et la maladie des rapports très-variables. A chaque période vont correspondre encore des sensations anomales très-différentes, qu'il faut, si on veut être exact, éliminer de l'étude de la douleur produite par le dépôt cancéreux lui-même. Cela fait, il nous reste un symptôme qui, bien que beaucoup moins fréquent, présente des caractères plus tranchés, et acquiert ainsi plus de valeur au point de vue de la nature et du diagnostic de la maladie.

Cette douleur spéciale ne se rencontre probablement pas dans la moitié du nombre total des cas de cancer de l'estomac; elle est ou n'est pas lancinante; elle est plus ou moins intense; elle peut être sourde ou brûlante; elle peut se manifester fort tard, ou disparaître dès les premières périodes de la maladie.

On pourrait croire que ces faits tendent à prouver le caractère subjectif de la douleur, avec plus d'autorité encore que n'a été établi le caractère subjectif de la douleur causée par les tumeurs malignes situées dans les parties recevant des nerfs du système cérébro-spinal.

Je crois qu'il y a là une erreur pouvant avoir de funestes conséquences en pathologie, aussi je veux montrer combien cette assertion est dénuée de fondements. De deux choses l'une, ou elle n'est pas conforme aux faits, ou, cette conformité admise, il faut reconnaître que les déductions qu'on en tire ne sont pas rigoureuses.

Et, en effet, le caractère essentiel de la douleur c'est de n'être pas objective, en d'autres termes, de ne point fournir des renseignements exacts et précis à celui qui interroge ce symptôme. Déterminée par l'application d'un stimulus à l'extrémité périphérique d'un nerf, la douleur ne donne aucune notion sur le stimulus employé : ainsi, par exemple, un fer rouge ou quelques gouttes d'acide carbonique liquide produiraient à peu près la même sensation douloureuse, si on appliquait ces deux agents dans la paume de la main. Et quand le stimulus qui produit la douleur agit sur le nerf, dans un point situé entre la périphérie et le centre nerveux, le caractère subjectif de la douleur est encore plus prononcé; on perd peu à peu toute appréciation du point excité et on rapporte, par exemple, une lésion du nerf cubital au coude, aux filets qu'il fournit aux doigts.

Aussi à cette assertion : « que la douleur des tumeurs malignes est subjective », on pourrait répondre : c'est vrai, mais quelle est la douleur qui ne l'est pas? D'autre part, si par l'expression « subjective » on veut indiquer un caractère différent de celui que nous reconnaissons à la douleur résultant d'une blessure ou d'une brûlure, ou si on admet que les rapports incertains et variables entre la lésion maligne et la douleur qui en résulte, empêchent d'assimiler ces cas à ceux où le nerf est lui-même directement lésé, alors on pose en principe ce que des siècles d'observation pathologique pourront peut-être bien démontrer, mais ce qui n'est aujourd'hui qu'une pure hypothèse. Non, tant que nous ne connaîtrons pas infiniment mieux la structure et de la fonction des nerfs, et les rapports exacts entre le dépôt cancéreux et la terminaison des nerfs au milieu desquels il s'est produit, nous n'aurons pas le droit d'affirmer que la douleur n'est pas déterminée par la présence de ce corps étranger, au même titre et de la même façon que la douleur résultant d'une lésion de cause mécanique ou chimique. Jusque-là. dire que la douleur est « subjective », c'est nier les recherches mêmes à l'aide desquelles on peut établir ce caractère.

Mais se borner à considérer cette théorie purement et simplement comme dénuée de preuves, c'est rester en deçà de ce que les faits nous apprennent. Il y a plus : la nature des variétés ci-dessus décrites de la douleur, et le rapport exact et constant qui existe entre elles et les conditions que nous avons indiquées, repoussent complétement cette manière de voir.

On arrive au même résultat si on étudie la douleur spéciale au cancer de l'estomac. De même que pour les tumeurs malignes des autres parties du corps, le maximum et le minimum de la douleur du cancer de l'estomac peut recevoir en général une explication non conjecturale. On a vu une douleur atroce dans deux ou trois cas où les branches volumineuses du nerf pneumogastrique avaient été atteintes par la matière cancéreuse. D'autre part, l'absence ou le peu d'intensité de la douleur coïncide le plus souvent avec l'induration générale de l'organe, qui est devenu un tube inflexible, rigide : induration formée par la diffusion d'une matière cancéreuse rare, qui, en se déposant, n'a causé que fort peu de désordres dans les tissus de l'organe. Si nous observons une douleur plus intense chez les jeunes sujets, cela tient à ce qu'ils sont plus particulièrement exposés aux formes de cancer encéphaloïde, à marche rapide : formes qui entraînent des désordres locaux considérables[1].

1. D'un autre côté, on voit des masses fongueuses énormes produire des douleurs à peine appréciables. Comparez « *British medical Journal* », 1857, p. 493.

En réalité, si on tient compte des rapports si indirects qui existent entre l'estomac et le système cérébro-spinal, la douleur produite par le cancer de l'estomac présentera moins d'irrégularité que celle produite par les tumeurs malignes que l'on rencontre ailleurs[1]:

Le *vomissement* présente à peu près le même degré de fréquence que la douleur. On le rencontre 87 fois sur 100.

Le sexe n'a aucune influence sur l'existence de ce symptôme. En apparence, il semble plus fréquent chez la femme, où on l'observe dans la proportion de 89 2/3 pour 100, tandis que chez l'homme on ne trouve que 87. Mais ces chiffres sont trop faibles pour qu'on ait le droit de s'appuyer sur une si petite différence, qui sans doute tient à des conditions accessoires, par exemple à ce que ce symptôme se produit tardivement, et quelquefois même est précédé par une cachexie complète.

Le siége du cancer semble avoir plus d'influence sur le vomissement. Toutefois, le nombre d'observations que j'ai pu réunir à ce sujet ne me permet cette conclusion que pour les points le plus fréquemment occupés par le cancer. Il semble résulter de l'analyse de 167 cas bien détaillés, que le vomisssement va en augmentant de fréquence, selon que la maladie occupe : la paroi postérieure, tout l'organe, la partie moyenne, la petite courbure, la grande courbure, le cardia, le pylore.

Les chiffres qui se rapportent à la petite courbure, au cardia et au pylore, forment les cinq sixièmes du total[2].

1 Pour rendre manifeste l'influence du système cérébro-spinal, il suffit de comparer la douleur dans deux tumeurs cancéreuses situées, l'une dans l'intérieur, l'autre au dehors de la poitrine.

2 Voir les remarques sur la pathologie de cette lésion dans la suite de ce chapitre.

Ils montrent (ce qu'on avait longtemps conjecturé) que le cancer du pylore s'accompagne plus fréquemment de vomissement que le cancer de toute autre partie de l'organe. On peut en inférer que ce symptôme est souvent déterminé par l'obstruction de la cavité de l'estomac, surtout dans le passage si étroit de l'ouverture pylorique. En étudiant davantage ce symptôme, on voit qu'il peut tenir à trois ou quatre causes différentes, dont il est quelquefois impossible, dans un cas donné, de déterminer la part d'influence.

D'abord, il y a une variété de vomissement (comme de douleur) qui est tellement spécifique et inhérente à la maladie, que le moindre dépôt dans les tuniques de l'organe suffit à le produire; on conçoit qu'on l'observe dès les premières périodes de la maladie. On ne saurait établir la fréquence de cette forme de vomissement. Je ne crois pas qu'elle se rencontre plus de dix fois sur cent du nombre total des cas observés; ni qu'elle soit plus fréquente dans le cancer de l'estomac que dans les tumeurs bénignes de cette partie du tube digestif. Ce phénomène semble devoir être attribué surtout à une irritation locale des nerfs de cet organe : aussi varie-t-il surtout avec la disposition plus ou moins tranchée des bords du dépôt cancéreux, et avec les désordres que cette lésion entraîne.

Puis, et par ordre de fréquence croissante, vient le vomissement causé par l'obstruction, le rétrécissement de la cavité stomacale. Ici encore, nous retrouvons l'influence du siége de la maladie. Dans quelques cas, ce symptôme s'apaise ou cesse complétement par l'ulcération ou la chute de la masse de tissu cancéreux qui remplissait l'organe.

Une troisième variété de vomissement semble former une fraction plus grande encore du nombre total indiqué plus haut. Le ramollissement et l'ulcération qui atteignent plus ou moins vite le dépôt cancéreux, détruisent d'abord la membrane muqueuse, envahissent ensuite les tissus normaux ou de nouvelle formation qui sont au-dessous : de là une irritation qui manque rarement de produire le vomissement. En général, une fois que le symptôme s'est manifesté, il se reproduit plus ou moins souvent pendant le cours de la maladie, et cela s'explique parfaitement par la marche envahissante de la lésion, et l'influence de l'habitude. Parfois cependant, le vomissement devient plus rare ou disparaît, tantôt peut-être par la diminution de la vitalité dans la tumeur qui a envahi l'estomac, tantôt par l'affaiblissement général du malade.

Enfin, dans des cas plus rares, ce symptôme résulte de l'absence de contraction de la tunique musculaire de l'estomac. Cette interruption du mouvement péristaltique peut avoir sa cause dans le système nerveux, et mériter alors le nom de paralysie. Mais elle tient le plus souvent à une altération du tissu musculaire, dont une grande partie a été détruite par l'ulcération, envahie par des dépôts interstitiels, ou simplement affaiblie par une dilatation excessive[1].

Chacune des quatre variétés que nous venons de décrire, présente des caractères qui permettent de la distinguer. Ainsi, la première se montre d'ordinaire à la fin d'une période continuellement croissante d'anorexie et de nausées; il est rare qu'elle soit en rapport avec la nature des

1. Dans le cas de cancer de l'estomac, nous ne pouvons, il est vrai, que conjecturer l'action principale ou exclusive de telle ou telle de ces causes pour produire le vomissement. Mais il faut se rappeler que l'importance de chacune de ces conditions est démontrée par l'influence qu'elles exercent individuellement sur ce symptôme, dans quelques autres maladies de l'estomac (*Voyez* chapitre V.)

aliments ou la période de la digestion. La seconde offre une ressemblance marquée avec le vomissement que l'on rencontre dans l'ulcère de l'estomac : ce symptôme est également provoqué par les aliments, les repas abondants et chauds, par les substances irritantes et azotées[1]. Toutefois, on observe qu'en général le vomissement, dans le cancer, est moins constant, moins intense, et par conséquent moins grave que dans l'ulcère, et que souvent il est limité aux dernières semaines de la vie du malade. La troisième variété se montre à des intervalles de plusieurs heures ; les matières sont ordinairement abondantes, de deux à six pintes (de 1 à 3 litres environ) ou plus, de couleur foncée, ressemblant à de la levûre : c'est le produit de l'accumulation de plusieurs repas ; elle contiennent des sarcines, des torules. Ce symptôme a été précédé de tous les signes physiques de la dilatation de l'estomac. La quatrième variété se montre dans les cas rares mais authentiques, où le malade a senti que l'estomac contracté ne pouvait rien recevoir au delà d'une très-petite quantité d'aliments (tout ce qui dépassait cela étant immédiatement vomi).

L'*hémorrhagie* constitue un symptôme moins fréquent que les précédents ; on l'a notée dans 42 0/0 des cas observés. La proportion est la même dans les deux sexes.

Environ dans un sixième des cas, l'hémorrhagie a été assez considérable pour qu'on pût reconnaître le sang presque pur. Dans les autres observations, le sang me paraît avoir été plus ou moins mélangé au suc gastrique, aux aliments, à la bile ou à des détritus cancéreux ; il avait subi des changements variables dans sa couleur, et il présentait

1. Quant à l'influence du suc gastrique dans la production de l'ulcération qui détermine ce vomissement, *voir* pp. 220, 221

l'apparence d'une masse noire, ou brunâtre, ressemblant à du « marc de café ».

Mais la fréquence de l'hémorrhagie est sans aucun doute plus grande que ne sembleraient l'indiquer les chiffres ci-dessus. La pathologie du cancer en général, et l'étude de la maladie qui nous occupe en particulier, nous donnent le droit de supposer que l'hémorrhagie manque rarement, excepté dans les cas où le malade succombe avant l'ulcération ou le ramollissement de la tumeur. Toutefois, bien que l'existence de l'hémorrhagie soit constante, il faut avouer qu'il n'est pas toujours possible de la reconnaître, en raison de beaucoup de circonstances accessoires : telles que la quantité du sang épanché, la rapidité de son effusion, la coïncidence du vomissement et de la diarrhée, enfin l'attention du médecin à examiner les matières rendues. Aussi n'est-il pas douteux qu'une recherche persévérante (au besoin aidée par le microscope) révèlerait ce symptôme dans beaucoup de cas où il reste nécessairement inaperçu, et qu'il ne faut pas apprécier sa fréquence d'après les chiffres ci-dessus, certainement au-dessous de la vérité.

Quant à leur nature et à leur origine, ces hémorrhagies peuvent être divisées en trois variétés. Au premier rang, dans l'ordre des phénomènes de la maladie, nous devons placer l'hémorrhagie de la congestion, qui souvent se manifeste dès le début. Modérée en général, cette hémorhagie peut pourtant devenir assez abondante pour entraîner la mort. Dans ce dernier cas, l'exactitude du terme « *congestion* » est rendue probable par le fait suivant : l'examen de l'estomac, l'injection poussée dans les vaisseaux, montrent que le sang est sorti des petits vaisseaux des plexus sous-muqueux, ou des capillaires de la face interne de l'estomac, et non des troncs ou des larges branches artérielles ou veineuses. En d'autres cas, la congestion est encore rendue plus évidente par la dilatation variqueuse des petites veines voisines, ou par la couleur pourpre foncée qu'on observe à la périphérie. Cette congestion passive est-elle plus ou moins fréquente qu'une congestion active, qu'un afflux du sang vers la tumeur? La congestion active, quand elle existe, diminue-t-elle, plutôt qu'elle n'augmente, l'état passif dont je viens de parler? Ce sont des questions jusqu'ici insolubles. Voici tout ce que nous pouvons dire sur cette espèce d'hémorrhagie : d'une part, son existence dans l'ulcère de l estomac est à peu près hypothétique [1], tandis que, dans le cancer, elle est bien démontrée et fréquemment observée; elle semble souvent déterminée par un engorgement passif ou mécanique des vaisseaux, lequel est lui-même le résultat de l'arrêt produit dans la circulation par la tumeur [2].

La seconde variété d'hémorrhagie est le résultat de diverses lésions, dans lesquelles le travail d'ulcération et de ramollissement envahit les vaisseaux de la masse cancéreuse. Aussi l'hémorrhagie n'apparaît ici qu'aux dernières périodes de la maladie ; c'est à elle qu'il faut attribuer les pertes de sang plus abondantes qu'on observe dans le cancer de l'estomac. La dégénérescence et la destruction qui la produisent, se compliquent souvent de la présence d'excroissances et de fongosités, qui augmentent encore la quantité de sang fournie. D'ordinaire, la perte est assez peu

1 *Voyez* p. 163, 203. La coïncidence de la cirrhose du foie avec l'ulcère de l'estomac ferait cependant supposer cette hémorrhagie.

2 Des observations ultérieures peuvent seules démontrer si le cancer à forme villeuse de l'estomac est accompagné d'hémorrhagie, comme il l'est si souvent, quand il occupe les autres membranes muqueuses.

considérable, pour être souvent méconnue. Dans des cas rares, elle est excessive; et en raison des conditions qui s'y ajoutent, elle est toujours très-grave (souvent fatale), même alors qu'elle est moins abondante.

La troisième variété d'hémorrhagie est due à la destruction des gros vaisseaux situés extérieurement à l'estomac. Nous reviendrons sur son mode de production, et sa rareté relative [1]. Différente des deux variétés précédentes, cette hémorrhagie est presque toujours diagnostiquée; aussi, quand on dit qu'elle n'amène pas la mort plus d'une fois, sur cent cas d'ulcère de l'estomac, on indique à peu près sa fréquence. On conçoit aisément qu'elle doive se produire à une période avancée de la maladie, tant au point de vue de sa durée que de la succession des symptômes.

Les caractères du sang venu de l'estomac varient avec les circonstances qui accompagnent cet accident, exactement comme dans le cas d'ulcère. Suivant qu'il s'échappe d'une artère ou d'une veine par flot, ou lentement et par gouttes, en petite ou en grande quantité; suivant qu'il est expulsé immédiatement, ou qu'il se mélange avec d'autres substances, et subit une véritable digestion, le sang trouvé dans les matières du vomissement ou des selles sera liquide ou en caillots; rouge, brun ou noir; pur, ou tellement modifié et mélangé au contenu du tube digestif, qu'il deviendra presque méconnaissable.

Suivant quelle fréquence relative le sang s'échappe-t-il par l'une ou l'autre voie? Le sang paraît avoir été reconnu dans les matières du vomissement seulement cinq fois plus souvent que dans les selles. Dans un quart des cas, on l'a

[1] *Voyez* la « Pathologie » du cancer, dans ce chapitre.

trouvé dans ces deux évacuations à la fois ; ces proportions correspondent aux fractions : cinq huitièmes, un huitième et deux huitièmes.

Est-il nécessaire de dire que les vomissements « *marc de café* », qui étaient autrefois considérés comme un signe pathognomonique du cancer de l'estomac, n'ont pas réellement cette valeur ? On les retrouve dans l'ulcère de l'estomac [1], comme dans toutes les autres lésions qui s'accompagnent d'un épanchement de sang peu abondant. Si ce phénomène est plus fréquent dans le cas de cancer, c'est surtout parce que, dans cette maladie, l'hémorrhagie est d'ordinaire peu considérable. Cette circonstance, et la facilité avec laquelle se produit le vomissement, l'estomac étant vide, dans le cas de cancer, semblent expliquer cette différence.

A côté de l'hémorrhagie nous trouvons un autre symptôme, méconnu presque jusqu'à notre époque, à savoir : la présence de cellules cancéreuses caractéristiques dans les substances venant de l'estomac.

On comprend facilement que ce signe ne se rencontre guère qu'à une période de la maladie, où l'on trouve déjà la plupart sinon tout l'ensemble des symptômes précédents. Dépendant plutôt d'une exfoliation ou de la chute d'une eschare que d'une dissolution lente des tissus de la masse cancéreuse, ce phénomène est intimement lié à une dégénérescence qui ne peut se produire sans une hémorrhagie plus ou moins abondante. Et bien qu'il soit possible, à la rigueur, de retrouver péniblement dans les selles du ma-

1. Il est si rare que la mélanose soit la cause de cette coloration, que le diagnostic de leur nature est le même dans les deux maladies. (Comp. p. 165.)

lade les cellules du cancer, on ne peut guère espérer réussir que dans les cas où il y a des vomissements, des vomissements à jeun, et qui se répètent avec assez de fréquence.

Inutile de parler des difficultés ordinaires que présente la recherche du cancer au microscope, quoique ces difficultés soient singulièrement augmentées quand le cancer siége dans l'estomac, où il se présente presque toujours sous la forme encéphaloïde, et où il faut tenir compte de l'action dissolvante du suc gastrique. La forme et la dimension si variables des cellules cancéreuses, leur séparation et leur dissolution dans l'estomac, mais surtout leur mélange avec toutes sortes de matières étrangères, constituent une foule de causes d'erreur. La présence du sang, du pus, de la bile, de la salive, du suc gastrique, auxquels se mêlent des débris des substances alimentaires, rend souvent vaines les recherches les plus minutieuses.

Voici les seules règles pratiques que je puisse conseiller. Les liquides vomis ne conviennent pour l'examen qu'autant qu'ils ne contiennent plus de débris alimentaires. S'il y a beaucoup de sang ou de bile, il faut l'étendre avec de l'eau, et alors, après avoir décanté la partie claire, on cherchera dans les petits flocons qu'elle peut contenir. Si on ne peut faire l'examen de suite, un sirop est le meilleur moyen de conserver le liquide. L'habitude ne permet pas de confondre les petites masses de matière cancéreuse, même quand leur dissolution est déjà avancée, avec l'épithélium de l'œsophage ou de l'estomac. Les cellules ou les noyaux isolés présentent plus de difficultés.

En réalité, il est clair que ce signe, rarement visible avant l'époque où tous les doutes ont cessé, souvent difficile à découvrir, quelquefois équivoque, peut néanmoins, dans certaines circonstances, avoir une grande importance : il n'est utile que quand il existe; en d'autres mots, son absence ne prouve rien. A ces deux points de vue, les renseignements fournis par le microscope sont bien différents dans d'autres maladies, par exemple dans les tubercules pulmonaires suppurés ; ici les caractères bien nets du produit qu'on observe, sa présence constante donnent à la démonstration une sûreté et une certitude positives, et avec quelques précautions, l'absence de cette production morbide présente encore une valeur négative.

L'existence d'une *tumeur* constitue un symptôme qui se rencontre quatre-vingts fois sur cent, dans le cas de cancer de l'estomac. Le sexe ne modifie pas ce résultat.

La forme du cancer n'a que peu d'influence sur l'apparition de la tumeur. Mais on conçoit que la tumeur produite par un squirrhe se montre généralement à une époque plus éloignée du début de la maladie.

Le siége du cancer dans l'estomac est en rapport avec le développement apparent de la tumeur. Voici les résultats auxquels nous sommes arrivés. On trouve aisément la tumeur quand la maladie occupe la partie moyenne de l'estomac, la grande courbure, l'organe tout entier, ou le pylore. Si on représente par 100 sa fréquence moyenne, les chiffres 300, 220, 160 et 120 représenteront cette fréquence, dans ces quatre points respectifs. La tumeur est difficile à sentir si le cancer siége vers la petite courbure, près du cardia, et à la face postérieure de l'estomac ; et il faut alors représenter sa fréquence par les chiffres 95, 44, et même descendre au-dessous de 25. Tout cela s'explique par la distance plus ou moins grande entre les parties correspondantes de l'estomac[1] et la paroi antérieure de l'abdomen; plus elles s'en rapprochent, plus il est aisé de découvrir la tumeur cancéreuse.

Le siége de la tumeur dans l'abdomen varie beaucoup plus qu'on ne pourrait le croire, d'après ses rapports anatomiques. On ne la rencontre, bien entendu, qu'aux régions épigastrique, ombilicale, et aux hypochondres. Elle y forme une projection plus ou moins grosse, plus ou moins unie : tantôt c'est une masse considérable, dure, irrégulière, présentant des nodosités, qui proémine de façon à ne pouvoir échapper à l'œil du médecin; tantôt elle est d'un petit volume, non saillante, élastique ou molle, et très-difficile à constater. Les tumeurs de la grande courbure tendent à se porter vers l'ombilic; le cancer qui occupe tout l'organe fait saillie à l'épigastre; tandis que c'est à la partie supérieure de cette région que l'on trouve la saillie formée par le cancer qui occupe la petite courbure. Dans le cancer du pylore, qui est le plus fréquent, le siége de la tumeur est encore plus variable. Le plus souvent, c'est vers la ligne médiane qu'on trouve la tumeur; sinon, on la rencontre plutôt dans l'hypochondre droit que dans l'hypochondre gauche, ce qui s'explique non-seulement par la situation normale du pylore, mais aussi par les adhérences qui s'établissent fréquemment entre la portion malade de l'estomac et le foie. Le niveau vertical de ces tumeurs du pylore n'est

1 Nous pouvons résumer ici le résultat de ces diverses positions de la tumeur, en indiquant les conditions qui la rendent difficilement perceptible; on peut les ramener aux trois faits suivants : 1° éloignement de la surface; 2° influence sur la perforation et la mort subite, comme dans le cancer de la face postérieure; 3° tendance spéciale de la tumeur à prendre une autre direction, comme dans le cancer du cardia, où elle s'étend en haut vers l'œsophage.

pas le même dans les deux sexes : ce fait curieux est d'ailleurs facile à expliquer. La ligne horizontale qui sépare la région épigastrique de la région ombilicale, divise l'espace où l'on rencontre d'ordinaire la tumeur en deux parties presque égales. Le segment supérieur (qui comprend l'épigastre et les hypochondres) contient chez l'homme les deux tiers de la tumeur ; l'autre tiers occupe le segment inférieur. C'est la proportion exactement inverse que l'on trouve chez la femme atteinte de cancer du pylore ; deux fois sur trois la tumeur occupe la région ombilicale. La raison de cette différence tient aux limites naturellement plus étroites de l'épigastre chez la femme, et à la constriction due au corset ; il en résulte que le foie et l'estomac, ainsi que les tumeurs qui dépendent de ces organes, descendent plus bas dans l'abdomen. C'est encore là ce qui fait que la tumeur est plus mobile chez la femme, et que sa position varie davantage.

Il y a souvent de grandes difficultés pour reconnaître la présence d'une tumeur. Une cause d'erreur tient au plus ou moins de résistance qu'elle offre à la palpation, et qui présente des degrés infinis ; il en est de même de la matité à la percussion. De plus, la tumeur est souvent accolée au foie ; et dans ce cas, si elle n'a que des dimensions moyennes, cet organe peut la recouvrir assez complétement, pour que les signes physiques qu'elle pourrait fournir, se confondent avec ceux que donne le lobe du foie sous lequel elle se cache. De plus. beaucoup de ces tumeurs contractent des adhérences avec le foie ; un plus grand nombre encore est accompagné de dépôts cancéreux secondaires dans la substance hépatique, de sorte qu'il est impossible, même avec la plus grande habileté, de reconnaître la saillie due au cancer de l'estomac, qui se confond alors avec le foie. D'autre part, les adhérences et l'inflammation qui accompagnent l'ulcère de l'estomac peuvent donner lieu à une tumeur, que l'on peut prendre aisément pour un cancer. En outre, la tumeur cancéreuse peut être momentanément cachée par l'ascite, et par les changements de volume et de rapports des intestins. Enfin, si la tumeur est trop peu considérable, si elle est située trop profondément, elle échappera à toute recherche ; et on a vu souvent prendre pour un cancer de l'estomac une tumeur de même nature, occupant le mésentère ou l'intestin. Il est presque toujours possible de distinguer du cancer, le gonflement de l'organe produit par la dilatation de l'estomac, en arrière d'un rétrécissement. Et même quand ces deux états coexistent, ce qui n'est pas rare, on peut s'assurer par les signes physiques de la présence et du degré de la dilatation, et compléter cet examen par la recherche des caractères que fournissent les matières rendues par le vomissement. (*Voyez* chapitre V.)

Rien ne démontre mieux la réalité de toutes ces distinctions que l'apparence si variable qu'offrent ces tumeurs, lorsqu'on les examine à différentes époques de la maladie. La tuméfaction, si évidente aujourd'hui, aura disparu demain, pour reparaître dans quelques jours peut être. Dans certains cas, le symptôme ne se reproduira plus, et ce fait, s'il ne peut s'expliquer par aucune des circonstances ci-dessus indiquées, dénote une perte de substance due au ramollissement, à une ulcération ou à la chute d'une eschare

Un grand nombre de ces tumeurs présentent des pulsations ; en d'autres termes, elles sont placées de telle sorte qu'elles reçoivent et transmettent l'impulsion de l'artère aorte. Parmi ces tumeurs présentant des pulsations, le plus grand nombre se trouve chez l'homme, et occupe le pylore.

On rencontre rarement des tumeurs cancéreuses mobiles, et surtout susceptibles d'une mobilité assez grande pour qu'on puisse les voir occuper différents points de la cavité abdominale. Je n'en ai réuni que trois ou quatre cas; toujours la tumeur était de nature squirrheuse, occupait le pylore, et se rencontrait chez des femmes.

La tumeur présente, en général, un léger degré de sensibilité, assez notable dans la moitié des cas. Il n'y a une douleur vive que lorsque le péritoine est enflammé, ou envahi primitivement ou secondairement par la matière cancéreuse.

*L'aspect cachectique*, auquel on ajoute, et avec raison, une si grande importance pour le diagnostic du cancer de l'estomac, n'est pas un symptôme unique, mais plutôt une réunion de symptômes.

On a constaté, 3 fois sur 4, l'existence d'un aspect cachectique bien prononcé. Le sexe ne modifie pas cette proportion. A un moindre degré, il existe 90 ou 98 fois sur 100 cas de cancer de l'estomac.

Il faut comprendre comme éléments de ce symptôme, non-seulement la couleur de la face et du corps, mais la sécheresse et la perte d'élasticité de la peau, la diminution du tissu graisseux, la mollesse du tissu cellulaire, le peu de volume et de fermeté des muscles. Ces derniers symptômes sont en rapport avec l'émaciation, l'épuisement des forces, et certains caractères du pouls et du cœur.

Néanmoins l'aspect de la face, son changement de coloration sont les symptômes les plus frappants et les plus importants ; ce sont aussi ceux qui manquent le moins. Le plus souvent la face présente alors une pâleur d'un vert sale, ou une coloration terreuse, qu'on ne peut confondre avec aucune autre. Cette coloration peut présenter comme teintes extrêmes, ou une véritable jaunisse, ou une pâleur anémique.

La jaunisse existe à peu près 5 fois 1/2 sur 100. Probablement dans la moitié de ces cas, la jaunisse tient à une désorganisation hépatique, ayant pour cause le cancer consécutif du foie.

Hors ces cas, la jaunisse paraît être indépendante de toute affection organique du foie ; alors on voit la couleur jaune passer par différentes nuances jusqu'à la teinte spéciale à la cachexie cancéreuse. Si on élimine les cas où, d'après les symptômes et l'époque où elle se manifeste, on doit rapporter cette jaunisse à une cause analogue a celle qui se produit à la fin des maladies cardiaques, il est difficile d'y voir autre chose qu'une variété de la cachexie du cancer. Voici deux particularités qui confirment cette manière de voir. La teinte ictérique est rarement intense, et la conjonctive n'est que modérément jaune. Les selles sont fétides, mais ne présentent pas cette couleur blanche, ni cette odeur infecte, qui caractérisent la véritable jaunisse. On ne retrouve pas non plus dans la peau ou dans l'urine une quantité de bile aussi considérable [1].

1. Ce serait trop nous écarter de notre sujet, que d'entrer dans la discussion complète de ce point intéressant. Mais sans vouloir nier l'analogie entre cette coloration et certaines formes de jaunisse, je tiens à montrer en quoi elle se rapproche de la cachexie cancéreuse, en quoi elle diffère des variétés plus fréquentes d'ictère. La présence de cette coloration peut aider le diagnostic du cancer ; on pourra aussi s'appuyer sur son absence. En ce qui concerne les urines, je suis disposé à croire que leur coloration dans le can-

La pâleur des téguments peut être tantôt une variété de la couleur caractéristique, tantôt une complication. En d'autres termes, elle semble souvent un effet de la cachexie qui accompagne le cancer ; plus souvent cependant elle tient à un des accidents de la maladie. Ainsi l'hémorrhagie, la suppuration, les vomissements fréquents, une alimentation insuffisante, le repos forcé, et une foule de circonstances (parmi lesquelles on doit compter quelques rares complications, telles que l'albuminurie), peuvent venir ajouter à cette décoloration, qui est un élément de l'aspect spécial, caractéristique du cancer de l'estomac.

Nous n'entrons pas dans l'examen approfondi de tous les détails qui se rapportent à la nature de cette cachexie. Bornons-nous à dire que de toutes les théories, celle qui regarde la cachexie spéciale ou pathognomonique comme le résultat d'une maladie humorale, précédant, déterminant la formation du dépôt cancéreux, est, à tout prendre, la plus certaine et la plus féconde. D'après cette théorie, il existerait une cachexie que, dans certains cas, on pourrait reconaître bien avant les modifications locales qui, plus tard, en sont la mesure et l'expression. Mais, outre cette cachexie spécifique, qui, par sa nature et l'époque où elle se montre, est si importante pour la pathologie et le diagnostic, il y a un grand nombre d'états fort analogues, mais qui ont avec la maladie des rapports de coïncidence plutôt que d'identité, qui jouent le rôle d'effets bien plutôt que de causes. Il

cer de l'estomac passe par toutes les nuances, selon qu'elles contiennent des quantités très-considérables de biliverdine, ou seulement des urates qui, selon Prout, leur communiquent une teinte pourpre, ou qu'elles ne renferment qu'un simple excès d'*urohœmatine*. Dans les cas douteux, une coloration normale des urines est un symptôme des plus favorables.

faut donc débarrasser l'histoire de la maladie de ces faits qui, souvent, viennent la compliquer ou faire douter de la véritable cachexie cancéreuse. Contrairement à l'opinion générale des auteurs, l'aspect cachectique que présente le cancer de l'estomac accompagne fréquemment l'ulcère simple, et quelqu fois il est impossible d'éviter une méprise. Pourtant, cette ressemblance, tout exacte qu'elle est, peut facilement s'expliquer. Ces deux maladies entraînent nécessairement, dans les cas bien accusés, un certain degré de cachexie, qui est le résultat complexe de l'ulcération, de l'hémorrhagie, du vomissement, de la douleur et de l'inanition. Toutes les fois que la cachexie précède ces phénomènes, ou se manifeste à un degré, hors de proportion avec ce que ces conditions réunies pourraient produire, elle devient alors un symptôme dominant et presque pathognomonique.

Les *symptômes fébriles* accompagnent le cancer de l'estomac beaucoup plus fréquemment qu'on ne le suppose généralement. Mais je ne puis donner ici aucune statistique à ce sujet. En règle générale, on rencontre rarement une fièvre hectique, mais bien plutôt ce qu'on appelle la fièvre d'irritation ou fièvre symptomatique. La langue, souvent couverte d'un enduit blanchâtre, épais, surtout en arrière, est hypérémiée, et présente sur ses bords une teinte d'un rouge vif. Assez souvent, on observe sur la face des plaques rouges vers le centre des joues, coloration qui contraste vivement avec la pâleur cachectique du reste des téguments. L'urine est en général en très-petite quantité, très-dense, d'une couleur anomale : elle est chargée d'urée et d'urates. On y trouve souvent les différentes formes de dépôts d'acide urique; c'est même dans cette maladie que se rencontrent les meilleurs exemples de cette variété d'acide urique à teinte rosée, qui a été longtemps regardée comme caractéristique des maladies constitutionnelles malignes.

La présence de ces phénomènes fébriles a une signification différente selon les cas. L'ulcération, l'inflammation et la péritonite en sont des causes presque aussi fréquentes que la maladie primitive, ou l'épuisement qui en résulte. Cependant c'est ce dernier fait qui me semble déterminer ces symptômes dans la majorité des cas. Et alors la réaction fébrile ressemble de très-près à la fièvre que produit l'inanition ou la fatigue excessive chez des sujets d'ailleurs bien portants. Aussi, en général, la fièvre indique la marche fatale de la maladie, du moins ses effets sur la constitution; elle annonce l'épuisement rapide du malade, et fournit l'indication, qui est de nourrir et de tonifier. autant que cela est possible.

L'*état de l'intestin* dans le cancer de l'estomac est encore un point sur lequel je ne pourrais donner de détails statistiques. Dans la plupart des observations, on a noté la présence de la constipation ou de la diarrhée, pendant une période considérable de la maladie. Souvent on voit alterner ces deux symptômes, la constipation du début étant suivie de diarrhée, pendant les dernières semaines de la vie.

La *constipation*, que l'on rencontre plus fréquemment, semble résulter plutôt des circonstances accessoires de la maladie, que de la maladie elle-même; et à ce point de vue. on peut la comparer à celles que l'on observe dans l'ulcère de l'estomac. Dans beaucoup de cas, le rétrécissement de l'estomac, le vomissement et la douleur, qui empêchent également la distension, et les mouvements du canal intestinal, sont des causes, dont la réunion explique aisément la fréquence et l'intensité de ce symptôme, qui quelquefois persiste jusqu'à la fin.

Mais, dans d'autres cas, la constipation présente un rapport direct avec la maladie. Quand on ne peut plus l'expliquer par les raisons qui précèdent (c'est-à-dire quand la constipation se montre presque seule avec l'anorexie et la cachexie), elle prend une grande valeur. Si l'intestin, après avoir été depuis longtemps régulier chaque jour, tombe tout à coup dans un état de paresse ou d'inertie, qui ne cède aux purgatifs que pour revenir à la constipation, dès qu'on suspend l'usage de ce moyen, il y a là un élément important de diagnostic. Sans doute, cela n'indique pas l'organe malade, moins encore le segment du tube digestif qui est atteint : la nature de la lésion reste également incertaine. Cependant, ce symptôme a une grande importance pratique, même quand il ne se montre pas avec ces traits indéfinissables qui impriment à cette constipation, comme à d'autres symptômes, le cachet du cancer de l'estomac.

La *diarrhée* semble surtout résulter de l'irritation produite par la présence de la matière cancéreuse, du pus ou du sang, entraînés dans l'intestin. Les fâcheux effets que déterminent ces liquides s'aggravent par la décomposition qu'ils subissent dans leur passage à travers l'intestin. L'ulcération du cœcum, de l'iléon et du côlon est comparativement si rare, qu'on ne peut admettre cette cause que dans des cas exceptionnels. L'époque du début de la diarrhée coïncide généralement avec l'apparition des causes ci-dessus mentionnées; elle succède à l'ulcération, c'est-à-dire qu'elle est un phénomène tardif de la maladie, et n'apparaît que lorsque les forces du malade sont déjà épuisées, au point de ne pouvoir résister à cette nouvelle atteinte. De là le danger de la diarrhée, qui souvent est la cause prochaine de la terminaison fatale.

Les symptômes qui indiquent plus spécialement l'approche de la mort n'ont rien de bien spécial dans cette maladie. L'anasarque n'est pas rare; on observe d'ordinaire l'ascite. La présence d'une très-grande quantité de liquide dans l'abdomen indique plutôt une cause locale d'hydropisie, telle que la compression exercée sur le tronc de la veine porte par la tumeur cancéreuse : elle a donc moins de valeur au point de vue du pronostic. L'ictère, mentionné plus haut, apparaît quelquefois comme un symptôme précurseur de la mort, de même qu'une certaine forme d'épanchement thoracique, que je regarde comme une simple congestion passive. Le hoquet est en général le résultat de l'action de certaines causes locales sur le diaphragme. Les phénomènes nerveux qui précipitent la terminaison de la maladie sont le délire, puis le coma.

La durée moyenne de la maladie, constituée par la succession de tous ces symptômes, m'a paru, d'après 198 observations, d'environ 12 mois et demi; cette moyenne semble peu différer dans les deux sexes. Sur 142 cas, dont 107 chez l'homme, et 35 chez la femme, la moyenne chez l'homme a été de 12 1/3 et chez la femme de 11 2/7. Cette petite différence perd encore de sa valeur, eu égard au nombre si restreint des cas de cancer observés par nous chez la femme. Ajoutons que les chiffres très-éloignés de cette moyenne sont beaucoup plus frappants, mais moins dignes de confiance, dans les cas où la maladie est de longue durée. Dans les exemples de chronicité les plus marqués, il est curieux de voir combien il y a peu de degrés entre une durée de deux ans et les exemples rares où la maladie s'est prolongée six à sept ans. Aussi est-il probable que plusieurs de ces cas extrêmement lents sont des exemples de dyspepsie se terminant par le cancer, ce que semble d'ailleurs démontrer directement l'examen des symptômes.

Au point de vue pratique, on peut dire que le maximum de durée du cancer de l'estomac correspond à une période d'environ trente-six mois, depuis la première apparition des symptômes [1], et qu'il est rare de voir des malades vivre au delà du vingt-quatrième mois; le minimum de durée est environ d'un mois. Ainsi qu'on pourrait le déduire des détails auxquels nous allons faire allusion, on trouve à l'autopsie, dans la plupart des cas les plus prolongés, les caractères du cancer « colloïde » et « encéphaloïde », bien que la forme primitive ait été celle du squirrhe. On constate rarement cette dernière forme, car la grande majorité des cancers de l'estomac, qui ont une terminaison rapidement fatale, appartient aux deux variétés dont nous venons de parler.

Mais, en notant ces faits, il faut bien nous garder d'en

1. Sans vouloir modifier les règles ci-dessus, je puis faire observer que quelques exceptions importantes m'ont conduit à admettre que le rapport pathologique dont je vais parler existe dans plusieurs espèces de cancer de l'estomac et même du pylore. Parfois, des symptômes absolument identiques avec ceux qui précèdent immédiatement la mort (douleur, vomissement, etc.), se sont montrés pendant dix, quinze, dix-sept et vingt ans. D'autres fois, la première et dernière manifestation n'a duré que quelques semaines. Dans les deux cas, on a trouvé à l'autopsie la tumeur cancéreuse, en tout ou en partie ratatinée, dure ou même pierreuse, d'où on pouvait conclure qu'elle datait d'une époque antérieure de plusieurs mois au moins à la dernière maladie.

exagérer l'importance. L'apparition des symptômes a souvent peu de rapport avec le commencement de la maladie. Au point de vue pathologique, il est donc non-seulement impossible de déterminer l'époque où le dépôt a commencé à se former, mais il est probable que depuis son origine la tumeur a subi peu à peu toutes ces modifications et transformations que nous observons dans les cancers extérieurs. Aussi bien cet ensemble de symptômes qui, au point de vue du diagnostic, peut être considéré comme l'expression de la maladie, ne nous fournira souvent qu'une idée très-fausse de sa durée réelle. Une légère anorexie, l'émaciation ou la cachexie peuvent souvent n'être point remarquées par le malade ; rarement ces symptômes l'amèneront à consulter le médecin, qui pourrait soupçonner ou reconnaître la cause cachée de ces premières manifestations. Aussi, dans la plupart des cas qui ont fourni les chiffres ci-dessus, les symptômes dont nous avons fait le point de départ de la maladie, sont ceux qui indiquaient une notable altération des fonctions de l'estomac : comme la douleur et le vomissement.

Ceci nous amène à un point qui demande quelques explications, afin non-seulement d'indiquer les probabilités qu'il faut tirer des données numériques ci-dessus, mais encore d'expliquer les erreurs qu'entraîne la ressemblance entre le cancer et l'ulcère de l'estomac. Dans beaucoup de cas de cancer de l'estomac, les symptômes ne débutent qu'avec l'ulcération de la masse cancéreuse, c'est-à-dire à un moment où la maladie incurable affecte une remarquable analogie symptomatique avec l'ulcère. Quoi qu'il en soit de cette explication, il est positif que les formes les plus fréquentes et les plus caractérisées de vomissement, de douleur et d'hémorrhagie n'apparaissent que vers le milieu de la maladie. Aussi pouvons-nous admettre comme probable, d'abord que la formation du dépôt cancéreux précède en général les symptômes d'au moins quelques mois, et en second lieu, que la moyenne de la durée totale de la maladie est supérieure aux chiffres que nous avons indiqués.

Je veux encore ajouter quelques mots sur la valeur de tous ces symptômes réunis, au point de vue du diagnostic du cancer de l'estomac.

Les chiffres que j'ai donnés sont tirés de l'examen de 250 cas, où il y a eu autopsie. Mais, dans les observations en question, chaque symptôme est rangé sous l'une ou l'autre de ces formules : il est présent, absent, ou non mentionné. Or, dans les six statistiques qui précèdent, aucun symptôme, excepté ceux qui se rapportent à l'hémorrhagie ou à la cachexie, ne figure dans la dernière formule, et on met en opposition les cas où le symptôme existait, avec ceux où il faisait défaut. Mais on peut présumer que, bien souvent, le symptôme n'a point été noté, précisément parce qu'il manquait; on a donc à se demander s'il ne faut pas réduire les évaluations, et peut-être de 38, 5, 10, et 26 pour cent, dans la supposition que le symptôme omis manquait réellement. Pourtant je préférerais maintenir les premiers chiffres, non-seulement parce qu'ils sont tirés d'une comparaison plus directe et plus positive, mais aussi parce qu'ils semblent établir une compensation entre les deux erreurs extrêmes en trop et en moins, erreurs inséparables de pareils calculs.

D'ailleurs ces premiers chiffres sont d'accord avec mes propres observations environ dans 25 cas, et avec celles de

Lebert dans 35 cas à peu près [1]. Si je pouvais conclure d'après des chiffres si minimes [2], je dirais que l'expérience m'a démontré que certains symptômes présentent encore une fréquence plus grande. Sans parler de l'hémorrhagie et de la cachexie (dont le degré de fréquence est au moins de 95 pour cent), je crois que l'anorexie, la douleur et le vomissement se rencontrent bien plus souvent que la statistique ne semble l'indiquer. Et si on objectait que ces symptômes sont trop vagues, et trop peu caractéristiques pour permettre cette conclusion, ou que leur fréquence comme éléments des plus simples dérangements de l'estomac ne permet pas, même quand existe le cancer de cet organe, de les rattacher nécessairement à cette lésion, on pourrait répondre qu'il y a du moins un symptôme contre lequel ces objections sont sans valeur, et qui vient confirmer énergiquement cette donnée clinique (contraire à la simple statistique). En effet, c'est précisément à propos de la présence d'une tumeur abdominale, que je trouve la plus grande divergence entre les cas que j'ai observés et ceux que j'ai trouvés mentionnés. Dans les premiers, j'ai bien rarement manqué de reconnaître une tumeur longtemps avant l'époque de la mort ; dans les derniers, ce n'est que grâce à la correction ci-dessus, que le chiffre de 54 pour cent des statistiques s'élève à 80 pour cent : proportion qui résulte des recherches de Lebert. En résumé, je crois que les nombres plus élevés admis par cet habile observateur restent encore au-dessous de la vérité, et que plus

1. *Traité pratique des maladies cancereuses*, Paris, 1851.

2. Environ cent observations que j'ai recueillies depuis, viennent confirmer cette opinion. 2e édition.

souvent qu'ils ne l'indiquent, le médecin attentif découvrira la présence d'une tumeur.

Cela établi, il est intéressant de voir quelles probabilités on peut en conclure pour un cas donné. On a tant parlé de l'obscurité du cancer de l'estomac, que je crois devoir montrer combien la médecine moderne a avancé le diagnostic de cette maladie : cela ressortira des chiffres que je vais indiquer, et plus encore[1] de ces recherches cliniques exactes que la science est en droit d'attendre de l'avenir.

Voici l'analyse des observations qui ont été recueillies :

| Symptômes. | Anorexie. | Douleur. | Vomissemt. | Hémorrhagie. | Tumeur. | Cachexie. |
|---|---|---|---|---|---|---|
| Notés. . . | 91 | 189 | 193 | 81 | 128 | 3 fois. |
| Sur. . . . | 145 | 205 | 221 | 202 | 159 | 4 cas. |

Si nous appliquons à ces chiffres les lois élémentaires des probabilités, nous arrivons aux conclusions suivantes :

Les probabilités sont de 11 pour 2 contre la réunion de tous ces symptômes dans un cas donné. En d'autres termes, l'un ou l'autre des six symptômes manque plus de cinq fois sur six cas de cancer de l'estomac.

Si nous supposons que le moins fréquent, l'hémorrhagie, vienne à manquer, il y a encore huit chances contre cinq contre la réunion des cinq autres symptômes.

Ce n'est que l'absence d'un second symptôme, par exemple la cachexie, qui égalise les chances, de façon que les probabilités soient les mêmes pour ou contre la réunion des quatre autres symptômes : la douleur, le vomissement, l'anorexie et la tumeur. En d'autres termes, la présence simultanée de quatre des symptômes ci-dessus

1. Surtout en considérant que plusieurs de ces cas n'ont été mentionnés qu'en raison de l'obscurité et de l'insuffisance de leurs symptômes.

semble être la moyenne des éléments du diagnostic, d'après les observations que nous possédons. La fréquence numérique de l'anorexie et de la cachexie (70 et 75) est si près d'être la même, que nous pouvons indifféremment placer l'une ou l'autre dans ces quatre symptômes, si ce n'est que la présence ou l'absence de la cachexie est plus caractéristique que celle de l'anorexie. Si donc, dans un cas donné, nous trouvons à la fois de la douleur, des vomissements, une tumeur et des signes de cachexie, notre diagnostic aura assurément un degré de certitude aussi approché que possible.

Les chances pour la réunion des symptômes augmenteront évidemment, si on suppose que le nombre des symptômes diminue. Ainsi il y a 23 chances contre 12, pour que la douleur, le vomissement et la tumeur se trouvent réunis ; il y en a 52 1/2 contre 12 pour que la douleur se présente avec le vomissement.

Nous tirerons encore des conclusions plus pratiques de la recherche des probabilités résultant de l'absence simultanée des symptômes. Ainsi les chances sont 2 pour 1 contre l'absence de l'hémorrhagie et de la cachexie ; 2 1/2 pour 1 contre l'absence de l'hémorrhagie et de l'anorexie ; 40 pour 1 contre l'absence de tumeur et de vomissement ; 60 pour 1 contre l'absence de vomissement et de douleur ; 65 pour 1 contre l'absence de douleur et de tumeur ; 225 pour 1 contre l'absence des symptômes si importants de douleur, d'hémorrhagie et de tumeur, et enfin 2560 pour 1 contre l'absence simultanée des six symptômes indiqués plus haut.

Toutefois, nous devons faire observer combien ce calcul de probabilités serait profondément modifié par le moindre changement dans les données de la table ci-dessus. Si, par exemple nous substituons le chiffre le plus faible que nous avons pris pour la plupart des symptômes ci-dessus, en admettant qu'ils manquaient dans tous les cas où ils n'ont pas été mentionnés, la différence ne serait pas grande pour chaque symptôme isolé. Mais les résultats seraient bien changés; alors il y aurait 110 chances contre 2 (au lieu de 11 contre 2), contre la réunion des six symptômes dans un seul cas. L'incertitude qui résulte de tout calcul fondé sur des nombres limités, peut paraître encore plus évidente. Mais même sur 200 observations, cette possibilité d'erreur devient comparativement très-petite. En réalité, le rapprochement de ces 200 cas de cancer de l'estomac donne une grande valeur aux calculs qui précèdent. En un mot, je crois que nous pouvons résumer dans la conclusion suivante l'examen auquel nous venons de nous livrer; à savoir : que plus nous étudions dans leurs généralités et dans leurs détails les symptômes de cette maladie, plus le diagnostic acquiert de certitude. Avec une attention suffisante, le médecin manquera rarement de reconnaître un cancer de l'estomac; et en général, lorsque cette lésion restera longtemps douteuse, il sera amené à admettre qu'en réalité elle fait défaut.

Mais, tout en avançant que le cancer de l'estomac sans symptômes est extrêmement rare, je dois ajouter que souvent il est simulé par d'autres maladies, et on conçoit que les affections du foie, des intestins, du mésentère et des organes voisins prêtent à cette erreur, à laquelle exposent davantage encore les autres lésions de l'estomac que déjà précédemment nous avons mises en parallèle avec le cancer. Disons encore que si, pendant toute la durée de la maladie, on manque de données pour un diagnostic positif, c'est surtout dans la première partie de sa marche qu'on trouve une pareille obscurité. Comme je l'ai déjà dit, ce n'est qu'avec le temps que se développent les manifestations du cancer de l'estomac ; aussi le médecin qui examine un malade affecté de maladie chronique, ou (ce qui est pratiquement la même chose) qui ne voit la maladie qu'à son début, doit souvent rester dans une incertitude complète, quant à sa nature, jusqu'à ce que le temps, en ajoutant (comme par une progression géométrique) au nombre et à la netteté des symptômes, lui permette d'arriver à une décision. C'est, en effet, cette accumulation des symptômes qui nous aide souvent à reconnaître la maladie.

Je ne crois pas devoir discuter le diagnostic des différentes complications du cancer de l'estomac ; en tant qu'ils constituent des incidents ou des phénomènes de la maladie, ils trouveront leur place dans la section suivante. Leurs symptômes sont d'ailleurs moins distincts que ceux des maladies qui frappent d'ordinaire les organes dans lesquels ils se manifestent. La période avancée de la maladie pendant laquelle ils se produisent en général, les fait coïncider avec un état de prostration, qui ôte de leur importance, et dissimule leurs effets éloignés sur l'organisme.

## PATHOLOGIE.

En discutant la pathologie du cancer de l'estomac, je suivrai d'aussi près que possible la méthode adoptée dans le chapitre précédent pour la pathologie de l'ulcère gastrique. La maladie cancéreuse étant beaucoup moins fréquente que l'ulcère, je devais ajouter à mon expérience personnelle tous les renseignements que j'ai pu trouver sur ce sujet dans les Archives des hôpitaux (hospital Records), les musées d'anatomie pathologique, les recueils d'observations et les journaux.

La fréquence de la maladie ne peut pas être déduite rigoureusement des relevés des décès; pourtant les statistiques de Tanchou à Paris, d'Espine à Genève, et les tables du *Registrar-general* de ce pays, présenteraient déjà des chiffres imposants pour établir ce rapport. A moins d'être fondés sur des autopsies, ces relevés ne peuvent servir aux recherches pathologiques du genre de celles qui nous occupent; car, bien que, d'après la gravité de la maladie, nous puissions, sans erreur notable, regarder le nombre des personnes qu'elle attaque, comme correspondant exactement au nombre des décès qui en résultent; cependant le vague et l'inexactitude des opinions qui ont présidé à la rédaction de ces relevés, les erreurs si fréquentes dans la simple nomenclature des maladies, ôtent toute valeur à ces conclusions. D'ailleurs, à l'incertitude générale du diagnostic, il faut ajouter une autre source d'erreur, qui pourrait singulièrement augmenter la fréquence apparente de cette maladie. La fréquence et la gravité de l'ulcère de l'estomac, jointes à la ressemblance étroite que présentent souvent ses symptômes avec ceux du cancer, ressemblance capable de tromper pendant la vie l'observateur le plus attentif, donnent à supposer que, dans ces relevés imparfaits, la mortalité attribuée au cancer de l'estomac est toujours exagérée. De même cette inflammation interstitielle de l'estomac, souvent désignée mal à propos sous le nom d'« hypertrophie », peut être confondue avec le cancer. Bien que moins fréquente, cette cause d'erreur doit encore être notée.

Ainsi donc, c'est par un grand nombre d'autopsies, dont les sujets ont succombé à toutes sortes de causes, que nous devons juger la question de la fréquence du cancer de l'estomac. J'ai analysé différentes sources, mais surtout les excellents recueils mis à ma disposition dans les hôpitaux de Guy, Saint-Georges, Saint-Thomas et Sainte-Marie. J'ai réuni un total de 8468 autopsies, qui renferment 81 cas de cancer primitif de l'estomac, proportion qui équivaut presque à 1 0/0 ou $\frac{1}{100}$e de la mortalité totale. Le rapport du cancer de l'estomac au cancer des autres organes appartient plutôt à la pathologie générale du cancer; mais d'après les recherches de Lebert [1], Willigk [2], et mes recherches propres [3], on peut conclure que la lésion de l'estomac forme environ un tiers de tous les cancers primitifs, et égale au moins le nombre des cancers de l'utérus et du sein.

Quant à l'âge où se montre le cancer de l'estomac, j'ai réuni environ 600 cas, qui se sont terminés en moyenne vers 50 ans. La majeure partie ($\frac{3}{4}$ ou 435) de ces 600 cas s'est produit entre 40 et 70 ans. Sur des périodes de dix ans, le nombre maximum ($\frac{2}{7}$ ou 162) a eu lieu entre 50 et 60.

En comparant ces nombres absolus avec le nombre d'individus vivants dans ces périodes décennales de la vie, nous pouvons évaluer les chances relatives de la maladie pour les âges correspondants.

Le maximum est entre 60 et 70 ans. Jusqu'à l'âge de 20

1. *Traité pratique des maladies cancéreuses*, p. 97, Paris, 1851.
2. *Sections Ergebnisse Prager Vierteljahrschrift*, X, 2, 1853.
3. *British and Foreign medico-chirurgical Review*. Janv. 1857.

ans, le risque n'est pas le $\frac{1}{50}$e de ce qu'il devient entre 20 et 30. Dans les dizaines d'années qui suivent; il faut multiplier ce chiffre par 3, 6, 8 et 10 respectivement; puis ce maximum semble baisser environ à la moitié pour les deux dernières dizaines, qui se terminent à l'âge extrême de cent ans.

Il semblerait résulter de là que, avant l'âge de 40 ans, le risque est à peine un cinquième de ce qu'il peut être; en d'autres termes, on a encore les quatre cinquièmes du risque total à courir pendant les années suivantes. A l'âge de 60 ans, on a échappé à la moitié du risque de la maladie ; à l'âge de 70 ans, on n'est plus exposé qu'à un tiers. A cause du petit nombre de cas de la maladie, et de personnes vivantes dans les deux dernières périodes décennales, on ne peut accorder la même valeur aux conclusions qu'on pourrait tirer de ces données.

Si on compare le risque du cancer de l'estomac avec celui de l'ulcère gastrique [1], il semble que le premier ne soit guère qu'un quart du second ; et bien que le cancer soit une maladie plus particulière à la vieillesse, l'époque à laquelle on y est le plus exposé, précède de 20 ans environ celle du maximum de l'ulcère de l'estomac. Si on compare le cancer de l'estomac avec l'apoplexie, il semble que le risque de la dernière maladie, commençant dix ans plus tard que celui de la première. n'est guère que moitié de celui-ci, jusqu'à ce que ce dernier atteigne son maximum ; tandis que le risque de l'apoplexie, arrivant à son maximum dans les

1. On doit se rappeler que l'ulcère diffère du cancer en ce qu'il ne détermine pas primitivement ni nécessairement la mort. En d'autres termes, on rencontre souvent l'ulcère à l'autopsie, sans que nous soyons en droit d'attribuer exclusivement à cette lésion la cause de la mort. (*Voyez* pp. 149, 207.)

dix années qui suivent, change complétement cette proportion, et en fin de compte, entre l'âge de 80 et de 90 ans, la mortalité devient presque la même dans les trois maladies suivantes : la phthisie, le cancer et l'apoplexie [1].

*Sexe.* L'influence du sexe est encore bien plus difficile à apprécier que celle de l'âge. Ici les données numériques suffisantes font complétement défaut. Les tables de mortalité sont sans valeur pour la raison déjà indiquée. La pratique privée fournit des observations trop peu nombreuses, et quand bien même beaucoup de médecins réuniraient les résultats de leur expérience, on ne trouverait là que des données confuses et incertaines. Dans les établissements publics pour le traitement des malades, les chiffres même les plus considérables seront sans utilité à ce point de vue, tant qu'on n'aura pas distingué clairement la proportion moyenne des cas de cancer de l'estomac, chez l'homme d'une part, et chez la femme de l'autre.

Voilà comment s'expliquent les résultats contradictoires auxquels arrivent les différents auteurs. Nous n'insisterons pas davantage sur ce sujet.

Sur environ 250 cas traités dans les hôpitaux anglais, je trouve entre les cas de cancer chez l'homme et de cancer chez la femme, la proportion de 2 à 1; mais je crois que ces établissements reçoivent plus d'hommes que de femmes (6 pour 5?). Sur un nombre égal d'observations de Dittrich [2], et Willigk [3] on trouve une proportion inverse,

1. Pour les détails et les preuves à l'appui, voir l'ouvrage de l'auteur déjà cité : *British and Foreign medico-chirurgical Review*. Janv. 1857.

2. *Prager Vierteljahrschrift*, 1848, B. 1. s. 1. *Die Krebsige Erkrankung de Magens*, travail très-court, mais excellent.

3. *Op. cit.*

3 cancers chez l'homme pour 4 chez la femme. Mais les hôpitaux où ces observations ont été prises reçoivent sans doute beaucoup plus de femmes que d'hommes.

En ajoutant tous les renseignements dignes de foi que j'ai pu recueillir, j'obtiens un total de 784 cas, dont 440 chez l'homme et 344 chez la femme. Ces chiffres prouvent que, quelle que soit la proportion exacte des sexes, les hommes sont plus exposés à cette maladie que les femmes, fait qui concorde avec la plus grande fréquence du cancer du sein et de l'utérus chez la femme. Les chiffres ci-dessus correspondent à une proportion de 4 pour 3, ou de 56 pour 43 sur cent.

Pour déterminer l'âge auquel frappe la maladie suivant le sexe, je m'appuie sur 223 cas que j'ai réunis principalement dans les hôpitaux de Londres, et dont j'ai parlé plus haut De ces 223 cas, il y en avait 151 chez l'homme et 72 chez la femme. Si on calcule par périodes décennales, et si on corrige ces nombres absolus par le nombre d'individus vivants aux âges correspondants, on en déduit les conclusions suivantes, quant à la proportion suivant laquelle le cancer de l'estomac frappe les deux sexes aux différentes époques de la vie :

1° Jusqu'à l'âge de 60 ans l'homme est deux fois plus exposé que la femme au cancer de l'estomac ;

2° L'influence spécifique [1] attribuée aux années qui correspondent à la terminaison de la menstruation, est démentie par ce fait que l'homme est tout autant exposé à la maladie à cette même époque ;

3° La progression croissante du risque est la même pour

1. Spécifique, c'est-à-dire dans le sens d'une action due à l'âge de retour, à la suspension des fonctions génératrices de la femme.

les deux sexes pendant la plus grande partie de la vie; il est trois fois plus grand que dans la dizaine précédente (de 20 à 30) entre 30 et 40 ; six fois plus grand de 40 à 60 ans;

4° Mais cette loi devient inverse dans la période de la vie qui suit l'âge de 60 ans. Entre 70 et 90 ans, le nombre des cas est tellement petit, qu'on n'en peut tirer aucune conclusion sûre. Mais il paraît certain que les dix années entre 60 et 70 ans changent complétement le risque pour chaque sexe : l'homme est deux fois plus exposé à la maladie, et la femme moitié moins qu'elle ne l'était auparavant. Cette modification porte-t-elle sur le cancer en général, ou bien est-elle compensée par une plus grande fréquence du cancer localisé à l'utérus ou au sein? C'est ce que des recherches ultérieures auront à établir.

L'âge moyen dans les deux sexes est environ 51 ans chez l'homme, et 40 ans 1/2 chez la femme.

*Siége.* Quant au point où on trouve la tumeur cancéreuse dans l'estomac, sur les 360 cas que j'ai réunis et analysés, 219 fois le pylore était le siége de la lésion, proportion correspondant exactement à 60 0/0 ou trois cinquièmes du nombre total. Le sexe du malade semble n'avoir pas d'influence sur la fréquence avec laquelle la lésion atteint cette partie. Ainsi, sur 232 cas, sur lesquels j'ai pu avoir plus de détails, la maladie frappe les hommes deux fois plus que les femmes (159 fois contre 73). Dans ce nombre on trouve 194 observations où on a noté le siége exact du cancer : il y a 125 cas de lésions du pylore, qui se divisent, à peu près dans la même proportion, entre 86 hommes et 39 femmes.

Ces observations servent de base à des conclusions importantes en ce qu'elles modifient quelque peu l'opinion de

Rokitansky. Cet éminent pathologiste [1] établit que « l'orifice cardiaque de l'estomac est rarement le siége de la dégénérescence cancéreuse, et il fait observer que le cancer du pylore est exactement limité par l'anneau pylorique et n'atteint jamais le duodénum, tandis que le cancer du cardia, même quand il ne descend pas des parties supérieures de l'œsophage, s'étend toujours assez haut dans cet organe ».

D'abord, nous ne pouvons accepter d'une manière absolue le mot « rarement », car sur les 360 cas dont nous avons parlé, il y avait 36 cas de cancer du cardia, c'est-à-dire environ 10 pour cent du nombre total; ou 16 2/3 pour cent (1 sur 6) des cas de cancer du pylore. Dans mes observations recueillies en Angleterre, la proportion des cancers du cardia est encore plus considérable; à savoir : 25 sur 194, c'est-à-dire 13 pour cent, ou 1 sur 7 du nombre total, ou 1 sur 5 cas de lésion du pylore. De ces lésions du cardia, j'ai exclu tous les cas où l'orifice n'était pas uniquement ou principalement affecté. Sans doute il est possible que quelquefois la lésion se soit développée autour de l'œsophage, et se soit étendue à l'estomac; cependant cette objection, qui s'applique également à tous les cas ci-dessus, ne peut être regardée comme une explication souvent applicable, à moins de preuves contraires. Nous devons donc conclure que l'orifice cardiaque n'est pas si *rarement* le siége du cancer de l'estomac.

En second lieu, il est curieux de montrer combien les observations que j'ai réunies contredisent la seconde proposition de cet auteur. Parmi les 125 cas de cancer du pylorene, il y avait au moins 10 dans lesquels la lésion,

1. *Handbuch der speciellen pathologischen anatomie,* Bd. ii. s. 205.

loin d'être *limitée* par la valvule, s'étendait à une distance variable (un pouce ou deux), dans le duodénum. Lebert[1] cite un autre cas du même genre ; ce qui fait en tout onze exceptions à cette règle regardée comme absolue.

Enfin, j'ai encore trouvé deux exceptions importantes à cette autre règle, que le cancer du cardia envahit *toujours* l'œsophage. En tenant compte du petit nombre de cas de cancer du cardia, il n'est pas impossible que ces exceptions ne soient aussi nombreuses que les précédentes. Les chiffres dans les observations que j'ai réunies, sont en rapport avec cette hypothèse ; car j'ai trouvé 11 exceptions sur 159 cas de cancer du pylore, et 2, sur 30 cancers du cardia (environ 1 sur 15 pour chaque).

Aussi les règles que Rokitansky a le mérite d'avoir établies sont vraies, mais non d'une façon absolue. Quelques exceptions ne détruisent pas leur valeur ; car leur importance dépend bien moins des chiffres cités plus haut, que de l'antagonisme que présente le cancer, selon qu'il respecte ou qu'il franchit les limites ou les extrémités de l'organe. Il est donc intéressant de rechercher la raison de ce fait.

A tout prendre, je pense que, dans l'état actuel de nos connaissances, une explication de ce genre est possible. Nous devons tout d'abord étudier l'anatomie de l'estomac dans ses rapports avec le dépôt de matière cancéreuse. Voici alors la question qui se présente : N'y a-t-il rien dans la structure des orifices pylorique et cardiaque, qui puisse limiter ou faciliter l'extension de lésion aux parties voisines?

L'anatomie minutieuse du cancer de l'estomac démontre

1. *Op. cit.*, p. 467.

que, le plus souvent, le dépôt de matière cancéreuse commence dans le tissu aréolaire sous-muqueux, puis gagne les enveloppes qui forment la gaîne des faisceaux de fibres musculaires organiques, atteint ensuite la membrane muqueuse, dont la désorganisation produit des symptômes de la plus grande gravité; et enfin, mais plus tard, la tunique péritonéale est envahie.

Eh bien, ces deux points où siége le cancer de l'estomac: le tissu sous-muqueux et le tissu musculaire, se continuent plus ou moins directement avec les tissus analogues, selon les différents segments du tube digestif que l'on considère. A ce point de vue, le pylore ne ressemble en rien au cardia. Le cardia est disposé de façon à permettre toujours aux aliments ingérés d'avancer dans la direction du tube digestif: passage pendant lequel sa contraction suppose un mouvement musculaire qui se dirige d'une façon continue de l'œsophage vers l'estomac. De là résulte la continuité la plus parfaite entre la tunique sous-muqueuse et la tunique musculaire de ces deux segments. La couche musculaire, en quittant l'œsophage, envoie ses fibres longitudinales de tous côtés, et particulièrement vers la petite courbure; tandis que les fibres circulaires ou transverses se continuent presque également avec les fibres circulaires et les fibres obliques, qui les représentent dans la texture de l'estomac.

D'autre part, le pylore est destiné à s'opposer, par son énergique contraction, durant la digestion stomacale, au passage des matières contenues dans l'estomac. Cette contraction n'est pas telle, qu'elle résiste absolument au mouvement péristaltique dont est animée la couche musculaire de la région pylorique; aussi il s'échappe quelque peu de la portion liquide des aliments à travers le pylore, à chacune de ces ondulations. L'énergie avec laquelle le pylore se contracte, du moment que les aliments ont pénétré dans l'estomac, exige qu'il soit entièrement isolé du duodénum. Et en disséquant avec soin le pylore, on voit que cette séparation existe d'une façon remarquable, même pour le tissu cellulaire ; car, en ce point, il est réduit à une couche des plus minces, qui s'attache à la ligne de jonction des deux membranes muqueuses. Mais c'est surtout dans le tissu musculaire que cette séparation est encore plus marquée. Rien n'exprime mieux la manière dont le duodénum s'attache à l'estomac, que de dire qu'au lieu de se continuer avec l'extrémité pylorique de l'organe, le duodénum s'attache autour d'elle, à une petite distance de sa terminaison ; en un mot, que le commencement de l'intestin reçoit l'estomac, à peu près comme le vagin embrasse le col de l'utérus, un peu au-dessus de son extrémité [1]. Aussi, au point de jonction des deux parties du tube digestif, la tunique musculaire est réduite à une sorte d'attache linéaire ; mais cette couche mince se détache de l'estomac, si loin de son extrémité pylorique, et en formant un tel angle, qu'il y a tout lieu de penser que le dépôt de matière cancéreuse envahira toute l'épaisseur de la valvule pylorique, au delà de ce point d'attache, plutôt que de gagner le duodénum en suivant le tissu cellulaire. On peut

1 Je n'ignore pas que la comparaison que j'ai choisie pourra sembler en contradiction avec l'hypothèse que je veux fonder sur elle : car si les tissus sont ici encore bien distincts, le cancer néanmoins s'étend bien souvent au delà des limites dont je parle. Mais il faut se rappeler que, grâce à une influence moins directe des maladies des organes sexuels sur la vie, la lésion cancéreuse dure ici bien plus longtemps. La même durée suffirait à substituer au rapport indiquant l'extension de la tumeur cancéreuse dans l'estomac (1 sur 15 cas), celui qui semble prévaloir dans l'utérus (1 sur 3).

citer à l'appui de cette explication beaucoup d'autres phénomènes analogues, relatifs à la propagation du cancer : ainsi la manière dont le cancer sous-péritonéal envahit presque toujours la membrane qui recouvre deux ou trois organes ou segments du tube digestif; la fréquence avec laquelle la maladie, ayant eu son point de départ dans une glande, franchit le tissu cellulaire, pour atteindre un organe éloigné de son siége primitif; et surtout enfin la rapidité et la fréquence avec lesquelles le tissu aréolaire en avant de l'utérus, et la membrane séreuse qui le tapisse en arrière, sont envahies et pénétrées par le cancer de l'utérus [1].

Il est intéressant de voir quels autres points ont été occupés par les 360 cas de cancer de l'estomac que nous avons cités, par comparaison avec un nombre égal de cas d'ulcère de cet organe ; d'autant plus que, selon certains auteurs, ces deux maladies se montreraient aux extrémités pylorique et cardiaque de l'estomac, à peu près en égales proportions.

D'une telle comparaison des deux maladies [2], il résulte que le cancer siége de préférence aux orifices de l'estomac (71 fois sur 100, ou environ dans les trois quarts des cas), ce qui est loin d'être vrai pour l'ulcère. Dans les observations d'ulcère avec autopsie, les termes « pylore » et « cardia » signifient si souvent le voisinage de ces orifices, qu'il faut réduire d'au moins moitié la proportion (de 16 0/0, c'est-à-dire moins d'un sixième), qui résulterait de ces chiffres. Inutile d'insister sur les autres différences de

1. Voyez Dr West : « *Lectures on the diseases of Women* », vol. i, p. 346; et Dr A. Farre, article « Utérus », Abnormal anatomy, p. 700, dans *Cyclopædia of Anatomy*

2 Pour les sources et les détails de cette comparaison, voyez l'ouvrage déjà cité, p 221.

siége entre les deux maladies. L'absence d'ulcères de l'estomac envahissant l'organe entier, ou la totalité de sa région moyenne, s'explique en ce que la mort devient inévitable, dès qu'il y a destruction d'une portion considérable d'une membrane muqueuse si essentielle à la vie. On peut ajouter que les cancers occupant l'estomac tout entier (nous en avons vu 13) ont été soigneusement distingués de ces cas d'inflammation interstitielle des parois gastriques, qui ont été quelquefois pris pour des squirrhes; qu'on a eu la démonstration anatomique et microscopique de la nature de la lésion, ou qu'on a reconnu dans les autres organes la présence de cancers secondaires.

L'*anatomie* du cancer de l'estomac peut être divisée d'après les trois formes principales de cette maladie; en effet, le cancer se présente sous la forme squirrheuse, médullaire et colloïde; on peut encore ajouter le cancer villeux (*villous cancer*) de la membrane muqueuse.

La plus commune de ces variétés est, sans contredit, le squirrhe. Sur 180 cas où on a indiqué l'espèce, 130 (environ 72 0/0 ou près des trois quarts) appartiennent à cette variété. Dans la même série, il y a 32 cas de cancer médullaire, 17 cas de cancer colloïde, 3 cas de mélanose et 1 cas de cancer villeux (*villous cancer*). Ces nombres correspondent à 18 sur 100 pour le cancer médullaire, et 9 1/3 pour le colloïde; ou à un peu plus que les fractions un sixième et un douzième. Une fois la mélanose était généralisée sur tout le corps sous forme de petites tumeurs; dans les deux autres cas, la coloration de la membrane muqueuse à la surface de la tumeur était trop superficielle pour permettre un diagnostic sans l'examen histologique [1].

Comme je dois me borner à parler uniquement du cancer de l'estomac, je ne m'appesantirai pas sur l'histologie de ces trois formes de tumeur cancéreuse, d'autant qu'elles se fondent l'une dans l'autre en passant par des nuances d'une variété infinie ; car dans l'estomac le cancer squirrheux, le cancer médullaire et le cancer colloïde ne doivent plus seulement être regardés, de même que dans les autres parties du corps, comme des manifestations sous une forme variable de la même maladie, mais comme de simples phénomènes consécutifs à la même action locale. Il est évident, en effet, que très-souvent une tumeur primitivement squirrheuse subit une transformation partielle ou complète, et présente la forme médullaire ou colloïde. Tout nous porte à admettre que cela serait bien plus fréquemment observé, si la mort n'arrivait souvent à une époque peu avancée de la maladie. Notre savoir en anatomie pathologique, dans cette maladie comme dans toutes les autres, repose sur des observations. Or, de celles-ci les unes, très-précieuses pour déterminer l'origine et la succession des altérations morbides de l'organe, siége de la maladie, nous les devons à une mort accidentelle, à une maladie intercurrente, ou enfin à une cachexie dont les effets sont tellement complexes et variables, qu'il est permis de la distinguer complétement de la maladie locale. D'autres observations, bien que relatant des lésions rares, doivent être regardées comme présentant les effets les plus directs et les plus caractéristiques de la maladie, et ont, par conséquent, une importance qui

1 Afin de prouver qu'il ne s'agissait pas de ces changements de couleur par lesquels passent les simples ecchymoses, sous l'influence des fluides digestifs, comparez les pages 85, 105.

n'est pas en rapport avec leur rareté et l'époque tardive où elles ont pu être prises.

Dans la grande majorité des cas, le cancer débute par un dépôt dans le tissu aréolaire sous-muqueux. Ce tissu épais, mais lâche, qui sépare les tuniques muqueuse et musculaire, est entraîné par les mouvements de ces deux membranes ; c'est lui qui permet et limite le jeu de la muqueuse. Celle-ci, en effet, sous l'influence des contractions passives de la tunique musculaire, forme des plis qui s'effacent dès que l'estomac est distendu. Ce tissu est formé par les éléments ordinaires du tissu fibreux blanc et jaune, et surtout de ce dernier. C'est là qu'on trouve les premières traces du cancer, sous la forme d'une sorte de noyau, d'un blanc mat et d'une consistance ferme et dure. Cette masse opaque emprisonne les éléments normaux du tissu aréolaire, qui s'y trouve dans un état de mélange tellement intime, qu'il est presque impossible d'en découvrir la trace ; ils s'y montrent d'ailleurs en si petite quantité que, même en faisant la part de la difficulté mécanique de les isoler, on est en droit de supposer qu'ils sont comprimés et détruits par le tissu de nouvelle formation qui les contient. C'est par les transformations régressives de ce genre que subissent ces éléments précédemment sains, que je suis disposé à expliquer la présence des molécules graisseuses, que l'on trouve dans les dépôts squirrheux les plus récemment formés. Du moins, je crois que cette graisse est due à une simple transformation des tissus primitifs. Le blastème ne se rencontre guère, excepté dans le suc blanchâtre qu'on peut obtenir en comprimant la masse squirrheuse. L'état irrégulièrement granuleux de la couche dans laquelle ces noyaux vont bientôt s'étendre, semble ne montrer souvent aucun rapport entre l'arrangement de la tumeur cancéreuse et les plexus sanguins qui occupent le tissu aréolaire sous-muqueux; pourtant on voit parfois les grains les plus volumineux de cette masse enveloppés de ces réseaux vasculaires. Enfin, dans la plupart des cas, quelque récente ou quelque petite que soit la tumeur squirrheuse, une grande proportion de sa substance consiste en fibres, ou en cellules fusiformes, dont les extrémités sont fort allongées. Les noyaux sont en très-petite proportion.

Il est souvent difficile de déterminer à l'examen si le dépôt squirrheux a débuté par la face musculaire ou externe de la couche de tissu aréolaire sous-muqueux; mais il y a de bonnes raisons de supposer que les choses se passent, en général, de cette façon. Toujours est-il que c'est dans ce sens que la tumeur se dirige constamment, dans sa marche ultérieure. Les membranes aréolaire et musculaire s'enchevêtrent l'une dans l'autre, de façon à rendre toute limite méconnaissable; tandis que la membrane muqueuse reste encore séparée du produit morbide par un intervalle de tissu aréolaire sain. Puis la tunique musculaire est envahie par le squirrhe, par extension du même travail qui s'est fait d'abord dans le tissu sous-muqueux.

L'état sous lequel se présente le squirrhe à cette période est important à noter. Dans des cas assez rares, on trouve une masse dense, blanchâtre, demi-transparente, d'une structure assez uniforme, occupant toute l'épaisseur de ce qui était auparavant la tunique musculaire; il n'y a plus rien qui permette de la distinguer du foyer originaire de la maladie dans le tissu aréolaire sous-muqueux.

Mais, dans la majorité des cas, le dépôt cancéreux est beaucoup moins homogène; on y trouve encore quelques traces des tissus qu'il a envahis. Une coupe nous fait voir que les parties profondes qui correspondent à la substance musculaire primitive, présentent deux variétés de tissus, disposées de façon à rappeler l'apparence d'un gâteau de miel. On voit une masse pulpeuse, brunâtre ou d'un jaune rougeâtre, renfermée dans un réseau à mailles polygonales, formées d'un tissu plus blanc et plus dense. De ces mailles. dont la forme et la grandeur sont variables, les plus fortes et les plus épaisses sont dirigées perpendiculairement à l'axe de l'estomac, et vont du tissu aréolaire sous-muqueux au même tissu situé au-dessous de la séreuse. Evidemment, ce sont les cloisons transformées de ces faisceaux de fibres–cellules, qui forment la tunique musculaire si épaisse de cette partie de l'estomac ; elles circonscrivent des cavités qui, originairement remplies par ces faisceaux musculaires, contiennent, outre leurs débris passés à l'état graisseux, le dépôt de matière cancéreuse, qui renferme souvent moins de fibres, mais plus de noyaux et de blastème que les cloisons elles-mêmes. Leur arrangement, toutefois, n'est pas toujours précisément celui des gaines des fibres lisses. Les cloisons les plus épaisses sont, comme nous l'avons dit, disposées transversalement à la surface de la muqueuse, et en raison de la direction des fibres circulaires, elles se voient mieux en faisant une coupe en long dans la masse. Mais cette disposition est loin de présenter toujours cette uniformité ; les mailles sont ou plus larges ou plus petites, et quelquefois elles sont complétement oblitérées. Comme on trouve le plus souvent dans le squirrhe de l'estomac un dépôt à peu près uniforme autour de l'extrémité pylorique de l'organe, le premier effet de la maladie à son début est de s'opposer à l'extension de la tumeur dans la direction du centre du canal, ce qui favorise la tendance naturelle de la maladie à faire des progrès en dehors. Aussi les cloisons semblent-elles souvent diverger en passant du centre vers la périphérie de la tumeur ; elles sont remplies d'une quantité de matière noirâtre ou gélatineuse, qui va en augmentant, à mesure qu'elles se rapprochent des tissus de l'enveloppe péritonéale de l'estomac.

Il est une circonstance qui donne de l'importance à ces détails sur les phénomènes caractéristiques du squirrhe de l'estomac, à cette période de son évolution. Il n'est sans doute pas rare qu'on ait donné le nom de cancer colloide, à des tumeurs qui ne présentaient pas exactement les caractères ci-dessus du squirrhe. Bien qu'il soit vrai que, dans beaucoup de cas de cette espèce, l'examen histologique permette d'établir qu'il s'agit du cancer fibreux ou squirrheux (conclusion à laquelle conduisent les caractères physiques et microscopiques de la tumeur); cependant, lorsque les mailles sont grandes et contiennent une grande quantité de liquide épanché, il n'est pas facile de déterminer l'espèce à laquelle le cancer appartient réellement. En bien des cas, on ne peut se refuser à admettre la forme du cancer « colloide ». En ce qui concerne cette forme du cancer de l'estomac, je crois qu'on peut accepter les propositions suivantes: 1° dans quelques cas, la disposition de la tumeur colloide imite les caractères naturels du tissu, dont nous avons parlé ; 2° plus souvent encore, le cancer est de nature essentiellement squirrheuse, ou se développe par la transformation d'une tumeur primitivement de cette espèce ; 3° aussi, en raison de l'emploi ordinaire de ce mot, nous faut-il retrancher des observations du cancer colloïde de l'estomac un grand nombre de cas de squirrhe ; 4° enfin, et ceci est plus pratique, ces cas ne doivent pas être pris en considération pour la solution d'une question importante dans l'histoire du cancer de l'estomac; à savoir : la durée moyenne des trois formes de la maladie, ou la rapidité avec laquelle chacune d'elles amène la terminaison funeste.

Dans sa marche ultérieure, la maladie envahit les enveloppes muqueuse et séreuse de l'estomac, jusqu'à ce que tous ces tissus se confondent en une seule masse.

Pour la séreuse, la finesse de cette membrane, la facilité avec laquelle elle devient le siége d'une inflammation, déterminent bientôt des adhérences entre le segment cancéreux de l'estomac et les viscères voisins. Il est difficile d'apprécier jusqu'à quel point l'irritation spécifique du cancer favorise ce résultat, bien que l'analogie avec ce qui se passe dans l'ulcère de l'estomac nous porte à croire que cette explication n'est pas nécessaire. La partie de la tumeur qui contracte des adhérences, n'est pas moins variable que l'organe avec lequel ces rapports s'établissent; mais, dans l'ulcère, les adhérences correspondent exactement au siége de la lésion, et à l'organe qui est normalement en rapport avec ce point, et cela est facile à comprendre; dans le cancer de l'estomac, au contraire, les phénomènes ne semblent plus obéir à des lois aussi simples. Le diaphragme, le foie, le pancréas et la rate sont les organes qui deviennent le plus souvent le siége de ces adhérences, et nous venons de les indiquer dans l'ordre de leur fréquence décroissante. En un mot, c'est à la face supérieure et postérieure de l'estomac, et sans aucun rapport avec la présence du cancer dans ces mêmes points, que se rencontrent surtout les adhérences. Probablement cela tient à l'immobilité relative des organes qui occupent cette partie de l'abdomen, et on peut rapprocher de ce fait la rareté et le peu d'épaisseur des adhérences, qui s'établissent entre l'ulcère de la face antérieure et la paroi correspondante de l'abdomen. Au reste, ce phénomène observé quelquefois dans l'ulcère de l'estomac est plus frappant encore dans les cas fréquents, où une seule et même tumeur cancéreuse occupe les différentes faces de l'organe.

A mesure que la tumeur envahit la muqeuse, il se produit une série de modifications qui, survenant longtemps après la formation du cancer, n'en paraissent pas moins exercer sur les symptômes les plus notables de la maladie une influence, que ne présentent pas les autres phénomènes constatés par l'anatomiste. La destruction de la membrane muqueuse de l'estomac entraîne la privation partielle d'un organe essentiel à la vie, et amène indirectement une série de conséquences non moins funestes. La certitude de l'hémorrhagie et de l'ulcération ; la probabilité de la diffusion dans des organes éloignés de la matière cancéreuse, au moyen des courants de lymphe et de sang ; les chances de plus en plus grandes d'obstruction, de dilatation et d'hypertrophie de l'estomac ; l'ouverture possible d'une fistule dans d'autres parties du tube digestif, dans la poitrine ou à la surface de l'intestin : tous ces dangers viennent se joindre à ceux qui résultent de la cachexie cancéreuse.

En se rapprochant de la muqueuse, le cancer produit tout d'abord une augmentation légère, mais appréciable, de l'épaisseur et de la résistance de cette membrane, comme celle qui résulterait d'un excès dans la vitalité et la nutrition de l'organe. L'estomac paraît être celui d'un individu plus jeune, plus robuste ; il semble pris sur un sujet mort depuis moins longtemps [1]. Puis la matière cancéreuse se mélange avec la face inférieure de la muqueuse, d'où résulte l'aspect d'un blanc mat de cette membrane, et son immobilité complète sur les tissus voisins. L'anémie locale qui semble se manifester par ces phénomènes, est souvent le résultat de l'occlusion complète, ou de la compression des vaisseaux sanguins de la muqueuse; l'arrêt de la circulation augmente la tension dans les vaisseaux, et détermine une hémorrhagie absolument analogue à celle qui amène si souvent la mort dans la cirrhose. Les veines présentent rarement en ce point l'état variqueux; il est probable que c'est à cette action sur les vaisseaux [2], bien plus qu'à une tendance spécifique du cancer, qu'on doit rapporter les modifications ultérieures subies par la muqueuse; soit qu'elle passe par les périodes du ramollissement pulpeux, foncé ou grisâtre, qui amène d'ordinaire par degrés l'ulcération; soit que la mort des tissus se produise plus rapidement, peu à peu, par eschare ou gangrène; dans tous les cas, le résultat est toujours la production d'une solution de continuité, limitée partout par la tumeur cancéreuse mise à nu.

D'autres conditions déterminent encore de nouvelles modifications. Bien souvent la périphérie de la masse cancéreuse (et surtout la partie mise à découvert par la destruction de la muqueuse) devient le siége d'une infiltration

1. On peut, à ce point de vue, le comparer à l'estomac des diabétiques, ainsi que je l'ai vu sur une pièce que je préparais pour feu le Dr Todd, il y a plusieurs années; l'organe semble remarquablement sain, et présente une résistance singulière aux modifications cadavériques. C'est par erreur que l'on a prétendu que le Dr Todd et moi, nous avions constaté une distension anomale des glandes en tube.

2. D'autres faits sont venus confirmer ces idées d'une façon remarquable. (Comparez pp. 219, 268, *seconde édition.*)

de cancer médullaire ou aréolaire. En général, ce nouveau dépôt fait saillie dans la cavité de l'estomac : c'est une masse spongieuse, de forme et de couleur variables ; elle constitue le *fungus hœmatodes*, fongosité molle, pulpeuse, qui se dissout par ulcération et par suppuration : phénomènes qui passent souvent inaperçus en présence de l'hémorrhagie abondante qui les accompagne. Aussi, sans un examen très-attentif et sans le microscope, il est souvent impossible de distinguer le liquide « *marc de café* » que les malades rendent par le vomissement dans ces circonstances, de celui qui vient d'un ulcère simple de l'estomac. On trouve encore, sur la surface et sur les bords du fongus cancéreux, du sang coagulé et altéré, sans qu'on puisse tirer de ce phénomène aucune conclusion relativement au caractère de la lésion qui l'a produit.

Ce dépôt secondaire de cancer médullaire semble précisément analogue à la forme secondaire de cancer colloïde que nous avons déjà mentionnée ; mais celui dont nous parlons est bien plus fréquent et sert souvent de base à l'autre. Dans les deux cas, on peut se demander jusqu'à quel point ces dépôts sont de véritables transformations du squirrhe primitif, jusqu'à quel point ils sont venus simplement s'y adjoindre. L'anatomie pathologique d'un grand nombre de cas de cancer de l'estomac nous conduit à une solution un peu différente : en prenant le terme « colloïde » dans son sens ordinaire, nous devrons comprendre aussi sous ce nom, les cas dans lesquels cette lésion a succédé, par une sorte de transformation naturelle, au squirrhe ou au cancer médullaire. Dans la première de ces deux espèces, nous avons vu que parfois on trouve conservés certains éléments normaux de tissus, qui sont les analogues, à l'état morbide, des enveloppes et des faisceaux des muscles non striés [1]. Dans l'autre espèce, la forme « colloïde » consiste dans l'introduction au milieu d'une production de cellules comparativement homogènes, de cloisons déliées, disposées de façon à circonscrire des cavités irrégulières, remplies de cellules ou de fibres rudimentaires. Après tout, le siége ordinaire du dépôt, médullaire ou colloïde, semble montrer qu'il n'est que bien rarement le résultat d'une transformation naturelle du squirrhe primitif. Sans doute, un nouveau dépôt peut amener le mélange d'une certaine quantité de matière médullaire ou colloïde, avec les parties les plus profondes d'une tumeur squirrheuse ; mais jamais il n'y a transformation réelle du squirrhe. Au moins, rien n'indique qu'elle se produise, et le ramollissement que présente le squirrhe, s'explique par la dégénérescence des tissus sains que la tumeur a circonscrits. C'est d'ailleurs là une terminaison que l'on rencontre dans toutes les autres formes de cancer.

Quant à l'origine et à la marche des deux autres variétés de cancer de l'estomac, considérées isolément, l'examen d'un grand nombre de pièces porte à admettre que d'ordinaire le dépôt de matière médullaire commence plus immédiatement sous la membrane muqueuse ; le cancer colloïde, plus près de la séreuse que le squirrhe ou ses

1. On peut objecter que les exemples bien nets de cette sorte sont trop rares pour risquer la confusion de noms à laquelle pourrait conduire ce terme « colloïde ». J'admets l'objection ; mais je crois que l'étude et l'analyse des observations plus récentes de la maladie nous conduisent, à tort ou à raison, à admettre que le nom de cancer « colloïde » de l'estomac est souvent appliqué à une très-faible exagération d'une lésion que présentent plus ou moins tous les cas de squirrhe. Les remarques qui précèdent ne seront donc pas sans utilité pour l'intelligence de ces observations. et pour la physiologie du cancer; en même temps qu'elles ont l'avantage de montrer combien est vague, sinon incorrecte, la nomenclature de la maladie qui nous occupe!

modifications ; mais cette règle comporte un grand nombre d'exceptions.

Le cancer villeux (*villous*) de l'estomac commence par un dépôt dans le voisinage immédiat de la membrane muqueuse. Ce n'est pas seulement (comme sa forme l'indique) un dépôt médullaire isolé dans le tissu aréolaire sous-muqueux, constitué par un accroissement continuel du côté de la muqueuse, et parvenant ainsi à former une tumeur dont la base primitive n'est qu'une sorte de pédicule ; c'est bien plutôt un cancer de la muqueuse elle-même, dont le voisinage immédiat explique que, malgré une si grande modification de la forme, la structure reste à peu près intacte. Le microscope démontre que, dans la majorité des cas, le dépôt se forme sous la *basement-membrane*, ce qui établit tout de suite une distinction importante entre cette lésion et le cancer épithélial, qu'on a quelquefois regardé comme son analogue.

Il faut donc tenir compte de ces remarques pour accepter ou interpréter les chiffres ci-dessus, qui établissent la fréquence relative des trois formes de cancer de l'estomac. Ces chiffres ne doivent être considérés que comme des exemples, où la variété correspondante de cancer entrait pour une grande part, et où même elle formait quelquefois presque toute la masse. Ainsi, dans les 32 observations de cancer médullaire, il est probable qu'un grand nombre n'offrait que des combinaisons ou des mélanges de tumeurs de cette nature, avec ce qui était primitivement et essentiellement un squirrhe. Parmi les 17 cas de cancer colloïde, il y en a peut-être encore davantage qu'il faudrait rapporter à cette catégorie. Cette hypothèse est confirmée par les observations de Dittrich[1], qui n'a trouvé, sur 11 cas de cancer colloïde, que 3 exemples de cette variété sans aucun mélange. Dans les 8 autres cas, 7 présentaient un mélange de squirrhe (dont deux combinés aussi avec le cancer médullaire), et 1 de cancer médullaire.

Dans les exemples que j'ai choisis, on rencontre 34 fois la forme colloïde, sur 417 cancers de l'estomac. Si nous appliquions ici la proportion établie par Dittrich, nous arriverions à ne plus trouver que 9 exemples de véritable cancer « alvéolaire », ce qui ferait une réduction de 8 $\frac{1}{6}$ à 2 $\frac{1}{6}$ 0/0.

Le travail destructeur finit par envahir la face libre ou interne du cancer de l'estomac, après que la membrane muqueuse a été détruite, comme nous l'avons indiqué. Ce travail présente un intérêt tout particulier, en raison de la similitude des lésions dans le cas de cancer et d'ulcère de l'estomac.

Voici peut-être comment le cancer simule le plus souvent l'ulcère de l'estomac, par suite de l'évolution de la maladie, telle que l'a décrite Rokitansky. Fréquemment, en l'absence de cancer aréolaire ou médullaire, le squirrhe, mis à nu par l'ulcération de la membrane muqueuse, se détruit graduellement en formant des eschares limitées et arrondies, ou s'exfolie par couches successives, de façon à présenter une excavation dont le fond est à peu près uni. Ici, cependant, la distinction est rarement difficile à faire. Le fond de l'ulcération présente plus ou moins de traces d'eschares, ou même si ce caractère est dissimulé par une hémorrhagie qui peut compliquer l'ulcère, cependant le

1 *Op. cit*, p 22.

volume de la tumeur autour de ce point, et surtout les caractères histologiques que révèle le microscope, font en général cesser tous les doutes. En outre, dans l'ulcère ordinaire, l'épaississement ne se rencontre presque jamais avec l'ulcération ; et puis les antécédents repoussent suffisamment l'idée d'une tumeur maligne.

Mais, il faut l'avouer, si, dans la majorité des cas, un examen attentif ne laisse guère d'hésitation sur la nature de la lésion : ulcère ou cancer, il se rencontre parfois des circonstances où l'examen microscopique le plus complet ne permet pas de décider la question. Ainsi, une excavation à fond lisse et de forme circulaire dans un squirrhe, peut simuler un ulcère autour duquel la muqueuse serait épaissie et indurée. De même, si l'ulcération de nature cancéreuse ne présente pas d'eschare; si elle est couverte de sang, nous perdons un autre moyen de diagnostic *de visu*. Et puis, les caractères physiques et microscopiques de l'induration voisine ne suffiront pas toujours à éclairer l'observateur. En d'autres termes, bien qu'après l'autopsie complète je ne sois jamais resté dans le doute, cependant la cicatrice épaisse qui entoure l'ulcère présentait parfois des portions, qui, si je les avais vues séparément, et si j'avais été obligé de juger leur nature d'après l'examen microscopique seul, ne m'auraient pas permis d'arriver à un diagnostic. Pour ne parler que du microscope, les proportions si variables de cellules contenues dans une tumeur squirrheuse, le développement plus ou moins complet de ses fibres, laisseront quelquefois hésiter entre cette tumeur, et les formes plus caractéristiques du tissu de cicatrice (lequel contient une grande quantité de fibres et de cellules fusiformes).

J'ai retrouvé un grand nombre de ces cas équivoques

dans les nombreuses observations que j'ai recueillies. Il semble donc possible que l'ulcération ou l'eschare d'une tumeur squirrheuse bien circonscrite puisse non-seulement imiter un ulcère simple, mais en produire un en réalité. On peut voir le travail morbide détruire la totalité de la tumeur maligne, en ne laissant d'autres traces qu'une lésion qui semble être un ulcère circulaire, limité par des tissus sains, ou tout au plus enflammés.

Cette hypothèse m'a semblé se réaliser dans un ou deux cas, où une lésion offrant toutes les apparences de l'ulcère simple, entourée d'un rebord de membrane muqueuse légèrement épaissie (ou même saine), s'accompagnait de dépôts dans le foie et dans les poumons; dépôts qui, s'ils n'étaient pas absolument cancéreux, simulaient, à s'y méprendre, le cancer secondaire. Mais n'ayant pas eu l'occasion d'examiner en détail ces ulcères et ces tumeurs, je dois me borner à présenter cette question sous forme d'une pure hypothèse, que des recherches ultérieures pourront vérifier. Quant aux simples combinaisons du cancer et de l'ulcère, nous n'avons que peu de chose à en dire. On trouve souvent des eschares dans des estomacs qui ont été envahis plus tard par le cancer ; souvent aussi on voit coïncider les deux maladies dans le même organe ; mais, comme on peut s'y attendre, c'est alors le cancer qui est venu s'ajouter à l'ulcère; jamais l'ulcère au cancer. En effet, on n'a jamais cité, que je sache, un cas où un ulcère se soit formé dans une partie saine d'un estomac cancéreux. Je ne connais pas d'observation authentique d'après laquelle un estomac atteint d'ulcère soit devenu le siége de cancer, sans que l'ulcère lui-même ait été envahi, ou du moins sans que l'infiltration ait atteint sa base ou ses bords. Le plus souvent ce sont ces parties seules qui deviennent le siége du cancer. Ainsi, un ulcère qui a duré de longues années se termine tout à coup par la mort; l'autopsie révèle une infiltration cancéreuse considérable sur les bords épaissis de l'ulcère, ou même dans les parois, qui auraient subi une altération analogue, à une grande distance de l'ulcère; ou bien on trouve une masse fongueuse d'origine plus récente, s'élevant au centre de l'exacavation. Parfois il semble qu'une infiltration cancéreuse de même nature se soit produite, après que l'ulcère primitif avait déjà perforé l'estomac, et ait envahi les limites de l'abcès chronique, auquel la perforation peut, dans certains cas, donner naissance.

Les variétés de cette espèce sont illimitées, et pourtant, après tout, n'est-on pas en droit de supposer que la présence d'un ulcère dans l'estomac puisse déterminer le développement de la cachexie cancéreuse, et contribuer à fixer l'élément cancéreux dans cet organe?

Nous comparerons plus loin (chapitre V), avec le cancer de l'estomac, une autre maladie qui, sans se combiner jamais avec le cancer, le simule souvent, au point de rendre le diagnostic impossible. Cette erreur a beaucoup moins d'importance pratique que celle qui consisterait à confondre le cancer et l'ulcère, parce que l'épaississement inflammatoire de l'estomac, dont nous parlons, est une affection presque aussi grave et aussi peu curable que le cancer.

Les principaux caractères qui distinguent cette lésion du squirrhe sont les suivants: dans les cas-types, l'estomac tout entier subit un épaississement, qui, tout en permettant de distinguer encore nettement les trois tuniques, augmente à peu près également le volume de chacune d'elles. L'estomac a une teinte jaunâtre; il est dur, élastique, au lieu de présenter, comme dans le cancer, l'aspect gris-perlé et la ressemblance avec le tissu cartilagineux. Le tissu musculaire est presque toujours bien reconnaissable ; il subit ordinairement un certain degré d'hypertrophie dans les premiers temps de la maladie. Non-seulement la masse parfaitement homogène n'offre aucune de ces variétés, qui se produisent dans les dernières périodes du cancer (sous forme de dépôt de matière colloïde ou médullaire autour du squirrhe primitif et central) ; à l'examen microscopique même, on ne trouve aucune des cellules caractéristiques du cancer, mais quelques cellules fusiformes du tissu fibreux, éparses au milieu d'un tissu lamineux ne présentant pas d'autre trace d'organisation. L'absence du cancer secondaire dans les autres organes aide le diagnostic de cette lésion bénigne. L'ulcération est aussi moins rapide, moins fréquente et moins étendue que dans le cancer. Enfin, pour rendre le contraste entre les deux maladies plus complet, il est des cas où l'on voit la lymphe ainsi déposée par une espèce d'inflammation *cirrhotique*, autour des vaisseaux de l'estomac, subir parfois la transformation cartilagineuse et même, dans quelques exemples rares, la transformation osseuse.

La présence de dépôts de cancer secondaire dans d'autres organes est une complication très-fréquente du cancer de l'estomac. Sur 437 cas, 210 (c'est-à-dire 48 0/0, ou environ la moitié) montrent cette complication.

Dans quelle proportion trouve-t-on les différentes variétés de cancer accompagnées de cancer secondaire ? On peut représenter cette proportion pour le squirrhe, le médullaire et le colloïde, par les fractions correspondantes : trois septièmes, quatre septièmes et six septièmes. En d'autres termes, près de la moitié des cas de squirrhe de l'estomac s'accompagne d'un dépôt de cancer secondaire dans quelque autre organe du corps; et cette proportion, qui s'augmente d'un tiers dans le cas de cancer médullaire, est double dans le cas de cancer colloïde. Ce fait explique, du moins en partie, l'issue rapide et fatale des deux dernières formes de cancer de l'estomac.

Le cancer qui constitue les dépôts secondaires est, en général, de la variété médullaire. Mais dans le foie ou le péritoine, on trouve plus fréquemment la disposition aréolaire du cancer colloide. Le cancer des ganglions lymphatiques de l'abdomen présente aussi quelquefois cette forme, déterminée par la structure normale de ces organes.

Quant à l'influence du sexe sur le cancer secondaire, il semblerait que ce cancer est une fois et demi plus fréquent chez l'homme que chez la femme, atteints de cancer de l'estomac.

Parmi les organes où se rencontre le cancer secondaire, c'est le foie qui, comme on pouvait s'y attendre, est le plus souvent affecté. Sur 431 cas, 105 (environ 25 0/0 ou 1/4) présentaient un dépôt cancéreux dans cet organe, c'est-à-dire deux fois plus souvent qu'on ne le trouve dans les ganglions lymphatiques de l'estomac, et trois fois plus souvent qu'on n'observe le cancer secondaire des poumons. Presque toujours le cancer du foie s'accompagnait de dépôts de même nature dans les autres organes. Les seuls chiffres exacts que j'aie pu recueillir, relativement à cette complication, ont été tirés de 47 observations de cancers secondaires du foie, survenus dans 214 cas de cancer de l'estomac. Sur ces 47 cas, cette coïncidence s'est présentée 13 fois : 9 fois dans les ganglions, ou le péritoine enveloppant l'estomac, 2 fois dans le rein, et une fois dans chacun des organes suivants: l'ovaire, le pancréas, l'intestin, la rate, les ganglions thoraciques et le poumon. Le voisinage immédiat des ganglions abdominaux et du péritoine, empêche de rien conclure de leur fréquente participation à la dégénérescence hépatique. Mais il n'est pas sans intérêt de remarquer que le poumon n'est atteint de cancer secondaire, que dans une proportion qui correspond seulement au 1/4 ou au 1/5 de la fréquence moyenne de cette dégénérescence; tandis que les viscères abdominaux sont envahis une fois et demie plus souvent que la moyenne indiquée ci-dessous. En d'autres termes, il semble que le cancer secondaire du foie expose [1] davantage les autres viscères abdominaux à être atteints par cette lésion, tandis que très-certainement il en préserve le poumon. Il est quelquefois si difficile de distinguer nettement le cancer secondaire des ganglions lymphatiques voisins de l'estomac, de semblables dépôts situés entre les feuillets de péritoine qui forment l'épiploon gastro-hépatique et le grand épiploon, qu'on a préféré réunir ensemble toutes ces lésions. Sur 271 cas de cancer de l'estomac, ces différents tissus ont été envahis 25 fois et demie sur cent (plus d'un quart).

Les poumons nous ont paru atteints environ 1 fois sur 12 ou 8 fois et $\frac{1}{6}$e 0/0 du nombre total des cas. Ce calcul est fondé sur 35 observations d'une part, et 431 de l'autre.

En présentant ces chiffres, il est indispensable de parler de quelques faits qui diminuent singulièrement leur valeur.

1. Sans doute, il se peut que, dans quelques-uns de ces cas, le cancer hépatique ait succédé au cancer viscéral, et qu'il résulte, par exemple, du transport par la veine porte de cellules cancéreuses venues des ganglions mésentériques. Mais, sans préjuger la question d'origine, il vaut mieux, au point de vue du diagnostic, supposer que la lésion du foie s'est montrée la première.

Et d'abord, dans les observations auxquelles ces chiffres correspondent, on a omis d'indiquer une lésion pulmonaire qui, sous forme de pleurésie ou de pneumonie, ou de ces deux maladies à la fois, accompagne si souvent un cancer de l'estomac, qu'il est impossible de nier le rapport de ces maladies avec l'affection primitive. Les poumons présentent, dans un point de leur tissu, en général dans les lobes inférieurs, et plus fréquemment, selon moi, dans le poumon gauche que dans le droit, une sorte d'hépatisation d'un gris rougeâtre, laquelle s'étend généralement au feuillet de la plèvre, et détermine des adhérences. Entre ces tissus ainsi réunis, il existe une petite quantité de lymphe assez peu résistante, une matière caséiforme, plutôt que fibreuse. Dans la cavité pleurale elle-même, on trouve souvent une certaine quantité de sérosité, mais dont la plus grande partie a été évidemment épanchée pendant l'agonie, ou après la mort : épanchement dont la pleuro-pneumonie semble être la cause.

Une autre complication plus commune encore du cancer de l'estomac résulte de la coïncidence du « tubercule » avec la maladie primitive, coïncidence assez fréquente pour donner lieu de penser que les tubercules doivent être mis sur la même ligne que la complication dont nous venons de parler. Il est d'autant plus important d'examiner avec soin les faits qui donnent lieu à ces suppositions, qu'ils sont en rapport intime avec la pathologie générale du cancer et du tubercule. Et même, en limitant cet examen à la maladie qui nous occupe en ce moment, nous pouvons, je pense, relever quelques erreurs dans les faits, qui servent de base aux doctrines actuelles, touchant ces eux diathèses.

Les opinions les plus opposées ont été professées au sujet de ces deux affections. Ainsi Rokitansky les a longtemps considérées comme incompatibles. Cependant dans de nombreuses autopsies de cancéreux, on a rencontré assez souvent des tubercules dans les poumons ou dans d'autres organes, pour permettre d'appliquer aux individus les formules que le Dr Christison[1] appliquait aux familles, à savoir : que « les maladies malignes appartiennent à la constitution scrofuleuse »; et que « la phthisie dans le jeune âge, et la maladie maligne à un âge plus avancé, s'observent fréquemment dans la même famille ». En un mot, il semble que non-seulement ces deux maladies attaquent des constitutions et des tempéraments semblables, mais qu'elles sont susceptibles de se substituer l'une à l'autre chez le même individu. Parfois même les lésions propres à chacune d'elles, observées dans la même autopsie, démontrent une singulière coïncidence, si ce n'est une liaison plus étroite, dans ce double travail morbide.

Mais, quant aux rapports du cancer et du tubercule, l'examen attentif des lésions de la maladie qui nous occupe maintenant, semble en faveur de l'opinion de Rokitansky. Parlons d'abord de la simple présence du cancer et du tubercule chez le même individu. La gravité relative des deux maladies, et les âges très-différents auxquels elles se montrent, suffisent, en dehors de toute autre circonstance, à expliquer pourquoi le cancer paraît après le tubercule, mais jamais le tubercule après le cancer. La présence si fréquente de dépôts tuberculeux anciens, dans les poumons d'individus morts de cancer, est un fait incapable d'établir aucune rela-

1. *Suggestions to Medical Referees of Standard Life Assurance Company*, pp 11, 12. Edinburgh, 1852.

tion essentielle entre les deux maladies, et qui ne détruit en rien l'opinion de Rokitansky. Si les différents observateurs ne sont pas entièrement d'accord sur la fréquence des tubercules, trouvés dans les autopsies d'individus ayant succombé à une maladie quelconque, il n'est pas douteux que le chiffre moyen qui exprime cette fréquence (50 0/0), soit bien supérieur à celui qui indique la fréquence des tubercules coïncidant avec le cancer. Aussi, tout ce que nous avons le droit d'en inférer, c'est que les productions tuberculeuses, datant des premières périodes de la vie, ne sont point un obstacle à l'apparition du cancer dans un âge plus avancé : proposition qui n'est pas contestable.

Sans doute on pourrait dire que l'altération du sang, qui a donné naissance aux tubercules, peut quelquefois persister au delà du terme de l'activité de cette formation, et qu'on ne peut nier, en certains cas, la coexistence des cachexies cancéreuse et tuberculeuse.

Il est difficile de réfuter des assertions aussi vagues ; mais l'étude histologique du cancer de l'estomac et de ses complications nous permet de dire que dans le plus grand nombre des cas, ces prétendus dépôts tuberculeux qui accompagnent le cancer de l'estomac, ne sont en réalité que des dépôts cancéreux, lésions secondaires en rapport avec la maladie principale. Ainsi, il y a des cas de cancer secondaire des poumons, qui ressemblent exactement au tubercule ordinaire, non-seulement dans les premiers temps de sa formation, mais même au commencement de sa période de suppuration et de ramollissement. Dans la plupart des cas où le cancer secondaire envahit le poumon, on trouve un tissu dense, cartilagineux, analogue au squirrhe, ou une substance encore assez ferme, blanche, solide, qu'on ne peut en aucun cas confondre avec le tubercule miliaire ou avec le tubercule cru. Parfois le dépôt cancéreux subit un travail de ramollissement et de suppuration, qui ne permet plus de le distinguer, dans certaines de ces petites granulations sphériques, du tubercule qui a subi les mêmes transformations. Le microscope lui-même ne suffit pas à juger la question. En général, la masse médullaire dont se composent ces cancers secondaires, est formée presque exclusivement de cytoblastes, ou petites cellules qui parfois distendent les tubes pulmonaires : alors il n'y a pas d'hésitation possible. Au contraire, dans le tubercule nous trouvons, outre les produits caractéristiques que renferment les cellules elles-mêmes, une quantité considérable de matière amorphe, qui révèle la nature du tubercule. Mais quelquefois ces éléments eux-mêmes nous font complétement défaut. Le travail de ramollissement détruit la structure du cancer à ce point, qu'il ne reste dans les lobules pulmonaires qu'un très-petit nombre de cellules cancéreuses, qu'on peut facilement confondre avec l'épithélium, si abondant dans le tubercule cru de récente formation. Cette ressemblance est si parfaite, que des cellules isolées embarrasseraient fort l'histologiste le plus habile. En un mot, avouons qu'il y a des cas où le microscope nous fait supposer la nature cancéreuse d'une production qui, à première vue, paraissait être un tubercule ; mais la question ne peut être jugée qu'en tenant compte des symptômes, de la marche de la maladie et des lésions observées dans d'autres parties du corps[1].

1. Mes recherches cliniques m'autorisent à affirmer que ces dépôts de cancers secondaires des poumons sont susceptibles de se ramollir et de suppurer, bien plus, pour compléter leur ressemblance avec le tubercule, ils peuvent être entraînés par l'expectoration, de façon à former de petites cavités. Quant à la rareté de ce fait, elle s'explique par la nécessité de la coïncidence peu fréquente d'une lésion primaire et d'une lésion secondaire. (Voyez « *Transactions of the Pathological Society,* » vol. VII, p. 70.)

Nous pouvons encore remarquer que Rokitansky [1] mentionne une variété de « tubercule (croupy tubercle) du poumon, qui se montre pendant la période d'inflammation et de suppuration du cancer, sorte de dégénérescence cancéreuse du tissu fibreux, et qui présente une teinte blanchâtre, une consistance molle ; cette substance visqueuse se transforme en un pus crémeux ». Je reconnais l'exactitude de cette description, mais je me hâte d'ajouter que, malgré toutes ces apparences, il ne s'agit pas de tubercule, et, pour moi, il n'y a là rien autre chose qu'un dépôt de cancer secondaire dans le poumon, dépôt constitué par un amas de cellules. En effet, dans les cas les plus tranchés, les différents dépôts de cette nature peuvent présenter dans le même poumon tous les degrés de la lésion : les plus petits noyaux sont blancs, très-denses, ou même semi-cartilagineux ; les plus gros simplement ramollis à leur centre ou tout à fait dissous ; quelques-uns même se sont vidés dans la bronche voisine. Bien qu'il soit possible de supposer que l'accès de l'air favorise ici la suppuration de cette variété de cancer secondaire, beaucoup plus que dans tout autre organe, cependant la cause la plus immédiate et la plus active du ramollissement se trouve dans la destruction du tissu pulmonaire, dont la nutrition devient impossible au milieu des cellules de nouvelle formation qui l'enveloppent [2].

Je n'ai point à décider ce qu'il y a de nouveau ou de vrai dans cette hypothèse ; mais je crois qu'on en trouvera la confirmation dans des recherches ultérieures. Si on étudie

1. *Op. cit.*, p. 70.

2 Dans cette comparaison du tubercule et du cancer secondaire du poumon, j'ai évité avec intention le terme « infarctus », bien que, dès le début de ces deux sortes de dégénérescence, cette dénomination semble applicable.

avec soin l'état du poumon dans une série de cas de cancer de l'estomac, il faudra admettre l'une ou l'autre alternative : ou reconnaître avec Rokitansky que les deux maladies sont exclusives l'une de l'autre, ou bien (ce qui est une conclusion non moins étrange), qu'il existe entre elles un rapport intime de cause à effet, qui n'a jamais été soupçonné. La coïncidence de ces deux maladies est trop fréquente pour ne pas nous imposer l'une ou l'autre de ces explications.

On sait que ces dépôts de cancer secondaire du poumon peuvent subir une transformation ; a savoir : une véritable régression. Les cellules se dessèchent et, passant par tous les degrés de la solidification, la tumeur ne présente plus qu'une masse crétacée, ressemblant, à s'y méprendre, aux dépôts calcaires, que laissent les tubercules dans le tissu pulmonaire. Mais je ne puis établir par des chiffres la fréquence de cette transformation, non plus que celle de la pleuro-pneumonie et du cancer ramolli dont j'ai parlé plus haut.

En terminant sur ce point, je veux qu'il soit bien établi, que si je recommande d'accepter avec prudence les données du microscope, je ne veux en rien déprécier ce moyen d'investigation ; mais, au contraire, donner plus de valeur aux résultats qu'il fournit, en écartant toute cause d'erreur. Si jamais l'affection, jusqu'ici considérée comme une entité morbide, sous le nom de tuberculisation pulmonaire, doit, ce qui n'est pas improbable, être divisée en plusieurs maladies distinctes, l'observation clinique contribuera à ce résultat, au moins autant que l'anatomie pathologique.

Les autres organes, où se forment les dépôts secondaires

du cancer de l'estomac, méritent à peine d'être mentionnés. L'intestin a été atteint 7 fois sur 431 ; 2 fois la lésion s'est montrée dans l'intestin grêle, 2 fois dans le côlon et 3 fois dans le rectum. L'ovaire a été envahi 6 fois ; 3 fois l'utérus, la rate et le pancréas ; 2 fois le rein, la vessie et les côtes ; et enfin les organes suivants ont été atteints chacun 1 fois : les vertèbres (la quatrième lombaire), le sternum, l'humérus, la capsule surrénale, le canal thoracique, la vésicule séminale, le diaphragme [1] et le péricarde. Plus rarement on a trouvé la veine porte obstruée par une masse cancéreuse ; ce phénomène, qui s'est produit dans trois ou quatre cas où le foie était envahi, avait déterminé, bien entendu, une ascite considérable.

Nous allons passer rapidement en revue les autres phénomènes pathologiques produits par le cancer de l'estomac, suivant l'ordre de leur apparition.

L'*obstruction* produite par l'épaississement des parois de l'estomac atteint de cancer, peut déterminer à différents degrés les phénomènes suivants : 1° l'hypertrophie de la tunique musculaire ; 2° la dilatation, et 3° le rétrécissement de la cavité de l'organe.

L'*hypertrophie* réelle mérite ce nom, car elle résulte d'une nutrition exagérée, et d'une prolifération de fibres-cellules des muscles. Souvent ce sont là toutes les modifications que présente l'organe. La cavité de l'estomac étant diminuée par la tumeur, un plus grand effort est nécessaire pour la progression des matières qu'il contient, et amène un développement exagéré de la tunique musculaire, qui

1. En dehors de toute extension de la lésion primitive, extension très-fréquente, qui se rencontre, suivant Dittrich, 22 fois sur 160.

n'en conserve pas moins sa texture. Les faisceaux aréolaires paraissent bien un peu plus distincts et plus volumineux, mais leur dimension et leur force, eu égard au tissu réellement contractile, restent sans altération. Les fibres elles-mêmes sont peut-être un peu plus rouges et un peu plus foncées que d'ordinaire, mais cette modification peut tenir en partie au volume de leurs faisceaux.

Cette hypertrophie ressemble beaucoup à celle que l'on observe souvent dans la tunique musculaire, au voisinage de la cicatrice de l'ulcère simple de l'estomac. Comme dans ce dernier cas, elle peut envahir plus ou moins l'organe. En général, elle est limitée aux environs de la région pylorique, où siége de préférence le dépôt cancéreux.

Les conditions dans lesquelles se produit l'hypertrophie expliquent tantôt la présence, tantôt l'absence de cette lésion. Dans les variétés de cancer mou, et dans les tumeurs à marche rapide, l'hypertrophie est mal caractérisée, ou même elle fait complétement défaut. Dans les cas où il n'y a pas de ligne de démarcation bien nette entre la partie malade et la partie saine de l'estomac, l'hypertrophie est souvent bien peu accusée, ou elle s'accompagne d'un tel épaississement du tissu aréolaire qui enveloppe les fibres musculaires, qu'il est impossible de distinguer à l'œil nu si le changement de volume et de couleur de ces parties, est dû à la simple hypertrophie, ou à l'extension de l'affection cancéreuse. En un mot, on ne trouve guère une hypertrophie bien marquée que dans les cas de tumeur dure, se développant lentement, et présentant sur la limite de la tunique musculaire épaissie un relief caractéristique[1].

1. A propos de ces différents points, voyez les remarques sur l'hypertrophie, dans le Chapitre suivant.

La *dilatation* accompagne en général l'hypertrophie dont nous venons de parler. Lorsque ces modifications n'existent qu'à un faible degré, il est difficile de les constater, pour des raisons données ailleurs [1]. Mais il est probable que, dans la majorité des cas de cancer de l'estomac, on trouve la dilatation et l'hypertrophie combinées. Pourtant, selon moi, le chiffre indiqué par Lebert (1 sur 5) de cas de « dilatation notable », me semble devoir être réduit, en raison de la capacité très-variable de l'estomac, sur laquelle les anatomistes sont loin d'être d'accord. Dans les faits que j'ai observés, je n'arriverais à ce chiffre qu'en y comprenant tous les cas où l'organe ne dépassait guère les dimensions que lui donne un repas abondant, chez un individu en bonne santé. Au delà de ce degré, je n'ai constaté la dilatation que 13 fois sur 214 cas; environ 6 $\frac{2}{5}$ pour cent. Toujours le pylore était le siége de la tumeur. Et même dans ces circonstances, je crois que le cancer de l'estomac produit une dilatation, qui n'atteint presque jamais celle que l'on observe, comme résultat de la contraction de la cicatrice, dans l'ulcère du pylore [2].

La *contraction*, que l'on rencontre quelquefois dans le cancer de l'estomac, s'accompagne rarement d'une véritable hypertrophie de la tunique musculaire. Elle se pré-

1. *Voyez* les Chapitres II et V.

2 L'exactitude de cette observation semble au premier abord infirmée par ce fait que j'ai reconnu depuis, et d'après lequel une dilatation considérable se rencontrerait avec une fréquence égale dans le cancer et dans l'ulcère de l'estomac. Mais cette différence tient aux cas de cancer bien plus nombreux que j'ai pu observer en ville, à mesure que ma pratique s'est étendue (l'ulcère de l'estomac étant bien plus rare dans la clientèle qu'à l'hôpital). Le *maximum* de la dilatation me paraît appartenir encore aux cas d'ulcère de l'estomac (*seconde édition*).

sente sous deux formes, qui se produisent d'une manière différente, et qui correspondent chacune à une maladie différente de l'estomac (*voyez* chapitre V). Parfois la contraction résulte d'un phénomène pathologique spécial : une rétraction lente de la masse squirrheuse qui occupe une portion considérable de la paroi de l'estomac, amenant le resserrement, la diminution de la cavité, de la même façon que les tissus atteints de cirrhose se contractent pour ratatiner l'organe, dont ils ont envahi toute la substance. D'autres fois, lorsque la tumeur siége à l'orifice cardiaque de l'estomac, la contraction (comme dans le cas où l'ulcère fait le tour de cette ouverture) tient à la régurgitation continuelle qui résulte de cette occlusion : les aliments ne s'accumulant plus dans l'organe, celui-ci cesse de présenter ses dimensions normales. Cette contraction est temporaire, et par la dilatation artificielle, l'estomac peut reprendre sa capacité primitive. On trouve dans certains cas la combinaison de ces deux formes de contraction.

Au point de vue de la fréquence, la contraction exagérée est beaucoup moins commune que la dilatation. Parmi les 214 cas observés, il n'y a que 3 exemples de contraction : deux fois la contraction devait être attribuée au siége de la tumeur au cardia ; dans l'autre cas, à la rétraction d'une tumeur squirrheuse. occupant la presque totalité de l'estomac.

Nous avons déjà parlé de l'*ulcération* du cancer, tant au point de vue des modifications locales qui la précèdent, que de la suppuration et de la formation de l'eschare. Nous n'avons pas à y insister davantage. Nous savons, du reste, d'après la marche caractéristique du cancer, que cette ulcération ne s'arrête et ne se répare jamais. En règle générale, la mort survient avant qu'une notable portion de la membrane muqueuse gastrique ait été détruite par les progrès de l'ulcération.

Les *suites* de l'ulcération cancéreuse présentent avec celles de l'ulcère de l'estomac un remarquable contraste. Sur 507 cas de cancer de l'estomac, la *perforation* a eu lieu 21 fois : perforation suivie de péritonite, terminée rapidement par la mort. Cependant, 4 fois, les matières contenues dans l'organe perforé ne tombèrent pas dans la grande cavité de l'abdomen, mais dans une poche intermédiaire correspondant au sac formé par l'épiploon, où elles furent parfaitement retenues par les adhérences des organes voisins. Sur 10 sujets, la perforation n'était qu'imminente; jusqu'à la mort, l'estomac n'avait laissé échapper que goutte à goutte les matières qu'il contenait, suintement qui expliquait la péritonite suppurée, et la mort.

Quant aux *communications fistuleuses*, nous avons vu un cas, dans lequel une ouverture anomale de cette espèce joignait l'estomac atteint de cancer à la paroi antérieure de l'abdomen; une autre fois, la communication s'était établie entre l'estomac et le jéjunum; et 11 fois le côlon transverse se reliait à l'estomac par une fistule qui, dans deux cas, présentait une cavité intermédiaire, entièrement formée de tissu cancéreux.

Tous ces faits présentent un contraste frappant avec les phénomènes analogues du cancer de l'estomac. Ainsi, dans le cancer, la fréquence de la perforation n'est plus que la moitié ou le tiers de ce qu'elle est dans l'ulcère, de 4 à 6 0/0 au lieu de 13. D'autre part, la communication fistuleuse entre l'estomac et le côlon est bien autrement fréquente; je ne puis préciser exactement; mais assurément cette proportion est de 6 à 10 fois plus grande que dans l'ulcère.

La raison de ce contraste se trouve dans les conditions spéciales de la marche du cancer de l'estomac. La même tumeur présente à la fois des points où le dépôt se forme, d'autres où il se ramollit, d'autres où il y a ulcération. Aussi, tandis que la masse cancéreuse diminue de volume par les eschares qui se détachent continuellement du côté de l'estomac, elle prend sur sa face péritonéale un accroissement rapide, qui compense ces pertes. Voilà comment, même après un long travail d'ulcération, la tumeur, placée entre la cavité stomacale et le péritoine, peut conserver à peu près la même épaisseur. Faut-il voir un travail analogue dans le fait du dépôt de lymphe, qui se forme autour et sur les bords de l'ulcère de l'estomac? Assurément non; c'est ce dépôt qui, par son siége et sa quantité, prévient ou favorise la perforation dans l'ulcère. Bien souvent l'abondance de cette lymphe, dans l'ulcère de la face postérieure de l'estomac, empêche pendant longtemps la perforation de se produire : résultat heureux que ne peut jamais avoir l'accroissement de la masse cancéreuse. Sans doute, cette masse peut bien former une barrière momentanée entre la cavité stomacale et l'abdomen. Mais c'est là une ressource sur laquelle il ne faudra pas longtemps compter, car le ramollissement et l'ulcération, qui se sont déjà produits dans les tissus voisins, ne tarderont pas à envahir et à détruire cette masse nouvelle.

Aussi, le siége du cancer n'a-t-il plus sur la perforation la même influence que nous avons notée dans l'ulcère de l'estomac. C'est à sa face postérieure et diaphragmatique, que l'estomac cancéreux présente le plus tôt et le plus fréquemment des adhérences : eh bien ! c'est précisément en ce point (où l'ulcère pourrait se produire avec le moins de danger), que nous trouvons le plus souvent la perforation déterminée par le cancer.

Dans ces deux maladies de l'estomac, la perforation n'entraîne plus, en tant que phénomène pathologique, l'idée de ce cortége de symptômes caractéristiques et d'une extrême gravité, que comporte d'ordinaire cet accident. Dans l'ulcère, la perforation réelle des tuniques de l'estomac existe souvent des mois ou des années, avant qu'un nouveau travail d'ulcération détruise le tissu cicatriciel, dont la présence a conjuré tout accident. De même, dans le cancer, la portion de l'organe qui correspond à la tumeur est souvent détruite depuis longtemps, avant que la destruction du dépôt consécutif établisse une communication entre l'estomac et l'abdomen. Mais il est parfois impossible de déterminer ce qui subsiste des tissus primitifs de l'organe. Ce que nous avons dit explique la fréquence en apparence plus grande de la perforation partielle dans le cancer, bien que cet accident ne puisse en aucune façon être comparé, à ce point de vue, avec ce qui se passe dans l'ulcère. Enfin, nous ne devons pas omettre de comparer dans ces deux maladies l'époque où se produit la terminaison fatale, et les conditions qui l'amènent. On peut dire que beaucoup plus de cas de cancer de l'estomac se termineraient par la perforation, si la mort ne venait frapper les malades, avant que la lésion locale eût atteint la période de son développement où cet accident peut se produire [1].

[1] Ainsi, si l'on peut considérer l'établissement d'une communication entre l'utérus cancéreux et la vessie ou le rectum, comme un fait analogue à la perforation qui fait communiquer l'estomac cancéreux avec la cavité périto-

Il est difficile de trouver une raison plausible de la fréquence relative de la communication fistuleuse entre l'estomac cancéreux et le côlon. Evidemment les rapports de cet intestin avec l'estomac sont une circonstance dont il faut tenir compte. Mais quand on considère que cette variété de perforation est aussi fréquente que toutes les autres réunies, il faut bien admettre que quelque condition spéciale détermine la formation ou la destruction de la tumeur cancéreuse, là où elle est en rapport avec le côlon, plutôt que dans les points où elle avoisine d'autres organes. Peut-être faut-il accuser la minceur des parois de l'intestin, organe beaucoup plus facilement pénétrable, pour cette raison, que tous les autres viscères en rapport avec l'estomac.

L'*hémorrhagie* qui accompagne le cancer ne présente pas, dans quelques-unes de ses variétés, un moindre contraste avec l'hémorrhagie de l'ulcère. En général, elle est consécutive à l'ulcération, bien qu'elle puisse être déterminée plus tôt par une simple congestion active ou passive, sorte d'hémorrhagie qui, pour des raisons évidentes, semble devoir être beaucoup plus fréquente dans le cancer que dans l'ulcère. Il est presque impossible de déterminer exactement la fréquence de l'hémorrhagie modérée dans l'une ou l'autre maladie; mais les hémorrhagies considérables, résultant de la lésion d'une artère volumineuse, semblent beaucoup plus rares dans le cancer que dans l'ulcère. Sur 374 cas, nous n'avons trouvé que 4 fois cette hémorrhagie, c'est-à-dire environ 1 0/0, ou un cinquième des cas d'hé-

néale, il est intéressant de noter que sur un nombre égal de cas de cancer de l'estomac et de cancer de l'utérus, la perforation est de 2 à 4 fois plus fréquente dans l'utérus que dans l'estomac

morrhagies abondantes observés dans l'ulcère. Comme on pouvait le prévoir d'après le siége ordinaire du cancer, toutes ces hémorrhagies semblent avoir été produites par des lésions de l'artère pylorique supérieure.

Quant à la transformation complète de la masse cancéreuse en une substance crétacée, je ne l'ai rencontrée qu'une fois sur les 214 cas que j'ai réunis. Il s'agissait d'une femme de trente ans, atteinte de cancer colloïde du pylore, et chez laquelle le foie était envahi par le cancer médullaire. Dittrich mentionne aussi un cas de même nature[1]. Ces deux observations suffisent pour modifier l'opinion de Rokitansky, à savoir « que le cancer dur, fibreux, est seul susceptible de ce mode de terminaison »; mais en même temps nous devons avouer que c'est là un fait excessivement rare dans la maladie qui nous occupe.

Que dire de la *guérison* du cancer ? L'anatomie pathologique fournit-elle quelques raisons de revenir sur le pronostic funeste que nous impose l'expérience clinique ? Dans tous les cas que j'ai examinés jusqu'ici, je me suis assuré que les cicatrices, qu'on aurait pu prendre pour des cancers guéris, étaient exactement semblables aux cicatrices de l'ulcère ordinaire. Bien entendu, ce que je viens de dire laisse toute leur valeur aux observations des auteurs, qui ont trouvé des cicatrices sur un dépôt squirrheux; mais il se peut que dans quelques-uns de ces cas, des dépôts squirrheux se soient formés sur des cicatrices d'ulcères simples. Dans les autres, ne peut-il se faire que l'on ait pris les cellules fusiformes et les fibres de ces cicatrices pour celles du squirrhe : erreur qu'il est souvent impossible d'éviter,

1. *Loc. cit.*, p. 15.

à cause de la ressemblance parfaite de ces éléments? Ce qui est certain, c'est que jamais ou presque jamais (ce qu'il eût été indispensable d'avoir pour éclairer un point si important) nous ne possédons, à côté de la lésion, la relation des symptômes observés durant la vie et qui devaient en être rapprochés. Enfin, il ne me paraît pas prudent d'accepter (comme le fait Lebert) un terme aussi équivoque que celui-ci : « cicatrice d'ulcères cancéreux », surtout en considérant que ce pathologiste, malgré ses nombreuses recherches, a été dans l'impossibilité de faire le tableau d'une maladie aussi commune que l'ulcère de l'estomac, d'après des faits tirés de sa propre expérience [1].

L'*étiologie* du cancer de l'estomac a si peu de rapport avec les symptômes fournis par la maladie, que je me bornerai à résumer les circonstances, qui, par leur valeur et leur fréquence, semblent plus particulièrement de nature à jouer le rôle de causes. L'hypothèse la plus admissible (du moins la plus simple) tendrait à attribuer la maladie à une cause qui est elle-même la résultante de deux éléments au moins : la maladie et son siége; le cancer et l'estomac qu'il envahit.

Quant au premier de ces deux éléments, il n'y a pas de faits qui nous donnent le droit de supposer que la maladie (humorale ou non) présente aucune modification spéciale dans l'estomac. Tout au moins, les circonstances d'âge, de sexe, etc., que nous avons notées, sont peu en faveur de cette supposition.

Nous devons surtout étudier les faits observés, pour

1 *Loc. cit*, p. 526.

nous rendre compte de cette sorte d'élection, en vertu de laquelle le cancer envahit l'estomac.

Nous avons vu que, dans la grande majorité des cas, la maladie attaque l'estomac de préférence, et que, dans cet organe, c'est l'orifice cardiaque et l'orifice pylorique, et surtout ce dernier, qui sont plus particulièrement atteints. Le siége de l'affection, dès les périodes les plus rapprochées de l'invasion, montre bien nettement qu'il ne faut pas chercher la cause du cancer dans les effets mécaniques ou chimiques des aliments, dans les modifications de l'appareil sécrétoire de l'organe, ni dans une lésion de la muqueuse ou des tissus immédiatement sous-jacents. En un mot, pratiquement, on doit admettre que le dépôt est situé dans le tissu aréolaire sous-muqueux de l'estomac, à quelque distance de la couche prolifère de la surface gastrique; en général, il est assez voisin du tissu connectif qui enveloppe les faisceaux de fibres lisses, pour qu'il les envahisse bien longtemps avant d'atteindre la membrane muqueuse.

Si on excepte le rectum, l'œsophage et l'utérus, l'estomac est l'organe qui présente la masse la plus considérable de tissu musculaire à fibres lisses. Les fonctions de l'estomac exigent une contractilité plus grande que dans les trois autres organes que je viens de nommer: car elles impliquent un mouvement constant et prolongé, au lieu de cette contraction intermittente et courte, qui peut suffire à la progression du contenu de ces organes. Nous pouvons nous rendre compte de l'énergie et de la durée du mouvement dans ce viscère, en songeant que, pendant six heures sur vingt-quatre, l'estomac se contracte activement sur les matières qu'il renferme et qu'il fait progresser: mouvement qui, pendant une grande partie de ce temps, oblitère la cavité de la moitié pylorique de l'organe, toutes les deux ou trois minutes[1]. Aussi sommes-nous en droit de supposer que la tunique musculaire de l'estomac présente une nutrition très-énergique, et est le siége de phénomènes d'assimilation et de désassimilation beaucoup plus actifs, que ceux qui se produisent dans les autres organes que nous avons pris pour termes de comparaison.

Si des recherches ultérieures établissaient que la maladie débute dans les cellules mêmes des fibres lisses, ou (ce qui est plus probable) qu'elle se développe exactement dans le même point dans ces quatre organes : l'estomac, l'utérus, l'œsophage et le rectum, les conjectures ci-dessus exposées prendraient une grande valeur. Dans tous les cas, nous devons nous rappeler que le tissu aréolaire, qui enveloppe et qui pénètre une masse musculaire, prend nécessairement part aux mouvements mécaniques exécutés par cette masse (et souvent même subit des déplacements plus soudains et plus violents que les fibres contractiles elles-mêmes) : aussi devient-il alors le siége d'une nutrition bien plus active, que celle de ce même tissu dans d'autres organes.

C'est par l'activité plus développée de la région pylorique de l'estomac, et par les fonctions du cardia et du pylore, aux extrémités opposées de l'organe, que s'explique la fréquence avec laquelle ces deux points sont atteints par le cancer. Que la structure spéciale du tissu musculaire, qui entre dans la composition de l'organe, favorise par une évolution permanente de cellules la production d'une maladie dont les caractères microscopiques sont si peu différents de

1. *Voyez*, p. 16

l'état normal, c'est une question qu'il nous est impossible de décider, dans l'état actuel de nos connaissances.

Cependant, l'hypothèse que nous avons mise en avant présente, il faut bien l'avouer, certains côtés attaquables. Ainsi, il se peut que la cause, qui fait que tel ou tel organe est plus particulièrement atteint de cancer, soit différente pour chacun de ces organes ; mais alors comment expliquer la fréquence du cancer de l'utérus et du sein ? Dans l'utérus, il est vrai, on peut supposer que cette dégénérescence se lie à cette remarquable rapidité, avec laquelle le tissu musculaire de l'organe se renouvelle de temps en temps. Peut-être encore, à l'époque de la vie où se produit la maladie, la nutrition prend-elle une activité exagérée ? Mais comment expliquer le cancer du sein, si ce n'est par le déplacement de cette même activité ? A part l'influence fort équivoque d'une violence mécanique sur la production du cancer des organes superficiels, et l'effet plus certain de l'irritation de la peau sur le cancer des lèvres ou du scrotum, où trouver un rapport entre les causes qui déterminent le cancer de l'estomac et le cancer du sein ? La proposition que nous avons hasardée, quant au cancer de l'estomac, reste donc à démontrer; les faits qui semblent pouvoir être invoqués à l'appui demandent à être examinés avec soin, et il faut reconnaître que des raisons très-sérieuses s'opposent à ce que cette opinion puisse être admise dès à présent.

## TRAITEMENT.

Le traitement du cancer de l'estomac ne mérite qu'une courte mention. Non pas seulement parce que nous avons peu d'espoir qu'il conduise à la guérison du malade ; car, apaiser des souffrances que nous ne pouvons empêcher, et retarder une mort inévitable : tels sont trop souvent les seuls résultats heureux de l'art médical dans cette terrible maladie. Mais ce qui constitue l'infériorité de la thérapeutique du cancer de l'estomac, c'est que les phases par lesquelles la maladie marche vers sa terminaison fatale, ne nous présentent que des phénomènes morbides tout à fait secondaires, et trop peu en rapport avec la lésion elle-même, pour qu'on puisse en formuler le traitement général.

Aussi vais-je me borner à indiquer les principes qui doivent diriger la thérapeutique ; je renverrai, pour l'application de ces principes, à ce que j'ai déjà dit dans les chapitres II et III.

Si je consulte ma propre expérience, je dois déclarer qu'une alimentation bien dirigée m'a rendu plus de services que toutes les drogues de la pharmacie. Toutefois, mes observations portent surtout sur des malades de l'hôpital, chez lesquels la charité est venue mettre un terme à la misère : condition si éminemment favorable au développement de l'affection cancéreuse. Je ne crois pas pouvoir être taxé d'exagération, en affirmant que plus d'une fois, aussi sûrement que j'ai vu la vaccination reproduire le cow-pox, j'ai observé les effets terribles des privations de la misère sur le cancer de l'estomac, dont elles réveillaient la fatale activité ; puis la maladie ayant en quelques semaines parcouru toutes ses périodes, l'autopsie a démontré que la tumeur avait dû exister là à l'état latent, pendant des mois, des années, bien que le malade eût paru jouir de la plus parfaite santé. Et même, dans un cas de ce genre, j'ai vu le malade se relever de l'état de prostration où il était, sous l'heureuse influence du bien-être matériel qu'il trouvait à l'hôpital, c'est-à-dire de l'air, de la lumière, de la chaleur, et d'une alimentation convenable sous le rapport de la qualité et de la quantité.

Peut-être faut-il parfois interpréter autrement l'amélioration si évidente produite par l'alimentation? Ainsi qu'on le verra dans le chapitre suivant, l'hypertrophie de la tunique musculeuse de l'estomac est un de ces moyens, par lesquels la nature triomphe partiellement et temporairement de l'obstacle résultant de la présence du cancer dans l'estomac. Or, comme, d'une part, la nutrition de tout organe est subordonnée à la nutrition du corps tout entier, et comme, d'autre part, l'obstruction formée par la tumeur détermine les symptômes observés dans l'estomac, nous pourrons efficacement traiter ces symptômes, dont l'ensemble forme cliniquement la maladie.

Malheureusement, cette alimentation réparatrice indiquée le plus souvent par la nature de la lésion, par l'âge, par l'état du malade, l'estomac est incapable de la recevoir. D'autres fois, l'appétit fait complétement défaut, et c'est là un des phénomènes ordinaires de la maladie. La douleur, la distension de l'estomac, le vomissement à une époque plus avancée, sont des symptômes encore moins susceptibles d'être heureusement combattus par le médecin. Varier les aliments, en choisissant ceux qui sont le plus nourrissants, ceux qui paraissent devoir être le mieux supportés par le malade, prescrire des repas fréquents et très-légers, administrer l'opium (surtout quand l'estomac ne pourra supporter aucun stimulant), voilà souvent tout ce que nous pouvons faire. Inutile de dire que la diarrhée, la constipation, la douleur excessive réclameront l'usage d'une médication appropriée.

Mais sur tous ces points, le traitement du cancer de l'estomac ne diffère pas du traitement de l'ulcère de cet organe. Nous avons vu que dans les dernières périodes (quelquefois même dans un état moins avancé), la surface de la tumeur cancéreuse présente des ulcérations qui expliquent l'identité des indications, dans le traitement de ces deux maladies. Aussi puis-je renvoyer au chapitre précédent, où j'ai indiqué les moyens curatifs à employer contre l'ulcère, me bornant à dire que, dans le cas de cancer, le vin et les autres toniques reconstituants peuvent être donnés plus libéralement et avec plus d'avantage.

Le *pronostic* ne varie que quant à l'époque où se produit lá terminaison fatale ; cclle-ci peut être hâtée par l'intensité et la continuité de la douleur, par des vomissements répétés, par des hémorrhagies abondantes, par la rapidité avec laquelle se développe la tumeur, par des dépôts de cancer secondaire dans divers points de l'organisme, et par une foule d'autres circonstances de ce genre. Si l'œdéme, l'amaigrissement, la prostration ou le délire constituent souvent des symptômes, qui font prévoir la terminaison funeste ; l'impossibilité de nourrir le malade ne présente pas moins de danger, et peut entraîner en quelques jours la mort chez un sujet encore jeune et qui avait résisté jusque-là, même quand l'absence des symptômes et des complications ci-dessus aurait pu nous permettre d'espérer que la maladie durerait encore plusieurs mois, si elle suivait sa marche ordinaire. Cette règle de diagnostic est loin d'être aussi simple dans la pratique, où il est tellement difficile d'apprécier la quantité de nourriture réellement prise par le malade, et surtout de savoir ce que l'estomac conservera, en fin de compte, des aliments qu'on lui a donnés.

# CHAPITRE V.

INFLAMMATION CIRRHOTIQUE, OU « LINITIS » PLASTIQUE DE L'ESTOMAC — « LINITIS » PHLEGMONEUSE — TUMEURS — HYPERTROPHIE — ATROPHIE — DILATATION, PAR OBSTRUCTION, DESTRUCTION, LÉSION, PARALYSIE — INFLAMMATION SECONDAIRE.

Je vais essayer de résumer les principaux traits de plusieurs maladies de l'estomac dans ce chapitre. Je dois déclarer tout d'abord que ces maladies ne sont pas aussi exceptionnelles qu'on pourrait le croire. Les plus rares d'entre elles ne sont pas, à mon avis, des variétés ou des exagérations d'autres maladies; elles constituent au contraire par elles-mêmes des types et des classes. Non-seulement elles présentent un grand intérêt pathologique; mais encore les observations assez nombreuses que nous possédons, nous fournissent des déductions d'une grande importance pratique dans le traitement des maladies de l'estomac plus communes, avec lesquelles elles ont tant de rapports. J'ajoute que tout ce que je vais dire est fondé sur des faits cliniques ou pathologiques, que j'ai observés. Cette étude jettera, je pense, quelque lumière sur ces maladies, dont quelques-unes sont peut-être moins obscures par elles-mêmes que par les noms qu'elles ont reçus, et les descriptions qui en ont été données.

## INFLAMMATION CIRRHOTIQUE OU « LINITIS » PLASTIQUE.

La première de ces maladies est loin d'être rare; mais l'obscurité de ses symptômes, trop semblables à ceux du cancer, nous oblige à intervertir l'ordre ordinaire de sa description, et à étudier successivement les lésions pathologiques, la nature et le nom de la maladie, avant de parler du diagnostic et du traitement.

Nous nous occuperons d'abord des cas où la lésion se montre sous sa forme typique. On vient de faire l'autopsie d'un sujet qui a succombé à quelque maladie gastrique obscure et prolongée. On observe, dès l'ouverture des parois abdominales, une altération notable de l'estomac. Cet organe, tantôt dilaté, tantôt petit, quelquefois ayant conservé ses dimensions ordinaires, présente une teinte grisâtre et une opacité particulière, qui tiennent a la tunique péritonéale, dont la couleur sombre contraste avec l'aspect clair et brillant qui la caractérise d'ordinaire. En outre, si on enlève l'organe, on remarque une grande augmentation dans son poids et dans sa densité; il est dur, comme cartilagineux au toucher; il ne s'affaisse pas par son propre poids, il résiste même à une notable pression, ou reprend sa première apparence dès que la pression cesse, comme ferait une artère volumineuse ou une bouteille en caoutchouc. Une incision à travers les parois de l'organe montre une augmentation considérable de son épaisseur, qui est six ou huit fois plus grande que dans l'état normal. Malgré cet épaississement de l'organe (dont la paroi plus dense craque sous le scalpel), les différents tissus qui entrent dans la composition de l'estomac, restent toujours parfaitement distincts les uns des autres. Souvent ils sont limités par un tissu plus lâche, tandis que l'épaisseur relative des tuniques aréolaire, musculaire et séreuse se rapproche de celle des tissus normaux; mais la tunique muqueuse est moins altérée, sa trame (*matrix*) a conservé à peu près son épaisseur ordinaire, ou bien elle s'est fondue avec la couche sous-jacente dite « *tunica nervea* », et ses fonctions de sécrétion n'ont pour ainsi dire subi aucune modification. Enfin, l'organe paraît anémique, ce qui contraste avec l'état ordinaire de l'estomac examiné après la mort (voyez chap. II). Cette apparence est plus caractérisée encore dans la plus vasculaire de ses tuniques, dans la membrane muqueuse.

Un examen plus complet permet de constater bien autre chose qu'une augmentation d'épaisseur. Si les tuniques de l'estomac restent reconnaissables, et distinctes l'une de l'autre, ce caractère est loin d'être aussi tranché que dans l'état sain. Muscle, tissu cellulaire, membrane muqueuse, tout a pris un air de ressemblance anomale. Il est évident que tous ces tissus doivent l'augmentation de leur épaisseur à la présence d'une même substance, dont l'infiltration uniforme est un des principaux caractères de la lésion.

Le microscope confirme ces données. La simple dissection montre, dans la masse blanchâtre qui forme la paroi de l'organe, un tissu dur, demi-élastique, presque fibreux, ou du moins ressemblant simgulièrement à la trame, soit des tumeurs fibreuses ordinaires, soit des cicatrices indurées, soit des bords de l'ulcère simple de l'estomac. A l'aide du microscope on trouve, plus ou moins mélangée avec le tissu normal de l'organe, une masse fibreuse à l'état rudimentaire, composée de filaments ondulés moins distincts que ceux de la fibre blanche du tissu aréolaire ordinaire; les vaisseaux y sont plus rares; on n'y voit pas de fibres jaunes ou élastiques, mais çà et là quelques cytoblastes et quelques noyaux. Au point de vue du développement, ces noyaux semblent représenter, dans cette nouvelle formation, les fibres élastiques du tissu normal; quant à leur fonction, on peut conjecturer qu'ils remplacent jusqu'à un certain point les vaisseaux, et qu'ils remplissent dans la nutrition le même rôle que les cellules de cartilage, dans les tendons qui passent sur les os. Quelques-uns de ces noyaux s'allongent jusqu'à former des cellules fusiformes de dimension variable. La direction de ces fibres paraît être très-irrégulière; elles s'enchevêtrent dans tous les sens, sans qu'aucun ordre préside à leur entre-croisement.

Si on examine avec soin les différentes tuniques de l'estomac, on voit qu'elles ne sont pas envahies au même degré par la maladie. L'épaississement est plus notable dans le tissu aréolaire de la « *tunica nervea* » ; si on en fait une section verticale, on la trouve dix ou vingt fois plus épaisse. Le péritoine (ou plutôt le tissu aréolaire sous-séreux) devient quelquefois de sept à huit fois plus épais que dans l'état normal. La tunique musculaire est modifiée dans les mêmes proportions; et la muqueuse est double ou triple de son épaisseur ordinaire. Toutes ces modifications ne sont pas toujours exclusivement dues, comme nous le verrons, à la présence du dépôt qui a envahi ces enveloppes.

Mais ces altérations ne se bornent pas à un simple épaississement; les membranes sont altérées plus profondément.

La *tunique séreuse* est toujours la plus gravement atteinte; elle est souvent détruite dans une grande étendue de sa surface; l'épithélium disparaît complétement, ou bien il est remplacé par de rares cellules, dont l'irrégularité contraste avec la symétrie qu'elles présentent dans l'état normal. Le tissu sous-séreux prend une consistance plus grande, les vaisseaux et les fibres qui le composent sont comprimés et détruits; rien de plus commun que de trouver des traces évidentes d'une inflammation superficielle; c'est tantôt de la lymphe nouvellement épanchée, ou des fausses membranes, qui relient l'estomac aux viscères voisins. Parfois, ces lésions du péritoine s'observent jusque sur le duodénum.

La *muqueuse* est en général plus respectée. On la croirait tout à fait saine, si ce n'est un certain degré d'épaississement que présente sa couche fondamentale (*matrix*, p. 348). Mais sa couleur plus pâle, les lignes blanches qui se dirigent entre les tubes, montrent combien la circulation y est altérée, et pour peu que cet état s'accentue, ces lésions vont faire place à de plus graves altérations. Alors les tubes se contournent ou se détruisent dans une portion de leur étendue. Quelquefois, la compression des vaisseaux détermine des épanchements ou de la gangrène. Enfin l'ulcération d'une partie de cette tunique est un accident grave et fréquent, qui vient souvent hâter la terminaison de la maladie.

Il y a encore une altération de la muqueuse et de la tunique sous-muqueuse que nous devons mentionner: c'est une sorte de plissement qui soulève une portion de la muqueuse, au-dessus du niveau de la face interne de l'estomac. Parfois il ne s'agit que d'un dépôt dans le tissu sous-muqueux, dépôt qui envahit les faisceaux et en détruit les fonctions : aussi les rides normales de la muqueuse restent-elles fixes et ineffaçables dans la partie qui est atteinte. D'autres fois, c'est la trame (*matrix*) de la muqueuse qui seule est envahie, alors les tubes de la portion soulevée et plissée sont contournés et oblitérés, en raison du degré de l'altération. Même dans ces cas, sur une section verticale de la membrane, on retrouve la même structure que sur les parties saines adjacentes, et les tissus originaires restent parfaitement distincts. En un mot, l'altération est plutôt un plissement de la muqueuse, au-dessus et autour d'une portion sous-jacente contractée, qu'une véritable excroissance en forme de chou-fleur, dont elle présente de loin l'aspect.

La *musculeuse* épaissie présente des modifications encore plus intéressantes. Sur une section verticale, l'espace occupé par cette tunique constitue un intervalle régulièrement resserré entre deux lignes parallèles de substance dense et blanchâtre, déposée dans les tissus aréolaires sous-muqueux et sous-séreux. Si la section verticale est parallèle au grand axe de l'estomac, on voit un grand nombre de filaments blancs, qui vont et viennent entre les deux faces du dépôt, en s'anastomosant de place en place, de façon à former une sorte de réseau, dont les grandes mailles enveloppent une substance gélatineuse et de couleur brune. Ces cloisons représentent évidemment les appendices grossis, qui passent normalement entre les feuillets du tissu cellulaire, et servent de limite et de gaine aux faisceaux de fibres-cellules de la couche transversale de la tunique musculaire. L'examen microscopique y fait reconnaître une substance nouvelle jointe au tissu originaire. Pour démontrer cette composition, il suffit de faire non plus une section verticale, mais une section perpendiculaire à l'axe de l'estomac; dans ce cas, les faisceaux de fibres musculaires se trouvent disposés parallèlement à leur direction, et on cesse d'apercevoir les mailles du tissu fibreux qui les sépare. C'est encore par ce moyen que l'on constate que la masse brunâtre, qui occupe les cellules de la section longitudinale, est entièrement composée de fibres musculaires. Les fibres elles-mêmes sont quelquefois contournées, ridées, amincies; le plus souvent on les trouve plus volumineuses, sans que l'on soit autorisé à supposer que l'augmentation de volume tienne à une augmentation de leur nombre. Il n'est qu'exceptionnellement possible de distinguer la couche longitudinale de la tunique musculaire primitive, en raison de sa minceur, et de sa disposition par rapport aux feuillets sous-séreux et transverse, qui sont l'un au-dessus, l'autre au-dessous d'elle.

Eh bien! s'il n'est pas permis de mettre en doute la nature de cet épaississement de la musculeuse dont nous venons de parler, l'origine de l'hypertrophie des fibres non striées n'est pas moins évidente. Nous trouvons un dépôt dont l'action lente, mais fatale, atteint toutes les tuniques de l'estomac, et détermine un épaississement du tissu musculaire de l'organe. Cet effet ne se rencontre pas dans tous les cas; probablement ce n'est qu'un résultat indirect des phénomènes de contraction et de nutrition exagérées du tissu musculaire, que détermine la compression exercée par la tumeur. C'est là une hypertrophie de même nature que celle que nous constatons dans tout muscle, dont la fonction est excessive : comme dans le bras du forgeron, la jambe du danseur, et, plus exactement encore, comme dans le cœur hypertrophié par suite d'obstruction de l'aorte.

Nous venons d'indiquer le type de la lésion ; on en rencontre bien des variétés. C'est ainsi qu'on trouve des noyaux disséminés, qui donnent en différents points une dureté anomale aux tissus envahis. Comme on pouvait le prévoir, c'est dans le tissu sous-muqueux, puis dans le sous-séreux, que ces lésions se rencontrent.

La *contraction* et la *dilatation* de l'estomac forment deux autres variétés. C'est la contraction que l'on observe le plus fréquemment ; ce phénomène constitue, non point une exception ou une occurrence fortuite, mais un degré nécessaire de l'évolution de la maladie. La contraction de l'organe commence de très-bonne heure et va continuellement en augmentant. Quand la maladie dure depuis longtemps, l'estomac diminue de volume, ses enveloppes s'épaississent jusqu'à ce que sa capacité soit réduite à cinq ou six pouces cubes (de 78 à 93 $^{d.\ c.}$), et que ses parois aient un pouce ($0^{d.\ m.}$,25) d'épaisseur. Mais le plus souvent ce travail est interrompu bien avant d'avoir amené ces résultats extrêmes, et l'organe reste plusieurs mois ou plusieurs années sans changement bien manifeste. Dans tous les cas, les parois s'indurent de plus en plus.

La dilatation coïncide surtout avec un dépôt étendu de nouvelle formation, et la dégénérescence de la tunique musculaire. La dilatation est rarement excessive : jamais l'organe n'atteint ces dimensions qu'il acquiert dans le cas d'ulcère cicatrisé ; il a tout au plus le volume maximum de l'organe sain, mais il le conserve ; c'est un estomac dont les parois épaissies ne peuvent plus se contracter, bien plutôt qu'un organe réellement dilaté.

Au point de vue de l'anatomie pathologique, la lésion qui nous occupe est évidemment le résultat d'une exsudation occupant le tissu aréolaire de l'estomac; peu à peu elle se transforme en tissu fibreux (analogue à celui des tumeurs fibreuses), transformation qui s'accompagne d'une diminution de volume et d'une augmentation de densité. La contraction, l'induration qui en résultent, apportent une gêne notable dans les fonctions d'un organe dont la mobilité est une des propriétés essentielles; la circulation y est entravée, et peut-être aussi l'innervation : de là de graves désordres dans les tuniques muqueuse et séreuse; souvent même la tunique musculaire est également atteinte. Parfois l'organe lutte avec énergie, par une sorte d'exaltation de nutrition, contre l'obstacle et les désordres qu'il entraîne; mais à la longue, ces efforts salutaires deviennent impuissants, devant les progrès de la lésion qui durcit et contracte les tissus. Les effets physiques dominent la résistance physiologique.

Mais quelle est la pathologie de la lésion? De ce qu'elle occupe l'estomac et s'accompagne d'inflammation, devrons-nous lui donner le nom de *gastrite,* en ajoutant le mot *interstitielle,* pour la distinguer de l'inflammation de la membrane muqueuse; ou bien, nous attachant à ces phénomènes de nutrition ou de vitalité exagérées, et à l'épaississement du tissu aréolaire par une substance qui s'en éloigne peu, dirons-nous qu'il s'agit d'une *hypertrophie?* Devrons-nous y voir une *sclérose*, en raison de la dureté que prennent les tissus malades? Enfin ne pourrait-on lui donner le nom d'*infiltration fibroïde*, en se fondant sur l'histologie et l'arrangement des éléments de la tumeur ?

Bien que les noms soient plus importants en pathologie que dans d'autres sciences (parce qu'ils exercent ici une influence plus importante encore sur les idées), nous ne verrions pas un grand intérêt à discuter le choix de l'un des termes que nous venons de passer en revue. Cependant, appeler cette lésion « une gastrite » c'est une erreur presque aussi grossière que d'appeler une pleurésie une pneumon*ite*. Cette terminaison, ajoutée au nom d'un organe, doit être réservée pour désigner une inflammation affectant plus ou moins le tissu propre de l'organe : dans l'estomac, l'appareil qui sécrète le suc gastrique; dans le poumon, les cellules où se fait l'échange entre l'air et les gaz de la respiration. Or, dans la maladie qui nous occupe, la muqueuse est rarement envahie, elle n'est jamais atteinte d'emblée. Le terme « hypertrophie » est également mauvais, car on trouve des portions de l'organe atrophiées et presque détruites au milieu du dépôt de nouvelle formation qui les enveloppe. Même en ce qui concerne la tunique musculaire, nous avons vu que l'hypertrophie réelle qu'elle présente n'est pas un élément véritable de la maladie, mais comme le résultat d'un effort par lequel la nature semble vouloir parfois atténuer les effets de la lésion. Nous ne pouvons accepter le terme de « sclérose », car outre qu'il s'applique surtout aux dernières périodes de la maladie, il n'établit pas une distinction suffisante entre le squirrhe et les dépôts calcaires. J'aimerais mieux le nom « d'infiltration fibroïde ». Et encore l'histologie et la marche de la maladie prouvent qu'il ne s'agit pas de tissu fibreux. Au lieu d'une véritable infiltration, que nous ne rencontrons jamais dans ce cas, nous ne trouvons pas même la solidification d'un dépôt primitivement liquide, comme le terme *infiltration* pourrait le faire supposer : car le dépôt envahit de préférence certains tissus, au lieu de les baigner tous indifféremment[1].

Voilà donc une lésion inflammatoire, qui, dans beaucoup de points, diffère de toute autre maladie du cadre nosologique, tout en présentant des analogies remarquables avec deux états morbides : avec l'un, elle n'offre qu'une imparfaite mais très-curieuse ressemblance ; de l'autre, elle se rapproche assez pour en avoir usurpé le nom. Quelques variétés de la maladie connue sous le nom de « *phlegmasia dolens* » présentent un état qui ressemble singulièrement (*mutatis mutandis*) à la maladie de l'estomac dont nous parlons. Toutefois, il est presque impossible, et il paraît improbable que la lésion débute par une phlébite oblitérante de cet organe[2]. C'est avec la cirrhose du foie que nous trouvons une analogie plus complète. La ressemblance est telle, que, dans les deux cas, elle porte sur la nature du dépôt, sa situation, ses rapports avec les vaisseaux, avec le système de la veine porte, la contraction qu'il subit, et les conséquences qui en résultent pour les tissus voisins : aussi le terme de *cirrhose de l'estomac* nous paraît-il le plus propre à indiquer ces nombreuses analogies[3].

1. Il serait facile de montrer que l'analogie indiquée ci-dessus entre cette maladie et la pleurésie apparaît encore plus exacte, quand on étudie les rapports physiologiques des membranes séreuses et du tissu aréolaire (Voyez « *Cyclopædia of Anatomy* », article « Serous membranes », par l'auteur.)

2. On a noté une ou deux fois la coïncidence de la phlébite dans d'autres parties du corps.

3. Non pas que je m'abuse sur la valeur du mot « cirrhose » lui-même. Au contraire, de même que le mot « cyanose » (qui, pour avoir un sens, devrait comprendre des maladies très-diverses, telles que la bronchite, les

Mes ces cas-types sont si rares, qu'en dépit de leur intérêt scientifique, je ne croirais pas devoir en donner une description spéciale, parmi les maladies de l'estomac, n'était leur grande importance clinique. Si ces types ne se présentent pas deux fois dans une grande pratique, il existe des cas qui s'en rapprochent beaucoup, et que le médecin a occasion de rencontrer assez fréquemment.

Ainsi, au lieu de cette cirrhose généralisée, on voit assez souvent la cirrhose limitée à la moitié ou au tiers de la portion pylorique de l'estomac. On trouve tous les degrés entre cette limite et l'envahissement total de l'organe. Même dans ce dernier cas, l'épaississement va en augmentant, à mesure qu'on se rapproche du pylore, ce qui permet de conclure à l'identité des deux lésions.

C'est aussi le résultat auquel conduit l'examen microscopique. Les différentes membranes du sac pylorique restent parfaitement distinctes, et la tumeur envahit les mêmes tissus, à peu près dans les mêmes proportions. Les éléments histologiques sont identiques ; c'est encore une sorte de tissu fibreux, dans lequel manquent ces innombrables cellules, que l'on observe presque toujours dans les tumeurs cancéreuses. La tunique musculaire est affectée de la même manière que dans la cirrhose généralisée. La couche des fibres transverses hypertrophiée s'épaissit de plus en plus, à mesure qu'elle se rapproche du pylore.

Les membranes séreuse et muqueuse sont ici moins al-

maladies du cœur et le choléra asiatique), le mot « cirrhose » indique non la lésion, mais un des accidents très-distincts de la lésion Et bien que les noms nouveaux ne semblent guère qu'un signe provisoire, en attendant les découvertes de l'avenir, je proposerais de désigner l'inflammation du réseau filamenteux du tissu cellulaire qui engaîne les vaisseaux, trait caractéristique des deux lésions, par le terme « *linitis* » (tiré du grec λινον, *rete ex lino factum*).

térées que dans la lésion générale. L'inflammation de la séreuse est moins fréquente ; elle ne présente plus au même degré l'aspect terne et la surface dépolie. Dans la muqueuse, les ulcérations semblent plus rares, les tubes des glandes sont moins contournés ; mais, tandis que la muqueuse et la séreuse sont ainsi moins altérées, le tissu aréolaire sous-muqueux est plus profondément envahi, et le dépôt y atteint une épaisseur qui dépasse souvent sa largeur.

Mais quelle est la nature de ces lésions ? Nous devons faire observer que ces cas de cirrhose de l'estomac, où l'on admet que la maladie est due à une tumeur non maligne, formée de tissu fibreux déposé dans les membranes de l'organe, sont considérés par certains auteurs comme des cancers, ou du moins comme des tumeurs cancéreuses au début. Il est intéressant de connaître les arguments qui militent pour et contre cette conclusion, car il s'agit d'un des points les plus importants et les plus obscurs de la pathologie de l'estomac, et les faits invoqués dans cette discussion peuvent nous éclairer sur la nature et les rapports de la lésion dont il s'agit. Voici, je crois, comment ces arguments peuvent se résumer.

Pour prouver qu'il s'agit d'un cancer, on s'appuie sur l'âge des sujets, qui correspond exactement à la période de la vie où le cancer est le plus fréquent[1]. On tient compte de la région occupée de préférence par la lésion, c'est-à-dire la région pylorique, et aussi de l'origine et du siége de la tumeur qui se rencontre dans la même couche du tissu aréolaire sous-muqueux, où nous avons

1. Ici je fais allusion, non à un nombre exact, car les cas ne sont pas assez nombreux pour permettre cette statistique, mais simplement à la moyenne de l'âge des individus atteints par la maladie.

déjà vu que se développait le véritable cancer. A ces traits constants de ressemblance, il s'en ajoute d'autres moins réguliers et moins fréquemment observés.

Ainsi, dans la forme, les deux dégénérescences présentent encore quelquefois certains rapports. Cependant, si le cancer s'étend d'ordinaire en largeur, c'est en hauteur que se développe la cirrhose. Toutes deux, elles affectent les différentes membranes de l'estomac à peu près de la même manière. Dans la muqueuse, le cancer reproduit quelquefois très-exactement les saillies irrégulières de la tumeur fibreuse. La séreuse est souvent le siége d'une inflammation analogue, sinon identique, dans les deux cas. Enfin, dans la musculeuse, il est souvent impossible de distinguer le cancer, de la cirrhose. En règle générale, dans le cancer, la tunique musculeuse de l'estomac est déplacée, contournée, ou même détruite : accident beaucoup plus rare dans la cirrhose. Mais d'autre part, comme nous l'avons déjà indiqué, l'hypertrophie interstitielle du tissu musculaire est assez ordinaire, et, dans certains cas, elle offre une régularité et une étendue telles, qu'on ne parvient pas à la distinguer de l'hypertrophie propre à la cirrhose. Il faut se rappeler, en outre, que, dans cette dernière lésion, non-seulement l'hypertrophie disparaît ; mais le tissu même qui en est le siége, peut être graduellement détruit par les altérations que subit la tumeur. Enfin la présence ou l'absence des cellules ordinairement caractéristiques du cancer n'est pas toujours une raison suffisante pour admettre ou rejeter la nature maligne de la maladie. Car, d'une part, il est des cas où on ne trouve que fort peu de ces cellules, bien que l'existence de cancers secondaires dans les autres organes démontre qu'il s'agit de véritables cancers : ainsi l'examen le plus attentif de l'orifice pylorique induré ne donne aucun indice de cancer, alors que les ganglions lymphatiques voisins, alors que le foie et les poumons sont remplis de masses, dont la nature médullaire est indiscutable. D'autre part, on rencontre parfois une quantité considérable de cellules, qui formeront plus tard, en se développant, les fibres de la tumeur cirrhotique, et il est impossible de ne pas les confondre avec les cellules fusiformes du squirrhe.

Avant d'établir les raisons qui nous autorisent à repousser cette identité, il faut déjà écarter un bon nombre des faits que nous venons de citer, parce que les caractères généraux des deux maladies n'en sont pas moins distincts, malgré les traits communs qu'elles présentent. Il y a là deux questions : d'abord, de savoir si les deux maladies sont distinctes ; puis, si elles peuvent toujours être nettement séparées. Est-ce que l'on met en doute la différence des deux sexes, parce qu'on rencontre parfois un cas où l'examen pendant la vie, et la dissection après la mort, sont impuissants à indiquer le sexe véritable ou prépondérant d'un animal hermaphrodite ? Laissons donc des arguments qui, s'ils avaient quelque valeur, nous conduiraient à admettre l'identité d'une tumeur fibreuse et d'un cancer du sein, et à confondre l'ulcère et le cancer de l'estomac : maladies que Cruveilhier et d'autres auteurs ont parfaitement distinguées.

Il est impossible de conclure à une véritable identité, en se fondant sur ces ressemblances tout à fait insuffisantes. Ainsi, quant à l'âge où se produisent les deux lésions, l'analogie est bien loin d'être complète. Tandis que nous avons indiqué 50 ans comme l'âge moyen des sujets atteints de cancer de l'estomac, c'est vers 34 ans que se manifeste la cirrhose de cet organe. On pourrait également démontrer que les deux tumeurs n'occupent pas toujours exclusivement le pylore. Dans la majorité des cas observés, beaucoup de ces ressemblances se contredisent tellement, que le diagnostic de la cirrhose de l'estomac devient bien plus facile qu'on ne pouvait s'y attendre, et des faits aussi simples a découvrir qu'à interpréter tranchent aisément la question. Lorsqu'une lésion, reconnue déjà depuis plusieurs années, a, malgré son ancienneté et son volume considérable, laissé les tuniques de l'estomac bien distinctes, respecté le tissu musculaire, sinon le tissu muqueux, en s'étendant, non en profondeur, mais en surface, de façon à rendre plus épaisse une portion considérable de la paroi de l'estomac, sans former une véritable tumeur ; lorsque l'on constate un travail de condensation et de contraction, qui réduit le tout en une masse presque cartilagineuse, passant rarement à l'état crétacé, ne se ramollissant jamais, ne déterminant l'ulcération de la muqueuse qu'à une période très-avancée ; quand on ne trouve guère plus de cellules que dans la cicatrice de l'ulcère de l'estomac ; quand il n'y a pas de cancer dans les autres organes [1], il ne faut point hésiter à refuser à une pareille lésion le nom de cancer.

En refusant d'admettre l'identité des deux maladies, nous ne nions nullement les analogies qu'elles présentent, analogies qui tiennent à des conditions identiques pour toutes

1. C'est une question quelquefois presque aussi difficile à décider que l'histologie de la lésion elle-même. De même qu'on a pris souvent pour un tubercule un cancer secondaire ramolli, on a peut-être vu trop légèrement des dépôts cancéreux, là où l'on rencontrait au voisinage d'une tumeur des ganglions durs et volumineux.

deux, et à une sorte de parenté pathologique, qui rappelle de loin les rapports entre l'ulcère et le cancer de l'estomac. Il est difficile de déterminer si l'inflammation, dans le cas de cirrhose gastrique, est de même nature que celle qui accompagne le dépôt de tissu fibreux dans les autres parties du corps. Elle s'en rapproche sans doute autant que possible. De même que le cancer de l'estomac, la tumeur fibreuse développée dans les parois de l'organe présente une gravité toute spéciale, en raison du siége qu'elle occupe, circonstance qui influe encore sur son volume et l'empêche d'atteindre les dimensions qu'elle acquiert dans d'autres parties du corps, par exemple dans le tissu sous-cutané. Mais, tant que nous ne connaîtrons pas davantage le degré d'analogie qui existe entre la cirrhose et le tissu fibreux, il est inutile de rechercher ses rapports avec le cancer, ou de soulever la question de la transformation en cancer de ces tumeurs primitivement bénignes. Des observations et des autopsies beaucoup plus multipliées que celles que nous possédons aujourd'hui nous permettront seules de trancher la question.

Les *symptômes* sont très-variables, plus variables encore que dans les autres maladies de l'estomac.

Dans la majorité des cas, la lésion ne s'annonce par aucun symptôme pendant la vie, et on ne la découvre qu'après la mort déterminée par une autre maladie. Le plus souvent, on trouve une masse fort petite, disposée régulièrement et de niveau avec la surface de l'organe. Pourtant, quand elle est plus étendue, la maladie s'accompagne de quelques symptômes, comme une tumeur à l'épigastre formée par l'estomac, dont la paroi est dure et contractée; mais la maladie date de 10 ou 15 ans, et se montre à l'âge de 20 ou 30 ans : circonstance très-rare dans le cancer. Dans une autre forme plus fréquente, on trouve, dès le début, quelques symptômes qui indiquent une grave perturbation dans les fonctions de l'estomac : anorexie, douleur locale à la pression, vomissements, réaction fébrile, phénomènes qui ne demandent pas une description spéciale, car on les retrouve dans une maladie dont nous allons nous occuper : la « *linitis* » phlegmoneuse. Ces symptômes se montrent et disparaissent, pour se manifester de nouveau, ce qui donne lieu de penser qu'ils sont produits par la rapidité avec laquelle se forme la tumeur et par les effets locaux qu'elle détermine, bien plutôt que par son volume. C'est ce que démontrent plusieurs autopsies faites dans des cas où la mort était survenue peu de temps après le début, autopsies où on trouvait une abondante exsudation d'une matière albumineuse à l'état liquide.

Dans les autres cas, d'ailleurs les plus fréquents, les symptômes semblent bien moins dériver de la lésion elle-même que des modifications qu'elle entraîne, surtout dans la tunique musculeuse de l'organe. Ainsi, la contraction qui se manifeste dans la tumeur détermine quelquefois l'obstruction de l'organe, par le rétrécissement de la valvule pylorique, d'où résulte la dilatation de l'estomac. De même, que l'estomac soit contracté ou dilaté, la dégénérescence du tissu musculaire entrave les mouvements péristaltiques de l'organe, et cette cause d'obstruction n'est pas moins grave. La boulimie [1], une sensation d'oppression très-pé-

[1] Nous mentionnons ici la boulimie, sans prétendre que ce symptôme soit dû aux causes mécaniques dont nous venons de parler. Dans presque tous ces cas, les malades ne peuvent prendre aucune nourriture, ce qui explique suffisamment la boulimie. (*Voyez* nos remarques sur la *Dilatation* )

nible au creux épigastrique, s'ajoutent aux symptômes que nous venons d'énumérer. Il y a des vomissements remarquables par leur extrême fréquence, par l'énorme quantité de matières fermentées et même à moitié putréfiées que rendent les malades. L'hématémèse se montre aussi très-fréquente et très-abondante, sous l'influence, bien évidente à l'autopsie, d'une simple congestion de la membrane muqueuse, irritée par la présence de la tumeur. L'ulcération de la muqueuse et l'inflammation du péritoine déterminent encore une autre série de symptômes dont nous n'avons point à parler ici. J'ai été particulièrement frappé de la rareté de l'ascite, et de la fréquence de l'hydropisie généralisée.

Le *diagnostic* de la cirrhose de l'estomac est fondé sur les signes caractéristiques que nous venons de résumer brièvement ci-dessus. Si on compare ces symptômes avec ceux du cancer, par exemple, il est évident que, pour reconnaître la cirrhose pendant la vie, il faudra surtout tenir compte de la longue durée de la maladie, de l'importance moindre des vomissements et de l'hémorrhagie, de ce fait que les ulcérations sont rares et tardives, que les cancers secondaires font défaut, et enfin de ce que la palpation la plus attentive fait découvrir à l'épigastre un épaississement uniforme de l'estomac plutôt qu'une tumeur. Ajoutons qu'une anorexie très-prononcée, une céphalalgie opiniâtre et une absence presque complète de souffrance locale ou de douleur à la pression, viennent confirmer le diagnostic.

Le *traitement* à la fois hygiénique et médical ne diffère pas en principe de celui de l'ulcère et du cancer de l'estomac. Dans la pratique, il doit varier tellement suivant les circonstances qu'il est inutile d'en essayer ici une description. Cette maladie est fréquente chez les buveurs (*dram-drinkers*) et les ivrognes (*drunkards*), ce qui rend plus complète encore l'analogie qu'elle présente déjà anatomiquement avec la cirrhose. Il est superflu de dire que l'alcool doit être sévèrement prohibé, et remplacé par des toniques, auxquels on pourra joindre quelques préparations opiacées à doses graduellement décroissantes. Outre les moyens pharmaceutiques que réclament les diverses indications de la maladie, il est extrêmement important d'aider par l'alimentation, par les médicaments, et tous les moyens possibles, la nutrition générale, et de favoriser en particulier l'hypertrophie de la tunique musculaire de l'estomac.

## SUPPURATION DU TISSU CELLULAIRE OU « LINITIS » PHLEGMONEUSE.

La maladie que nous désignons sous ce titre est plus rare, quoique moins obscure dans ses symptômes, que la précédente, à laquelle cependant elle ressemble exactement dans certains cas. Un individu, âgé ordinairement de 20 à 40 ans, jusque-là bien portant, se plaint tout à coup d'une douleur excessive dans la région de l'estomac; des vomissements très-fréquents se déclarent, et une réaction fébrile intense se manifeste. La souffrance s'exaspère, les vomissements se rapprochent, la douleur à la pression est vive comme celle de la péritonite, à laquelle le météorisme pourrait faire songer, s'il n'était limité à la région épigastrique. Bientôt on voit apparaître l'ictère ; le plus souvent, à l'excitation fébrile succède une prostration profonde, le délire survient et le malade meurt dans le coma, quarante-huit heures ou quelques jours après le début des accidents.

A l'autopsie on trouve l'estomac considérablement épaissi (souvent six ou sept fois plus épais que dans l'état normal); ses membranes ramollies, se déchirant facilement, sont infiltrées par un liquide purulent, qui s'accumule particulièrement dans le tissu sous-muqueux et dans la tunique musculeuse. Celle-ci est souvent complétement détruite; quant au tissu sous-muqueux, il est très-épaissi. La muqueuse et la séreuse sont également atteintes d'une façon très-variable, comme dans la maladie précédemment étudiée. La séreuse présente toutes les altérations, depuis l'aspect terne et le dépoli de la surface, jusqu'à l'inflammation la plus caractérisée, qui augmente l'épaisseur de la membrane, envahit l'estomac et les viscères voisins, sur lesquels s'étend une fausse membrane solide ou un fluide séro-purulent. Bientôt du tissu sous-muqueux la lésion s'étend à la muqueuse de l'estomac, qui présente une couleur rouge, bornée à quelques points ou plaques disséminées, ou une teinte d'un rouge pourpre intense, qui ferait penser à la gangrène. Avec la durée de la maladie, ces phénomènes se modifient. La muqueuse s'ulcère en différents endroits, et les liquides purulents qui étaient contenus dans le tissu sous-muqueux, sont ainsi versés à la surface interne de l'estomac. A l'examen, on trouve la muqueuse perforée en plusieurs points : ce sont les orifices de communications fistuleuses avec les tissus aréolaire et musculaire, infiltrés de pus : aussi une sonde introduite dans ces ouvertures pénètre dans une sorte de cavité irrégulière, qui s'étend entre les tuniques séreuse et muqueuse. D'autres fois, ce sont simplement de petits abcès disséminés dans les tissus cellulaire et musculaire, abcès dont quelques-uns se sont ouverts sur la muqueuse. Dans l'un et l'autre cas, cette tendance de la suppuration à se faire jour vers la muqueuse, préserve la séreuse et diminue les chances de péritonite.

On pourrait confondre cette maladie avec certains états morbides dont elle se rapproche plus ou moins. Ainsi, quand elle est limitée, la lésion peut être prise pour le début d'un ulcère. Pourtant, il est rare que l'ulcère commence ainsi, et la profondeur et l'étendue de la suppuration s'opposent à ce genre de terminaison. Il est impossible, avec un peu d'attention, de croire à une péritonite. La pyohémie semble davantage s'en rapprocher, bien que la lésion qui nous occupe soit fort rare dans ce cas. Dittrich [1] a noté que pendant une épidémie de fièvre puerpérale observée à Prague, on a trouvé du pus épanché entre les tuniques de l'estomac, et dans les parois du tube digestif tout entier.

Mais il est plus intéressant de voir comment la maladie dont nous parlons vient se joindre à l'inflammation plastique des mêmes tissus. On trouve parfois des cellules ressemblant exactement à des cellules de pus dans la lymphe blanchâtre ou parmi les fibres plus solides de l'inflammation cirrhotique. Dittrich a observé autour des bords des cavités, que la suppuration avait creusées dans le tissu aréolaire, une masse très-dense produite par l'infiltration fibroïde. J'ai souvent vu la périphérie d'une masse énorme de tissu fibroïde baignée par une infiltration purulente du tissu aréolaire environnant; dans ce cas, je crois que l'on doit admettre que la suppuration a pris naissance à la superficie d'une tumeur cirrhotique depuis longtemps développée dans l'organe.

1. Schmidt's « *Jahrbuecher,* » Bd. 72, s. 303.

## TUMEURS.

Quand il s'agit de l'estomac, le mot « tumeur » comprend un groupe bien plus restreint de maladies, que quand il s'agit d'autres parties du corps. Dans l'estomac, c'est dans le tissu aréolaire que siégent d'ordinaire les productions accidentelles, et on comprend que dans cet organe membraneux, de même que dans l'intestin, ces productions se présentent sous une forme aplatie, qu'elles n'affectent pas dans le tissu cellulaire sous-cutané, par exemple. Voilà pourquoi un grand nombre de maladies, qui ailleurs prendraient le nom de « tumeurs », sont classées bien plutôt d'après leurs symptômes et les lésions pathologiques qu'elles présentent, que d'après leur forme extérieure. C'est ainsi que la majorité des productions cancéreuses et peut-être même fibroïdes ne rentre pas dans le groupe des « tumeurs ».

Les variétés fort diverses comprises sous le nom de « *tumeurs de l'estomac* » ne forment donc qu'une minorité des maladies qui les constituent. D'une part, il serait difficile sinon impossible de dire combien la production accidentelle doit s'élever au-dessus du niveau des tuniques de l'estomac, pour mériter le titre de « tumeur »; d'autre part, l'histologie démontre que plus d'une tumeur, qui ne tient à l'estomac que par un pédicule, est de nature cancéreuse. Malgré cette diversité dans leur nature et dans leurs éléments, les différentes productions accidentelles que nous devons étudier sous le titre de tumeurs, présentent des caractères communs, dans leur forme, leur développement et leur histoire. Toute production circonscrite et assez volumineuse, formant une saillie sur la surface de la muqueuse ou de la séreuse, est évidemment une tumeur; mais la plus grande partie de ces tumeurs possède un pédicule distinct, ce qui tient à leur siége primitif. Il en résulte que non-seulement elles sont limitées latéralement, mais que, suivant la profondeur à laquelle elles naissent du tissu aréolaire de l'estomac, elles appartiennent plus ou moins exclusivement à la muqueuse ou à la séreuse. A mesure qu'elles croissent, elles poussent en avant celle des enveloppes de l'estomac qui leur offre le moins de résistance, et voilà comment elles se trouvent recouvertes par la membrane séreuse ou par la muqueuse. Cette marche vers l'une ou l'autre face de l'estomac, cette tendance à se former un pédicule, sont tout à fait indépendantes de la nature de la tumeur elle-même. Sans doute, par ses progrès ultérieurs et sa terminaison, une petite tumeur cancéreuse à forme villeuse de la muqueuse gastrique diffère singulièrement d'une tumeur graisseuse pédiculée, comme elle en diffère histologiquement; cependant on ne saurait croire combien ce même point de départ, et l'uniformité de marche donnent à ces deux maladies un air de ressemblance, ressemblance d'autant plus importante que, jusqu'à un certain moment, elles se manifestent par lés mêmes symptômes. La gravité de ces symptômes nous amène à opposer les tumeurs « malignes » aux tumurs « bénignes », et à indiquer le sens spécial de ces expressions, quand on les applique aux productions accidentelles de l'estomac.

Si on compare les tumeurs de la face externe à celles de la face interne de l'organe, les tumeurs péritonéales et les tumeürs muqueuses, on peut dire qu'en général les premières sont plus rares, moins volumineuses ; qu'elles présentent un pédicule moins accusé et moins long , enfin qu'elles sont plus souvent de nature fibroïde. Parfois leur structure les rapproche tellement d'un produit d'inflammation, qu'on ne peut éviter de leur attribuer cette origine, malgré leur volume considérable et leur forme (ovoïde, par exemple). Sans doute les exsudats inflammatoires du péritoine sont susceptibles de modifications, d'altérations plus variées, que ceux qui se forment dans la plèvre ou dans le péricarde. Mais si on consulte la marche de la maladie, et si on étudie la tumeur dans ses éléments histologiques, on constate que cette lésion a eu son point de départ dans le tissu aréolaire sous-séreux, que c'est là en effet où s'implante son pédicule, et on reconnaît les altérations que sa présence a déterminées dans la direction des fibres des couches musculaires longitudinale et transverse.

Les symptômes fournis par ces tumeurs externes sont fort incertains. Souvent une petite tumeur ne s'accompagne d'aucun symptôme ; d'autres fois elle se révèle uniquement par des vomissements opiniâtres. Une tumeur plus volumineuse forme une saillie que l'on pourra sentir dans la région épigastrique, si elle est favorablement placée; et, de plus, elle apporte un grand trouble dans les fonctions de l'estomac. On pourra observer d'autres symptômes en rapport avec la nature du mal et la rapidité de sa marche, tels que la douleur, la cachexie, la péritonite adhésive et une foule d'autres phénomènes complétement analogues à ceux que nous avons déjà indiqués en parlant des tumeurs cancéreuses et autres.

Quant aux tumeurs internes, celles qui sont formées par de la graisse ont généralement pour point de départ le centre de la « *tunica nervea* ». Les tumeurs cancéreuses (qui ont presque toujours une surface formée de replis, ou villeuse) sont plus communes dans l'intérieur de l'estomac que les tumeurs fibroïdes. Ces productions accidentelles affectent presque toujours la forme de polypes, dont le pédicule, plus étroit et plus effilé, s'allonge encore en proportion de la rapidité avec laquelle la tumeur se développe, et de la mollesse des tissus qui la composent.

Sous le rapport des symptômes, je me bornerai à dire que les tumeurs développées dans la cavité de l'estomac produisent des effets mécaniques plus importants que les tumeurs situées à l'extérieur : troubles de digestion, vomissements, souffrance vive à l'épigastre, hémorrhagies [1].

Quand la tumeur siége au pylore, elle présente beaucoup plus de gravité ; quelque petite qu'elle soit, elle peut par sa présence déterminer l'hypertrophie, la dilatation de l'estomac, des vomissements, etc., en diminuant le calibre de l'orifice pylorique. Mais, à mesure que son pédicule s'allonge, on la voit quelquefois franchir le pylore, et passer dans la première partie du duodénum, où elle cause de nouveaux troubles. Cependant, il arrive parfois que des tumeurs de cette nature existent pendant longtemps, et acquièrent un volume considérable, sans donner lieu à aucun symptôme qui trahisse leur présence.

1. Hémorrhagies qu'on peut rapporter à une congestion active ou passive, et aux lésions déterminées dans le voisinage par la tumeur soumise aux efforts musculaires de l'estomac.

## HYPERTROPHIE.

Nous allons maintenant étudier l'hypertrophie de l'estomac, en tant que maladie primitive. Déjà nous avons parlé de l'hypertrophie secondaire qui survient dans l'ulcère, dans le cancer, dans l'inflammation cirrhotique de l'estomac. Déjà nous avons montré que ce terme d'hypertrophie ne peut être appliqué à la maladie qu'on désigne le plus ordinairement sous ce nom.

L'exagération seule de la nutrition de l'estomac, qu'implique le mot « *hypertrophie* » constitue-t-elle jamais cette maladie ? L'état actuel de nos connaissances ne nous autorise pas à répondre par l'affirmative. Il est bien vrai que certains estomacs (surtout chez les gens âgés et voraces) présentent une capacité et une épaisseur plus grandes. Mais, outre que nous ne pouvons préciser les dimensions premières de ces organes, ni l'étendue dans laquelle peuvent varier la capacité et l'épaisseur de l'estomac et des autres viscères chez différents individus; il est si rare que la capacité et l'épaisseur augmentent simultanément, et les tuniques de l'estomac paraissent alors si molles et si flasques, comparées à celles de l'organe sain, qu'il est fort difficile de dire s'il y a là une vraie hypertrophie ou une simple exagération de nutrition. L'estomac est plus grand, parce que d'une part il a été trop violemment, trop fréquemment, ou bien même toujours forcé dans ses dimensions, ou parce qu'il a fini par perdre cette tonicité qui permet d'ordinaire à cet organe de revenir sur lui-même, lorsque la cause, aliment ou autre, qui l'a distendu, vient à cesser d'agir. Le terme « hypertrophie » ne convient pas plus à l'estomac dans ces circonstances qu'à l'abdomen volumineux et proéminent, dont l'estomac augmente encore la dimension.

L'hypertrophie limitée à une seule des tuniques de l'estomac n'est pas moins difficile à constater. Dans la muqueuse, il est rare d'en observer des traces, et encore il ne faut pas se hâter de conclure du gonflement et de l'épaississement à une hypertrophie, car le microscope montre que les tubes de la muqueuse sont contournés et souvent détruits par un dépôt, qui s'est fait au milieu ou en dehors des tissus. Dans le tissu aréolaire sous-muqueux, un examen attentif démontre que les hypertrophies apparentes sont le plus souvent simulées par une altération de la structure et de la fonction du tissu primitif. Dans la tunique musculaire, l'hypertrophie réelle qui accompagne si souvent les maladies de l'estomac est toujours, à mon avis, un des moyens de la nature médicatrice : c'est le résultat de ces efforts violents et prolongés, par lesquels cette membrane lutte contre les obstacles qui entravent le fonction de l'organe.

Cette règle comporte peu d'exceptions. Nous ne saurions en voir dans les cas où la vie ayant été détruite par des vomissements violents, répétés pendant plusieurs jours ou plusieurs semaines, l'autopsie ne démontre aucune lésion dans aucun organe, sauf au pylore, lequel est blanc, dur, contracté, sans que d'ailleurs à l'examen, il présente aucune tumeur et aucune exsudation.

D'une part, l'état de contraction de la tunique musculaire s'explique par ce fait, que l'estomac est resté vide pendant les derniers jours de la vie. Quant à ce léger épaississement du pylore, qu'on trouve dans des cas très-rares, la physiologie du vomissement en donne facilement la raison.

Rien d'étrange à ce que l'appareil musculaire, qui fonctionne pendant cet acte, subisse jusqu'à un certain point les lois ordinaires de la nutrition, et prenne un développement en rapport avec l'exercice auquel il est soumis, d'autant plus que la valvule pylorique agit en quelque sorte comme un obstacle. Nous ne devons pas nous étonner davantage que cette espèce d'hypertrophie soit si peu accusée et si rare, en présence de l'état d'épuisement où sont réduits tous les organes actifs dans l'acte du vomissement, en présence aussi des altérations du système nerveux, qui déterminent ces accidents.

## ATROPHIE.

L'atrophie n'est pas moins rare que l'hypertrophie, lorsqu'on observe rigoureusement les faits. L'atrophie, nous l'avons déjà vu, est une des lésions secondaires que présentent les maladies organiques de l'estomac ; elle est déterminée par des dépôts interstitiels, qui compriment les tissus primitifs, gênent et détruisent leurs connexions vasculaires et nerveuses, d'où résulte une dégénérescence ou même une disparition complète de ces tissus. Il y a une autre sorte d'atrophie, qui se produit dans la tunique musculaire de l'estomac, sous l'influence de lésions qui paralysent son action. Quelle que soit la gravité de cette atrophie, début d'ulcérations plus sérieuses encore, nous ne pouvons élever cette lésion au rang d'une entité morbide bien distincte. Je vais plus loin et je dis : que l'estomac est un organe fort peu exposé à cette altération, ou plutôt que l'atrophie bien prononcée, portant principalement ou exclusivement sur l'estomac, est une des lésions les plus rares qu'on rencontre dans le corps humain.

Dans le dépérissement de l'organisme tout entier, l'estomac subit, bien entendu, une diminution proportionnelle dans son volume et dans son poids, comme Bidder et Schmidt l'ont observé pour les membranes muqueuses du tube digestif, chez les animaux morts d'inanition (diminution qui peut aller jusqu'à 31 0/0) [1]. Mais même dans ce cas, l'estomac comparé à l'intestin présente une sorte de résistance à l'atrophie. Voilà du moins ce que je crois pouvoir conclure d'un grand nombre de cas de maladie [2], ou d'inanition prolongée[3], dans lesquels on a trouvé tout le tube intestinal réduit à une minceur excessive [4], sans que l'estomac présentât une altération correspondante.

Si on analyse les observations d'atrophie très-avancée de l'estomac, on voit que parfois l'atrophie s'accompagne d'un léger degré de ce ramollissement, dont nous avons déjà parlé, qui se produit surtout après la mort, et s'observe particulièrement chez les jeunes sujets. Mais dans le plus grand nombre des cas, l'atrophie se rencontre chez des phthisiques, ou des individus ayant succombé à des maladies qui déterminent une émaciation extrême. C'est précisément à la suite de ces maladies-là, que l'on constate la destruction des tuniques de l'estomac.

1. « *Die Verdauungssafte und der Stoffwechsel* », p. 331.

2. Abercrombie, « *Diseases of the stomach and other abdominal viscera* », 1830, p. 336.

3. Donovan « *Dublin medical Press* », 1848, p. 66; et dans mes propres observations d'ulcères de l'estomac.

4. J'ai pu me rendre compte de cet amincissement, quoique beaucoup moins prononcé, dans différents cas, où j'ai senti très-distinctement la forme et la consistance de scybales, à travers les parois de l'abdomen et de l'intestin, pendant la vie. Le plus souvent, c'était chez des malades atteints d'ulcère de l'estomac, qui ont complétement guéri.

Après cela, nous est-il permis de faire de l'atrophie une maladie de l'estomac? Dans tous les cas que nous venons d'examiner, n'est-il pas évident que l'estomac n'est émacié, n'est atrophié que comme tous les autres organes? Ne voit-on pas, en effet, le corps entier perdre alors jusqu'aux deux tiers de son poids, et n'est-il pas possible que les muqueuses du tube digestif soient réduites à la moitié de leur volume [1]? Il faut encore tenir compte de la possibilité d'une exfoliation, ou d'une dissolution des parois de l'estomac, lésions qui peuvent souvent en imposer pour un amincissement et que l'on observe fréquemment dans les maladies accompagnées de marasme. Alors on reconnaîtra que tous les cas d'atrophie de l'estomac observés jusqu'ici semblent insuffisants, pour permettre d'établir une entité morbide sur de pareils fondements.

## DILATATION

Il est clair que la dilatation de l'estomac ne peut être regardée comme un phénomène morbide, qu'autant que cet organe présente une distension plus permanente et plus considérable, que celle observée pendant le travail de la digestion. Or, comme les variétés les plus grandes sont compatibles avec la santé, comme les dimensions de l'estomac peuvent différer complétement chez les différents individus, il est évident que nous n'avons aucune règle exacte pour préciser s'il y a, oui ou non, dilatation. Nous avons déja vu que l'examen microscopique lui-même est loin de donner une certitude absolue. Aussi nous bornerons-nous

1 *Voy.* Bidder et Schmidt, *loc. cit.*

aux observations qui nous présentent les caractères les plus tranchés.

La dilatation de l'estomac se montre dans deux circonstances très-différentes. Ou bien elle est un épiphénomène pouvant survenir pendant une des nombreuses maladies dont l'estomac est le siége, ou bien elle est l'expression symptomatique d'une maladie mystérieuse et fatale, qui atteint principalement ou exclusivement l'estomac. Les termes de dilatation secondaire et de dilatation primitive, de dilatation accidentelle et de dilatation idiopathique, distingueront ces deux variétés, sans qu'il faille attacher une trop grande importance à cette division plus commode que réelle, puisque les deux états auxquels s'appliquent ces dénominations se confondent l'un avec l'autre par des degrés insensibles.

Nous avons déjà mentionné les maladies dans lesquelles se rencontre la dilatation de l'estomac. Dans l'ulcère, dans le cancer, dans l'inflammation cirrhotique, nous avons montré la fréquence de la dilatation, et indiqué les conditions qui favorisent ou qui empêchent la production de ce phénomène. C'est ainsi que l'on a vu l'hypertrophie musculaire former un obstacle naturel à la dilatation : une sorte d'effort de la nature, qui, s'il n'est pas toujours suffisant pour prévenir entièrement la dilatation de l'organe, diminue au moins l'étendue et les effets de ce symptôme.

Nous pouvons résumer dans les lignes suivantes l'histoire de ces faits de dilatation accidentelle :

1° La dilatation de l'estomac est produite par une obstruction ou une occlusion de la cavité de l'organe. A l'appui de cette proposition qui, comme on le sait, est également vraie (*mutatis mutandis*) de tout le canal intestinal, nous citerons les cas de squirrhe du pylore, et les cicatrices rétractiles de l'ulcère gastrique. Ce sont là les deux lésions qui produisent les exemples les plus fréquents et les plus caractéristiques de la dilatation de l'estomac. A un moindre degré, ces deux maladies produisent très-fréquemment une augmentation de la cavité de l'organe. Et même ces dilatations énormes [1], dans lesquelles on voit l'estomac capable de contenir de vingt à trente *pintes* (de 11 à 17 litres) de liquide, sont encore des faits de même nature.

2° La dilatation résulte de la destruction d'un segment quelconque de la tunique musculaire de l'estomac. Ainsi, quand l'ulcération, affectant la disposition circulaire, envahit tout un anneau de cette tunique, il se produit nécessairement une dilatation de l'organe, en arrière de cette solution de continuité. Dans quelques cas même, il semble qu'un simple défaut de mouvement péristaltique, déterminé par une lésion bien légère du tissu musculaire, produise un effet analogue.

3° A côté de ces faits, nous devons placer ceux où la tunique musculaire est atteinte par une infiltration de tissu de nouvelle formation, comme dans le squirrhe. Ici les fibres musculaires, comprimées par la masse cancéreuse qui enveloppe leurs faisceaux, deviennent irrégulières dans leur direction, cessent de recevoir du sang, se contractent imparfaitement, quand elles ne sont pas entièrement privées de toute action. Dans ces circonstances, ces fibres sont aussi incapables de produire un mouvement de propulsion d'ensemble, que si elles avaient été complétement détruites.

1. Il est probable qu'il y a des dilatations beaucoup plus considérables, que nous ne connaissons pas, parce que, au lieu de remplir avec soin l'organe au moment de l'autopsie, on se contente de le vider, et de mesurer ce qu'il contenait.

Aussi la partie dans laquelle elles se trouvent cesse de se contracter sur le contenu de l'organe, avec l'énergie et la régularité nécessaires; les aliments s'accumulent en arrière du point où existe ce mouvement péristaltique insuffisant, et il survient une dilatation, qui ne diffère que par son étendue de celle résultant du rétrécissement ou de l'occlusion d'un semblable segment de l'estomac.

4° La dilatation totale, qu'on rencontre quelquefois dans l'inflammation cirrhotique, se distingue de cette dernière variété, en ce qu'elle résulte d'une infiltration plus généralisée de l'organe. Aussi elle envahit, non-seulement les parties de l'estomac situées en arrière des fibres musculaires altérées; mais encore la portion occupée par ces fibres elles-mêmes. Peut-être cette dilatation est-elle due quelquefois, au moins en partie, à une paralysie de la tunique musculaire, les filets nerveux étant eux-mêmes atteints par l'infiltration générale. Il est plus probable qu'elle est en rapport avec le siége et la consistance des produits inflammatoires. Ce qui est certain, c'est qu'elle s'accompagne d'une hypertrophie plus ou moins marquée, et que la dilatation est ici moins excessive que dans les formes précédentes.

Dans tous ces cas, l'hypertrophie modère ou arrête la dilatation de l'estomac. Les conditions qui déterminent l'hypertrophie ont donc une influence capitale sur la dilatation; mais — s'il est d'une grande importance pratique de se rappeler que l'hypertrophie curative est, toutes choses égales d'ailleurs, en rapport avec l'activité de la nutrition locale et générale, qui conserve à un muscle dont le travail est exagéré, son volume et sa puissance, — il faut aussi savoir que la dilatation a parfois sur l'hypertrophie une influence non moins directe et non moins certaine. La connaissance de ces influences réciproques nous fait comprendre les combinaisons si variées de ces deux états, que nous rencontrons dans les observations.

En analysant les cas où la dilatation se montre comme un épiphénomène des trois maladies ci-dessus, nous voyons que dans la production de l'hypertrophie, la rapidité avec laquelle le tissu de nouvelle formation envahit les membranes de l'estomac, est un élément fort important, car la même cause, qui va déterminer une dilatation considérable, si elle agit brusquement, ne produira, si son action est plus lente, qu'une dilatation moindre, en raison de l'hypertrophie développée grâce à la lenteur de ce travail.

Peut-être tentera-t-on d'expliquer cette relation, en disant que l'hypertrophie, impliquant non-seulement une nutrition exagérée des fibres primitives, mais la création de fibres nouvelles, il faut un certain temps pour qu'elle se produise dans les muscles à fibres lisses et à fibres striées. Mais il est clair que ce n'est là qu'une explication insuffisante ; si elle était exacte, toutes les fois que l'hypertrophie et la dilatation coïncident, l'hypertrophie devrait être en proportion exacte de la durée de la maladie. Or, nous avons vu que ce résultat est loin d'être celui auquel conduisent les faits observés.

En étudiant sérieusement la question, on voit que si la rapidité avec laquelle se forme le dépôt interstitiel empêche l'hypertrophie de se produire, c'est surtout parce que la dilatation en pareil cas est extrême. Dans l'inflammation cirrhotique, il est très-possible que ce résultat tienne à l'altération des nerfs de l'estomac, l'hypertrophie ne pouvant plus se produire avec une nutrition aussi imparfaite.

Mais si nous considérons un tout autre type de dilatation, comme dans le cas d'obstruction par un squirrhe, ou une cicatrice exclusivement limitée au pylore, nous trouverons une explication plus probable dans les lois de la contractilité musculaire. On sait qu'un poids considérable suspendu brusquement à l'extrémité d'un muscle volontaire, non-seulement en allonge les fibres, mais encore leur fait perdre toute puissance contractile [1]. On sait également que l'énorme distension, qui se produit dans le cas d'occlusion intestinale [2], rend bien vite inutiles les efforts par lesquels la tunique musculaire cherche à faire passer les matières au travers du point rétréci. Eh bien, il est probable que la dilatation rapide de l'estomac épuise de la même manière la faculté contractile de ses fibres musculaires, qui non-seulement sont mises *hors de combat*, à force d'être allongées; mais cessent de pouvoir se contracter, en raison de l'altération qu'elles subissent dans leur nutrition.

Il importe peu d'établir si dans ce phénomène les lois physiques ou vitales interviennent. Ce qui est certain, c'est que la paralysie musculaire, observée dans ces dilatations de l'estomac, est dans un rapport étroit avec celle que l'on rencontre dans l'autre classe de dilatations, ou dilatations idiopathiques. Ces dernières, malgré leur rareté, méritent notre attention, non-seulement par l'intérêt pathologique qu'elles présentent, mais aussi par l'influence qu'elles exercent sur tous les dérangements d'un organe aussi important.

1. Valentin, « *Text-book of Physiology* » § 1357. Renshaw. Londres, 1853.

2. Une paralysie analogue s'observe chez les ruminants, lorsqu'ils ont ingéré une quantité excessive de végétaux riches en matières sucrées, qui fermentent, et donnent à l'organe un développement gazeux qui peut être fatal, si l'art n'intervient pas pour donner issue à ces gaz par une ponction.

On voit parfois un malade, en convalescence d'une fièvre grave, éprouver une douleur violente et soudaine dans l'abdomen. Une tympanite se développe ; la douleur à la pression est vive, sans cependant pouvoir faire supposer l'existence d'une péritonite. Avant le temps nécessaire pour que les symptômes de cette maladie se déclarent, le malade succombe dans un état de prostration excessive, ou bien le plus souvent (ce qui est arrivé dans tous les cas que j'ai observés), il se rétablit avec une rapidité extraordinaire.

En recherchant la cause de ces accidents, je n'oublie assurément pas la possibilité d'une perforation de l'intestin : qu'il s'agisse de la perforation si fréquente dans le cas d'ulcération de l'intestin, dans la fièvre typhoïde ; ou, à un degré moins avancé, d'une simple filtration à travers les tuniques intestinales, avec inflammation de l'enveloppe péritonéale : lésion qui, dans l'état de prostration où est le malade, suffit à déterminer la mort, et qui peut échapper à un anatomo-pathologiste peu attentif. Sans exiger que le lecteur accepte mon diagnostic, à savoir que dans les cas que j'ai observés il n'y avait aucun degré de perforation, ou, sans insister sur le traitement (par l'opium, les stimulants et la chaleur appliquée localement), dont le succès a rendu impossible toute vérification du diagnostic, je me contenterai de citer deux faits :

1° Dans un ou deux des cas que j'ai traités, il s'agissait du *typhus fever* (fièvre sans ulcération) ; 2° Il existe dans la science des observations authentiques de faits dans lesquels, la mort ayant suivi les accidents dont nous avons parlé, on n'a trouvé à l'autopsie, faite avec le plus grand soin, aucune lésion de structure, sauf peut-être un peu de pâleur et de relâchement dans une étendue variable de l'intestin.

Dans des cas fort rares, où la mort est arrivée à la suite

de symptômes ayant d'ailleurs la plus grande analogie avec ceux dont nous nous occupons, une douleur violente, et une tuméfaction considérable de la région épigastrique, avaient fait penser que l'estomac était le siége principal de la maladie, et ces indications ont été vérifiées par l'autopsie. La distension de l'estomac est portée à ce point que l'organe occupe la plus grande partie de l'abdomen, et recouvre l'intestin pâle et contracté. Le contenu de l'estomac est formé de matières ingérées plusieurs jours auparavant, et qui ont atteint un degré de décomposition, en rapport avec la durée de leur séjour dans cette cavité. De ce fait on peut conclure à l'altération, sinon à la suppression de la sécrétion gastrique. A part un certain degré de congestion, la muqueuse ne présente rien autre chose qu'un peu d'imbibition par les matières contenues dans l'estomac. La musculeuse, très-amincie, a été tellement tendue que, sur différents points, les couches dont elle est formée se sont déplacées, ne laissant plus en beaucoup d'endroits qu'un réseau de fibres éparses, dont les intervalles sont remplis par les autres enveloppes, et particulièrement par la tunique celluleuse.

Quand la dilatation de l'estomac s'est produite ainsi d'une façon aiguë, la maladie a souvent pour origine un excès d'alimentation, tel qu'en commettent si fréquemment les convalescents longtemps astreints à la diète. Parfois, la maladie est moins aiguë et plus obscure dans sa cause : ainsi la dilatation peut être attribuée à l'action du vomissement, qui, après avoir persisté pendant plusieurs mois dans les cas chroniques, vient à cesser ensuite.

Les symptômes indiquent la nature du mal, et aident au diagnostic. La douleur, bien que variable, est en général excessive. Peu ou pas de sensibilité à la pression. Grâce à la percussion et à l'auscultation, on peut délimiter l'organe distendu outre mesure, qui occupe toute la partie antérieure de la cavité abdominale. Les parois abdominales sont elles-mêmes inertes, et dans le relâchement. Dans les cas anciens où existe une émaciation prononcée, elles sont amincies au point de permettre de constater le même état de la musculeuse de l'estomac. Les vomissements sont rares ou font complétement défaut, comme on peut s'y attendre, d'après l'état des organes qui concourent à produire ce symptôme. L'anorexie est constante, et la prostration extrême. Tel est l'ensemble de symptômes qui caractérise la dilatation gastrique dont nous nous occupons, et qui exclut les autres variétés de développement exagéré de l'estomac.

Malgré le vague et l'obscurité qui dérobent la nature de cette affection, je crois que la réunion de ces symptômes démontre qu'il y a là une lésion du système nerveux de l'estomac : lésion de structure en ce sens que l'œil peut l'apercevoir avec ou sans instrument, ou lésion que nous appelons « fonctionnelle » en raison de notre ignorance, mais dont le résultat certain est une véritable paralysie de tous les tissus de l'estomac. Muqueuse, musculeuse, sécrétion, mouvements, tout est entravé; les muscles étrangers à l'organe, mais qui concourent au vomissement, sont également affectés. En un mot, ce n'est pas seulement le système nerveux du grand sympathique, mais le système cérébro-spinal qui a subi une grave atteinte; la douleur excessive, et la prostration si caractéristique des malades, semblent indiquer que la lésion porte principalement sur le centre prévertébral ou plexus solaire, d'une part, et sur le pneumogastrique de l'autre.

Quant aux dilatations accidentelles de l'estomac, les symptômes par lesquels elles s'annoncent varient avec la maladie principale dont elles ne sont qu'un épiphénomène, avec le degré de la dilatation, et surtout de l'hypertrophie concomitante.

Le plus souvent, les symptômes sont assez simples, car ces dilatations s'observent principalement avec le cancer non ulcéré, l'ulcère cicatrisé, ou l'inflammation cirrhotique : maladies qui se développent à cette période avec lenteur et sans bruit[1].

Le plus important des symptômes observés est l'énorme dilatation de l'organe, qu'on reconnaît à la simple inspection de l'abdomen. D'autres traits non moins caractéristiques frappent l'observateur. Le vomissement a quelque chose de presque pathognomonique; il survient tous les deux ou trois jours, laissant quelquefois le malade sans la moindre nausée dans l'intervalle; et quand il se produit, il rejette de l'estomac des matières dont la quantité et la qualité indiquent qu'elles se sont peu à peu accumulées dans

1. Voilà pourquoi on ne doit pas s'étonner de rencontrer une telle ressemblance, au point de vue clinique, entre les cas d'hypertrophie et de dilatation de l'estomac, quelles qu'en soient les causes. La physionomie du malade est tellement caractéristique, qu'elle permet de faire le diagnostic au premier coup d'œil. L'aspect de l'abdomen, indépendamment de la percussion et de la palpation, n'est pas moins frappant. Je ne tenterai pas de décrire ici par des mots cette figure amincie, anguleuse, amaigrie, et ce teint spécial qui différencie pour l'observateur cette maladie de toutes les autres formes d'émaciation. Cependant, je dois faire observer que, dans le cas qui nous occupe, il semble que l'atrophie musculaire de la face soit hors de proportion avec les pertes subies par le tissu graisseux et sous-cutané de cette même région. Les caractères extérieurs de l'abdomen sont plus faciles à indiquer. La paroi abdominale, amincie mais non ramollie, s'applique exactement sur les organes sous-jacents dont les contours se dessinent à travers cette enveloppe. Cela est vrai surtout pour l'estomac, dont les courbures sont appréciées sans percussion ni palpation; on peut même reconnaître, aux mouvements péristaltiques lents et énergiques qu'on aperçoit, la nature et le siége de la lésion originaire de l'estomac.

l'organe depuis la dernière attaque. Le liquide rejeté (un, deux et même trois *gallons* — de 4 à 10 et 12 litres —) présente une horrible fétidité, une couleur noirâtre ; il écume, ressemble à de la levure, et au microscope on y trouve des sarcines et des corps organisés de la bière (*torulæ Cerevisiæ*). Malgré l'abondance du vomissement, le malade conserve un assez bon appétit, qui va quelquefois jusqu'à la boulimie déterminée par l'inanition (l'estomac ne pouvant parvenir à diriger les aliments dans le duodénum). En outre, il y a une sorte de cessation des fonctions de l'estomac. Aussi le malade, une fois l'organe débarrassé de son contenu, éprouve un besoin irrésistible d'ingérer de nouveaux aliments, jusqu'à ce que l'estomac, rempli par les repas successifs qui s'y accumulent, se vide encore par le vomissement. Les accès de vomissements sont plus ou moins rapprochés, suivant le degré d'occlusion, d'hypertrophie et de dilatation de l'estomac, et la quantité et la qualité des aliments ingérés. Il est remarquable que le vomissement, qui se montre si facilement dans le moindre dérangement de l'estomac, ne soit pas ici plus fréquent et plus facile. Vers la fin de la maladie, ce symptôme important devient de plus en plus rare, et, dans les derniers jours de la vie, il cesse complétement de se montrer.

Ce que nous venons de dire de la nature et des symptômes de la dilatation de l'estomac, nous dispense de nous appesantir sur le traitement de cette affection. En effet, quels succès pouvons-nous espérer obtenir ? Bien souvent aucun. Dans quelques cas, une amélioration momentanée sera due à un régime convenable, à l'usage de quelques stimulants et à une alimentation donnée par petites doses, de façon à éviter toute distension de l'estomac. Nous avons souvent soulagé le malade par des onctions d'huile d'olive ou d'huile de foie de morue sur l'abdomen, cette substance agissant localement sur la paroi abdominale, et sans doute aussi par les éléments nutritifs qu'elle fournit à l'absorption. La chaleur du corps doit être entretenue avec soin, surtout quand on donne des calmants. On combattra la douleur par l'opium, l'inanition par des lavements nutritifs. Quant à la distension de l'estomac, déterminée par la décomposition des aliments dans cet organe, nous avons obtenu de bons résultats de l'emploi du sulfite de soude. Au reste, sur tous ces points je ne puis que renvoyer à ce que j'ai dit déjà, à propos des maladies qui déterminent ou accompagnent la dilatation de l'estomac.

## INFLAMMATION SECONDAIRE.

Je ne veux pas terminer ce chapitre sans faire allusion à un fait pathologique très-curieux, et qui n'a pas été, que je sache, encore mentionné, sauf comme un détail resté inaperçu dans quelques observations isolées.

Dans les différentes lésions de l'estomac et de l'intestin, la mort est quelquefois précédée, sinon déterminée, par une violente inflammation d'une partie du canal digestif, fort éloignée du siége de la lésion primitive. Une rougeur intense comme celle de la congestion la plus marquée, ou une couleur noire comme celle de la gangrène ; une exsudation abondante couvrant toute la partie malade d'une couche de lymphe ayant l'apparence d'une pseudo-membrane : tels sont les signes que l'on observe et qui ne laissent aucun doute sur l'inflammation de cette partie du tube digestif. Quant à l'étendue et au siége de cette inflammation, on rencontre la plus grande variété. En général, la lésion affecte surtout le duodénum, parfois elle s'étend dans tout l'intestin grêle et le gros intestin. Tantôt elle occupe l'espace d'un pouce ou deux, tantôt elle n'envahit qu'une partie du calibre de l'intestin; dans d'autres cas, au contraire, elle existe sur une longueur d'un pied, ou parfois davantage. On observe en deux ou trois points ces traces d'inflammation, séparées l'une de l'autre par des intervalles de muqueuse parfaitement saine. Enfin, bien que la muqueuse soit le siége primitif et principal de la lésion, l'intestin est aussi quelquefois atteint dans toute son épaisseur; les tuniques musculeuse et celluleuse sont ramollies en une sorte de putrilage brunâtre qui se dissout dès qu'on y touche. Le péritoine est aussi injecté ou recouvert d'une exsudation épaisse.

Quelle relation existe entre cette inflammation et les lésions dont nous avons parlé plus haut? Consultons les observations, nous verrons qu'après une longue affection déterminée par la lésion primitive, le malade est parfois atteint tout à coup d'une entérite aiguë à laquelle il succombe. Nous constatons ainsi la succession des faits, sans pouvoir, du moins jusqu'à présent, déterminer exactement le rapport qui existe entre eux.

La lésion elle-même nous apprend fort peu de chose sur cette intéressante question. Tantôt il s'agit évidemment du cancer; tantôt la nature cancéreuse reste à l'état de doute; dans d'autres cas, il y a certainement une inflammation cirrhotique ou phlegmoneuse de l'estomac. En général, c'est cet organe qui est le siége de la lésion primitive. J'ai vu cependant une tumeur ou un rétrécissement du rectum ou d'une autre portion du tube digestif être le point de départ de la maladie. On cite également des faits dans lesquels il semble qu'une inflammation ait été déterminée dans l'estomac lui-même, comme résultat d'une ulcération ancienne, ou de l'inflammation cirrhotique d'une autre partie de ses tuniques.

Mais il faut avouer que souvent les deux lésions n'ont eu d'autre rapport que leur simultanéité même : rapport qui aurait encore un certain intérêt, s'il s'agissait d'une maladie générale, constitutionnelle. Mais ce terme n'est évidemment pas applicable à l'inflammation cirrhotique ni à l'ulcère simple de l'estomac, moins encore à la lésion dont nous nous occupons, qui d'ordinaire est limitée à la muqueuse, sans jamais s'étendre au tissu sous-muqueux, ni aller au delà d'une inflammation. D'autre part, il se peut qu'en regardant ce dépôt secondaire comme une inflammation, nous négligions des manifestations cancéreuses qui se trouvaient dissimulées par l'exsudation inflammatoire, due à la production accidentelle. Mais il n'y aurait évidemment là rien qui ressemblerait à ce transport de cellules cancéreuses, dont les dépôts secondaires dans le foie et le poumon nous offrent un si remarquable exemple, quand existe le cancer de l'estomac.

A tout prendre, cette manifestation de la maladie dans différentes parties du canal digestif nous offre non-seulement un fait digne d'observation et d'examen, mais encore nous amène à de très-intéressantes recherches sur sa nature et sa valeur. La première question à laquelle nous sommes conduits est celle du rapport entre le cancer et les autres maladies du tube digestif, l'inflammation en général, l'inflammation cirrhotique et l'ulcère en particulier. Sans me dissimuler les difficultés à rencontrer, je crois que ce n'est pas dans cette direction que l'on trouvera la vérité. Pour moi, c'est dans les centres nerveux et surtout dans le plexus solaire qu'est le siége de cette maladie apparemment réflexe, et c'est dans les branches périphériques, qui règlent la distribution du sang dans les vaisseaux gastriques et mésentériques, que je chercherai la cause de l'affection dont il s'agit. Le temps confirmera ou réfutera cette théorie, en grossissant le nombre des faits qui nous permettent aujourd'hui de la mettre en avant ; mais je puis déja faire observer que l'on rencontre, dans différentes parties du corps et même dans le tube digestif, des lésions multiples ayant la plus grande analogie avec celles que je viens de signaler [1]. En outre, au point de vue pratique, on voit combien est grave toute lésion de structure du canal alimentaire, puisqu'elle peut entraîner dans une portion jusque-là parfaitement saine du même appareil une lésion corrélative.

1. Ainsi, par exemple, l'ulcération du duodénum, observée fréquemment par Curling, à la suite d'une brûlure étendue de la surface tégumentaire.

# CHAPITRE VI

## DYSPEPSIE.

Un livre sur les maladies de l'estomac serait incomplet, s'il n'y était pas question de la dyspepsie ; et pourtant, ce sujet est si vaste et si complexe, que je ne puis songer à lui donner ici les développements nécessaires. Je me contenterai de présenter dans ce chapitre quelques considérations sur cette maladie, considérations qui, jointes aux notions précédentes, et aux recherches exposées plus haut, sur la physiologie de la digestion, suffiront à nous guider dans l'étude et le traitement de cette affection de l'estomac.

Le mot « *Dyspepsie* », pris dans le sens de difficulté de digestion, est évidemment un terme dont l'acception est très-large. Je ne prétends pas le définir. S'il ne s'agit que de l'expliquer, il exprime un état où la digestion se fait jusqu'à un certain point, mais avec difficulté, sans que l'estomac présente aucune lésion notable dans sa structure. Il ne serait pas moins absurde d'appeler « dyspepsie » l'altération de fonctions qui accompagne la destruction des tissus de l'estomac par le cancer ou par l'ulcère, que de donner le nom de « *dyspnée* » aux phénomènes consécutifs à la strangulation, ou de dire, d'un criminel décapité, qu'il a été rendu « *insensible* ».

Mais même en réservant le nom de dyspepsie aux cas de digestion pénible, sans lésion de structure, il reste à savoir jusqu'à quel point la dyspepsie est une maladie de l'estomac? En d'autres termes, l'estomac n'ayant qu'une part (bien que très-importante et essentielle) dans l'ensemble du travail de la digestion, dans quelle mesure faut-il rapporter à cet organe les dérangements de la fonction?

Pour répondre à cette question, il convient d'accorder que la dyspepsie n'est pas exclusivement déterminée par les troubles survenus dans la fonction de l'estomac; on peut même aller jusqu'à dire que, dans la majorité des cas, l'estomac n'est pas l'organe le premier ni le plus sérieusement atteint.

Dans certains cas, sans doute, il est vrai que l'estomac a été altéré par la quantité excessive d'aliments qu'on lui a imposée; il a été surmené tout comme un muscle ou un tendon soumis à un travail excessif. D'autres fois, c'est le manque d'exercice qui l'a affaibli; il a reçu trop peu d'aliments azotés; mais les féculents ou les matières grasses lui ont été donnés au dela des besoins de l'assimilation. Pourtant, comme, le plus souvent, les symptômes de la dyspepsie semblent avoir leur siége dans l'estomac atteint soit primitivement, soit consécutivement; comme ces manifestations sont celles qui attirent l'attention du médecin et qui frappent le patient, on peut accepter l'idée vulgaire que la dyspepsie est une maladie fonctionnelle de l'estomac. Il y a certainement d'autres parties du tube digestif, dont les désordres fonctionnels peuvent déterminer l'*indigestion*. Mais si on excepte les dyspepsies intestinales accompagnées de diarrhée ou d'un état catarrhal du gros intestin qui se rapproche d'une lésion organique, les symptômes se rapportant exclusivement à l'intestin sont fort rares et fort obscurs, comparés aux symptômes gastriques. Aussi est-ce sur ces derniers, tout particulièrement, que nous porterons notre attention, en raison à la fois de leur fréquence, de leur importance, et de l'efficacité de la thérapeutique sur l'organe où ils se produisent.

Il est facile de comprendre pourquoi les symptômes de la dyspepsie se rapportent plus spécialement à l'estomac. L'étude physiologique de la digestion nous fait voir que tout dans cet organe, sa forme, ses dimensions, sa fonction, son mode spécial d'innervation, contribue à lui donner une grande importance, et à l'exposer à des causes plus variées d'altération, qui se manifesteront par des phénomènes anormaux (douleur, vomissement, flatulence), plus notables ici que dans tout le reste du tube digestif. De sorte que si la dyspepsie purement intestinale était plus fréquente et plus importante qu'elle ne l'est en réalité, ce serait encore l'étude de la dyspepsie stomacale qui permettrait de la mieux connaître.

Ces considérations ont une grande valeur pour le diagnostic de la dyspepsie. Puisque cette affection est complexe, formée d'éléments variés; caractérisée, moins par la présence de certains symptômes que par l'absence de lésions organiques, nous devrons rencontrer dans le diagnostic de la maladie en général, et de chaque cas en particulier, des difficultés analogues. A mesure que la science a approfondi l'anatomie pathologique du tube digestif, et reconnu par des recherches plus exactes la fréquence des maladies accompagnées de lésions organiques, le terme si vague mais si utile de « *dyspepsie* » a été de plus en plus restreint. Les choses n'en resteront pas là, et avec les progrès de la médecine, avec le perfectionnement des moyens d'investigation, nous parviendrons certainement à découvrir et à apprécier des altérations de structure là où nous ne voyons que des troubles fonctionnels, et alors, toutes les affections réunies sous le terme « *dyspepsie* » se séparant en autant de maladies distinctes, ce mot disparaîtra de notre vocabulaire nosologique. A mesure que le médecin avance dans la connaissance de sa profession, il voit se restreindre de plus en plus l'application de ce terme ; et, dans chaque fait isolé, il ne tarde pas à procéder, pour admettre l'existence d'une dyspepsie, non pas par le diagnostic des caractères de cette maladie, mais le plus souvent par l'exclusion des caractères propres à toute autre. Cette affection est donc très-importante, en ce que le terme qui la désigne peut, dans sa généralité, s'appliquer à des cas de maladies réellement organiques ; mais aussi en ce que les symptômes par lesquels elle s'annonce ressemblent assez à ceux du cancer ou de l'ulcère, pour que des erreurs soient possibles. Cette confusion est, dans certains cas, presque inévitable. Mais le plus souvent, elle tient à ce que l'on oublie à quelles manifestations, parfois très-légères, ces maladies organiques peuvent donner lieu dans leurs premières périodes. L'estomac n'est pas le seul organe dont les lésions puissent être prises pour une simple dyspepsie. D'une part, toute maladie a son retentissement plus ou moins grand sur l'organisme entier, et exerce sur la faim et sur la fonction digestive une influence notable. D'un autre côté, il est permis d'affirmer que toute maladie générale grave détermine une dyspepsie qui lui est propre, par des procédés analogues à ceux qui la produisent dans un simple dérangement fonctionnel. C'est alors qu'on peut laisser échapper les signes d'une lésion profonde de l'organe réellement atteint. Quels que soient les progrès que le diagnostic moderne ait fait faire à la médecine, il ne faut pas oublier avec quel soin les anciens auteurs recommandaient de bien distinguer la phthisie, et les autres maladies, de la dyspepsie secondaire qu'elles déterminent. On trouvera là une raison d'examiner avec la plus scrupuleuse attention dans les cas de dyspepsie, tous les organes suspects, en se rappelant que, dans certaines circonstances, les signes physiques de ces maladies sont assez obscurs pour ne plus laisser d'autre guide que cette analyse minutieuse des symptômes, et cette puissante induction, grâce à laquelle la médecine d'autrefois parvenait à un diagnostic presque aussi exact que celui que nous devons à l'emploi des méthodes actuelles.

La dyspepsie, dans sa forme la plus simple, est tellement commune que peu de personnes dans la vie civilisée y échappent complétement. Chacun de nous a des aliments ou des boissons qui répugnent à son estomac. On sait encore que les aliments capables de déranger la digestion, chez une personne, sont très-bien tolérés chez une autre. Eh bien, si on fait un usage habituel d'une substance de cette nature, pour satisfaire son goût, ou sans savoir quels effets elle peut déterminer, les symptômes qui se produisent sont bientôt ceux de la véritable dyspepsie.

Il est inutile de décrire ce qui arrive en pareil cas. Comme on pourrait s'y attendre, en raison de la nature de la maladie et du trouble fonctionnel auquel elle est limitée, ces symptômes rappellent sous leur forme la plus bénigne les différents phénomènes que nous avons vu accompagner les maladies de l'estomac. Ainsi, la douleur consiste seulement en une sensation de pesanteur, de constriction, de souffrance sourde; le vomissement est rare, il n'y a guère que des nausées; les malades se plaignent plutôt de flatulence; la constipation et la diarrhée ne sont pas constantes, de même que les dérangements d'appétit. La céphalalgie appartient plutôt à la dyspepsie accidentelle qu'à la dyspepsie habituelle ; elle se montre rarement intense et continue pendant le même accès. Un malaise général, un état de dépression ou d'épuisement accompagnent assez souvent la dyspepsie habituelle ; ce sont tantôt des résultats, tantôt des éléments de la maladie.

Nous n'essaierons donc pas de décrire la marche de la dyspepsie ordinaire, depuis l'indigestion accidentelle jusqu'a la perversion habituelle, constante de la fonction ; nous ne nous arrêterons pas à indiquer, tâche impossible, les milliers de formes que les symptômes ci-dessus peuvent produire suivant leur nombre et leur degré ; mais nous considérerons la maladie comme suffisamment représentée ou esquissée par l'ensemble des symptômes dont nous avons parlé; et nous citerons seulement une ou deux des principales variétés que l'on rencontre dans la pratique.

D'abord, la proéminence d'un seul ou de deux de ces symptômes constitue une variété de dyspepsie, trop évidente pour mériter une longue description. Ainsi, une douleur vive ou continue à la région épigastrique peut aller jusqu'à la « cardialgie ». La « dyspepsie flatulente » est également un terme facile à comprendre. Le vomissement est rarement un symptôme dominant : aussi est-on en droit de soupçonner une maladie plus importante que la dyspepsie, quand il se montre fréquemment et avec un caractère de gravité. La constipation, lorsqu'elle est réellement spécifique de la maladie et n'est pas un état habituel chez le malade, comme cela arrive si souvent, appartient plutôt à la dyspepsie intestinale ; on peut en dire autant de la diarrhée. L'un et l'autre de ces symptômes méritent l'attention, en raison du traitement spécial qu'ils réclament.

Les autres variétés de dyspepsie sont caractérisées par l'époque de l'apparition des symptômes. Les anciens distinguaient avec raison ce que nous pourrions appeler la « *dyspepsie ingestive* », dans laquelle on voit le trouble de la fonction succéder de très-près à l'ingestion des aliments, et ils attribuaient à cette variété, sous le nom de « sensibilité morbide » de l'estomac, une importance qu'elle mérite, car c'est une forme grave de la maladie, quand ce n'est pas le début d'un ulcère de l'estomac. Il faudrait peut-être encore faire une variété de ces cas, où les symptômes de dyspepsie se manifestent peu à peu pendant la période d'activité de l'estomac, pour disparaître quand les aliments pénètrent dans le duodénum. Dans d'autres cas très-nombreux, on voit les troubles digestifs n'apparaître que vers la fin de cet acte. Et ici il a deux sous-variétés à noter : une dyspepsie après la digestion (*post-digestive*) et une dyspepsie à jeun (*fastiny-dyspepsia*) ; la première dure peu, la seconde ne cesse qu'avec l'ingestion d'un nouveau repas. Dans ces deux cas, on rencontre généralement une grande tendance au gonflement et à la flatulence.

Une classification plus physiologique consisterait à diviser les dyspepsies suivant l'espèce d'aliments, qui n'est pas digéré, et qui amène les troubles dont il s'agit.

On se rappelle qu'en parlant de la composition des aliments, dans la Physiologie la digestion [1], nous avons, avec le Dr Prout, divisé comme il suit les éléments qui en-

1. Ces leçons ont été publiées sous le titre suivant. « *Introduction to Dietetics* », Longmans, 1861.

trent dans leur composition : 1° les matières albuminoïdes, ou composés protéiques, tels que l'albumine, la fibrine, la caséine, etc...; 2° les matières hydro-carbonées ou les graisses, comme le beurre, l'huile, les graisses animales, etc...; 3° les hydrates de carbone, groupe qui renferme les différentes substances féculentes et sucrées; 4° les principes salins qui, bien que moins connus, n'exercent pas une action moins importante que les précédents; 5° l'eau, le dissolvant plus ou moins immédiat des éléments que nous venons d'énumérer : l'agent que nous retrouvons dans la plupart des phénomènes mécaniques et chimiques de la vie.

Eh bien! il faut reconnaître que dans beaucoup de cas de dyspepsie grave et prolongée, c'est l'excès ou la qualité mauvaise de l'un ou l'autre de ces principes, qui détermine une exagération des symptômes de la maladie. Quelquefois, une seule de ces substances est capable de réveiller la susceptibilité de l'estomac : ainsi, par exemple, la dyspepsie de tel malade est due à l'ingestion de matières azotées; chez un autre, il faut accuser les matières féculentes ou sucrées; un troisième ne souffre qu'après avoir pris des matières grasses. Et il ne faut pas omettre de dire que chez certains individus les principes salins ou aqueux peuvent produire les mêmes résultats. J'ai vu des personnes atteintes de dyspepsie très-intense, pour avoir fait usage en boisson d'une eau dure et chargée de principes calcaires[1]; d'autre part, certains malades n'ont qu'à diminuer la quantité d'eau (même la plus pure) qu'ils boivent aux repas pour faire cesser leurs souffrances. On peut en dire autant

1. Un effet analogue se produit chez les animaux qui boivent des eaux de cette nature.

des condiments (poivre, épices) dont on fait usage avec les aliments. Beaucoup de ces substances âcres et fortement stimulantes sont réellement dangereuses, non-seulement par leurs effets immédiats, mais encore par la quantité excessive d'aliments qu'elles excitent à ingérer.

Nous ne poursuivrons pas plus loin ces considérations, qui nous conduiraient à passer en revue tout le sujet de l'alimentation et nous entraîneraient hors des limites de ce travail. Je me contenterai de faire observer ici que, dans le traitement de la dyspepsie, la classification que je viens de rappeler est extrêmement utile, par les indications précieuses et très-simples qu'elle fournit. Je crois qu'en y regardant de près, on verra que chacune des dyspepsies que nous venons de distinguer présente quelque chose de spécial dans ses manifestations. Dans la dyspepsie des aliments azotés, si commune chez les gens sédentaires et chez les riches, la céphalalgie est fréquente; la douleur modérée siége en arrière du sternum, en un point qui correspond à l'ouverture cardiaque de l'estomac. La dyspepsie des aliments féculents [1], que l'on rencontre plus particulièrement chez les malades pauvres, a pour caractère distinctif un développement gazeux très-considérable. La dyspepsie des aliments huileux s'accompagne de douleur très-notable, de céphalalgie, de nausées continuelles et même de vomissement. Dans toutes ces variétés, l'excès de l'aliment qui provoque la dyspepsie peut être absolu ou relatif. Et sous le nom d'excès relatif, nous devons proba–

1. On reconnaît très-bien cette forme de dyspepsie dans les souffrances dont le Dr Livinsgtone nous a donné une description si parfaite. Cette dyspepsie était due à l'ingestion d'une quantité excessive d'aliments féculents, et l'usage de la viande en guérit complétement le célèbre voyageur.

blement comprendre, non-seulement une quantité plus considérable que celle qui peut être digérée par le dissolvant spécial de cet aliment, mais aussi une quantité exagérée par rapport aux autres principes alimentaires. En effet il semble exister entre ces principes une dépendance naturelle.

Une autre classification, à peine indiquée encore dans l'état actuel de la science, mérite cependant une allusion, car elle semble destinée à jouer plus tard un rôle dans le diagnostic des troubles fonctionnels de l'estomac. Elle consisterait à grouper les dyspepsies stomacales, suivant les réactions chimiques fournies par les liquides rejetés dans la régurgitation ou le vomissement. Ce fait bien connu, que ces liquides sont tantôt acides, tantôt alcalins, tantôt neutres, pourrait servir à établir des divisions de la maladie. Est-il nécessaire de dire que l'acidité ou l'alcalinité des déjections serait une base bien insuffisante d'une classification? qu'il en résulterait le rapprochement de cas dissemblables, dans lesquels la même réaction serait due à des principes très-différents? Est-il besoin d'ajouter que les propriétés physiques de ces liquides (et surtout leurs caractères microscopiques) sont indispensables à connaître, afin de juger la valeur de ces caractères chimiques en apparence si tranchés? J'ai fait à cet égard des recherches très-curieuses, mais qui ne seraient point ici à leur place. Qu'il me suffise de dire que l'acidité, que l'on est généralement disposé à attribuer à un excès de sécrétion de suc gastrique[1], est le plus souvent déterminée par la fermentation lactique, acétique ou butyrique des aliments; que la

1. J'ai cependant des raisons de supposer que, dans certains cas de dyspepsie acide. l'estomac fournit une sécrétion exagérée : sécrétion, non de suc gastrique, mais de son élément acide, ou de suc gastrique, moins la pepsine.

réaction alcaline tient d'ordinaire à un excès de salive versé dans les intervalles des repas, ou à un excès de bile, ce qui est plus rare ; et enfin que l'état neutre des liquides rejetés tient à la neutralisation résultant de ces deux réactions opposées.

C'est peut-être ici le cas de parler d'une variété de dyspepsie connue sous le nom de *pyrosis*. Si nous adoptions la définition ordinaire de cette maladie, je doute qu'on pût ranger sous ce titre la plupart des cas indiqués comme pyrosis. L'abus qui a été fait de cette dénomination explique certainement la fréquence extrême du pyrosis dans le cancer de l'estomac[1]. Même en réservant, comme il convient, le nom de pyrosis pour les cas où il y a douleur vive à l'épigastre, suivie d'une simple régurgitation d'une grande quantité de fluide aqueux, il faut reconnaître que cet élément morbide constitue tantôt une maladie idiopathique, tantôt une complication possible de différentes maladies organiques ou fonctionnelles de l'estomac.

Dans l'un et l'autre cas, il faut pour qu'il y ait pyrosis : d'une part la présence d'un liquide semblable à de l'eau, d'autre part un acte de régurgitation.

En ce qui concerne le premier point, l'examen chimique et microscopique démontre que le plus souvent ce fluide est simplement constitué par de la salive, dont la sécrétion excessive a été provoquée soit par la mauvaise qualité des aliments[2], soit par l'irritation de l'estomac[3]. La salive

1. *Voyez* Chapitre III

2. Le pyrosis idiopathique semble très-commun dans les provinces où les habitants ont une alimentation trop exclusivement végétale; il est déterminé par la vie sédentaire, et l'habitude de manger rapidement (par conséquent sans mâcher, et sans insaliver) une nourriture composée principalement de *oatmeal porridge*, sorte de soupe préparée avec le gruau d'avoine, et qui est fort indigeste quand elle a été mal cuite.

3. Chez les chiens pourvus d'une fistule gastrique, l'irritation directe de l'estomac excite immédiatement la sécrétion salivaire.

tombe alors goutte à goutte dans l'œsophage, sans que le malade s'en aperçoive, ou descend le long de ce conduit, à la suite de mouvements répétés de déglutition.

L'acte par lequel est rejeté ce fluide ne semble différer en rien de la régurgitation ordinaire. Ici encore, l'occlusion du pylore, l'ouverture du cardia, la contraction du sac pylorique, et la pression exercée par les muscles abdominaux : telles sont les conditions qui vraisemblablement déterminent l'expulsion du liquide. La sensation de constriction à l'épigastre, dont s'accompagne la régurgitation, est-elle due à la contraction de la portion pylorique de l'estomac, ou à la distension de l'organe, ou à l'irritation de la muqueuse? La première de ces explications semble être la plus probable.

Il est impossible de dire, dans l'état actuel de nos connaissances, si l'accumulation seule de la salive dans l'estomac peut être considérée comme un acte anomal, et si le pylore se contracte en présence d'une quantité non excessive de ce liquide. Toutefois, j'ai trouvé de la bile dans le liquide rejeté dans certains cas de véritable pyrosis, et je crois, en conséquence, que la contraction du pylore, qui permet une accumulation considérable de salive dans l'estomac, ne se produit qu'en présence d'une quantité excessive de ce fluide, ou qu'en raison d'une irritation très-notable de l'estomac, laquelle à son tour provoque le flux salivaire.

Nous n'avons plus qu'à faire l'énumération des diverses formes de pyrosis. Ce symptôme se rencontre dans l'ulcère de l'estomac et (bien que je ne l'aie jamais observé moi-même) dans le cancer de cet organe. De même j'ai vu le pyrosis parfaitement accusé dans certains cas où il y avait toute raison d'attribuer ce symptôme à la contraction de la cicatrice ulcéreuse. Quant au pyrosis idiopathique, je l'ai observé (ce qui vient à l'appui des explications ci-dessus) pendant le repas, ou plutôt vers le commencement du repas : la régurgitation n'amenait alors que de la salive pure provenant du sac pylorique, sans aucun mélange avec les substances alimentaires que devait contenir à ce moment la partie cardiaque de l'estomac.

Il est important de rechercher les *causes* de la Dyspepsie, tant pour éclairer la nature de la maladie, que pour en régler le traitement. En effet, comme cet état morbide ne tient que rarement à une lésion grave ou permanente, il suffit souvent d'en détruire la cause pour amener la guérison complète. Malheureusement, la cause n'est pas toujours simple, ni unique, tant s'en faut ; et la pathogénie n'est pas moins difficile à établir que le traitement à instituer.

Parmi les causes de la dyspepsie, il faut donner la première place à l'excès de travail intellectuel. Cette influence ne se mesure pas à l'intensité, mais à la rapidité, à la durée du travail, et aux facultés qu'il met en jeu. Les efforts du génie créateur sont éminemment salutaires, non pas (comme on le croit trop souvent) parce que le génie n'a pas besoin d'efforts, mais parce que ce travail exige un concours symétrique de toutes les facultés, une application de la raison et du jugement, en un mot un exercice modéré et varié de toutes les puissances de l'esprit. Réciproquement, la dyspepsie peut être déterminée par le repos absolu de l'intelligence ; les personnes accoutumées aux travaux de l'esprit sont très-exposées à la dyspepsie, quand elles passent d'un travail rendu facile par l'habitude, et comparativement salutaire, à l'inoccupation intellectuelle.

Les chagrins déterminent plus sûrement encore la dyspepsie. La maladie de l'estomac ne présente pas en ce cas moins de difficultés à la thérapeutique qu'une affection mentale. On sait, de reste, quel étroit rapport existe entre les phénomènes de la digestion, et l'état de l'esprit : la suppression de la salive déterminée par une vive émotion ; l'appétit brusquement perdu, quand on apprend une mauvaise ou même une heureuse nouvelle ; tous ces faits d'expérience vulgaire démontrent combien le travail de la digestion est sous l'empire des moindres actes qui se passent dans le monde invisible de la pensée. Il n'y a rien là d'étonnant. L'anatomo-pathologiste le plus convaincu accepte bien que les plus simples dérangements intellectuels peuvent affaiblir, et même anéantir la vie, sans qu'une lésion matérielle appréciable explique ces désordres. Eh bien ! ce qui est vrai de l'ensemble des fonctions ne peut-il pas être également vrai de l'une d'entre elles, la fonction de digestion surtout, qui a sur les forces en général, et sur la nutrition de chaque partie du corps une influence si considérable ?

La dyspepsie peut être déterminée par l'abus ou le défaut d'exercice physique. Dans les classes riches, c'est surtout cette dernière cause à laquelle il faut rapporter la maladie. Il est hors de doute que les mauvais effets de la vie sédentaire sont souvent aggravés par le travail de l'esprit qui l'accompagne, et par l'air insuffisant et impur que nous nous condamnons à respirer dans nos habitations mal ventilées. Mais le mal tient surtout à la désassimilation imparfaite, qui résulte de l'absence d'exercice, et à la combustion incomplète, qui se produit dans nos tissus, dès que les forces musculaires cessent d'agir. Peut-être devons-nous encore ajouter une autre raison : j'estime que toutes choses égales d'ailleurs, la quantité de pepsine sécrétée du sang par les glandes de l'estomac, est en rapport avec le travail musculaire. Malheureusement, on ne peut pas s'en rapporter à l'appétit des personnes sédentaires, pour apprécier cette relation entre les *ingesta* et les *egesta*. Souvent, en effet, dans ces circonstances, l'appétit paraît plutôt augmenté que diminué : fait qui s'explique peut-être par cette disposition naturelle de l'esprit humain, à mettre d'autant moins de modération dans les plaisirs, que ceux-ci sont plus restreints, et à céder aux entraînements de la table, quand notre genre de vie ne nous laisse pas le choix d'un autre passe-temps.

La fatigue musculaire excessive peut encore produire la dyspepsie. L'état fébrile déterminé par un travail physique prolongé détruit (les grands marcheurs le savent bien !) et l'appétit et la faculté d'assimiler les aliments. D'autre part, l'exercice musculaire, même modéré, pendant la digestion, peut en suspendre le travail, en détournant vers les muscles, les poumons et la peau, le courant sanguin, dont la présence alors est surtout nécessaire dans le tube digestif, pour y entretenir les sécrétions et les phénomènes d'absorption. J'ai vu les deux causes que je viens de mentionner, donner lieu à de graves accidents de dyspepsie, chez des personnes qui ne semblaient pas devoir y être exposées, d'après les auteurs qui font de cette maladie le privilége des gens riches, sédentaires, et adonnés aux excès de table. Et pour ne citer qu'un seul exemple, je ne saurais dire combien de dyspepsies opiniâtres j'ai observées chez ces infatigables marcheurs, les facteurs de la poste de Londres.

Il faut pourtant laisser aux erreurs de régime la part que leur ont longtemps assignée la physiologie et la médecine, dans la production de la dyspepsie. Les causes que nous avons énumérées jusqu'ici seraient peut-être impuissantes à amener de graves désordres, si l'alimentation était parfaitement surveillée dans sa quantité et dans sa qualité. L'homme livré aux travaux de l'esprit souffrirait bien moins, s'il ne chargeait pas trop son estomac ; si sa nourriture était moins substantielle, ses aliments mieux cuits, et la mastication plus parfaite ; s'il prenait des boissons moins stimulantes ; si ses repas étaient moins rapprochés, et pris avec moins de précipitation. Les personnes sédentaires éviteraient également les accidents dont elles se plaignent, si elles proportionnaient leur alimentation aux exigences très-minimes de l'estomac, dans un pareil genre de vie. Le travail musculaire excessif ou prolongé exige aussi un régime spécial. Le chasseur, le voyageur qui gravit à pied les montagnes, le soldat qui fait une marche forcée, dans un état de fièvre continuelle et de transpiration, feraient infiniment mieux de remplacer la viande et l'alcool, qu'on croit à tort indispensables pour pouvoir lutter contre la fatigue, par du pain, du beurre, des fruits et beaucoup d'eau fraîche. Sans entrer dans plus de détails, bornons-nous à dire, en résumant, que l'alimentation et le régime de la santé et de la maladie se touchent en plus d'un point, et que le médecin doit toujours tenir le plus grand compte de ces notions élémentaires.

Quant aux erreurs de régime, il ne faut pas se placer à un point de vue trop exclusif. Pour les classes riches, il est hors de doute que l'excès de nourriture et de boisson est une cause de dyspepsie beaucoup plus fréquente que l'abstinence. Dans les classes pauvres, c'est la proposition inverse qui est vraie.

Mais il n'est pas toujours si facile de distinguer l'excès, de la privation. Ainsi, dans la dyspepsie des pauvres, est-ce à l'excès d'aliments féculents ou au défaut de matières azotées, à l'insuffisance de la sécrétion du suc gastrique, qu'il faut attribuer la flatulence et le pyrosis? D'autre part, dans les familles riches, si on fait de la viande un usage abusif, l'abstention des aliments végétaux est poussée à un degré que certaines organisations ne peuvent supporter [1]. Bien d'autres erreurs sont commises. La nourriture est abondante, mais elle est mal choisie, mal cuite, les aliments sont à peine mâchés, ou noyés dans des quantités de liquides alcooliques, qui en rendent la dissolution impossible dans le tube digestif. Enfin, il peut y avoir excès relatif d'un seul principe alimentaire, par exemple de matières grasses. Ainsi, l'usage mal dirigé de l'huile de foie de morue produit une certaine variété de dyspepsie, lorsqu'on en prend une dose considérable à jeun; alors il y a des nausées, des vomissements, des aigreurs qu'on fait cesser immédiatement, si on divise la dose de cette matière grasse, ou si on ne l'introduit dans l'estomac qu'avec les aliments ou immédiatement après.

Mentionnons encore comme erreur de régime l'abus de l'alcool, du thé, du café et du tabac. Nous parlerons plus

1. Voici à cet égard un fait qui m'a été rapporté par une personne très-digne de foi. Une dame qui avait été longtemps traitée par un médecin à la mode pour une dyspepsie, se trouvant un jour plus malade à son château, fut obligée d'appeler un petit médecin du voisinage, qui lui déclara qu'elle avait le scorbut, et lui prescrivit en conséquence du jus de citron et une nourriture végétale. La malade répondit que le Dr Blank lui avait si formellement défendu ce genre de nourriture, qu'elle avait réduit ses aliments féculents à une petite tartine. Cependant la crainte de mourir du scorbut l'emporta, et elle se laissa guérir par le médecin de campagne, et de sa maladie, et de l'erreur de régime qui avait exposé sa vie

loin des effets de ces substances. Pour le moment, constatons que, pour apprécier leur influence sur la dyspepsie, il faut tenir compte de leur action locale sur la muqueuse de l'estomac et de l'intestin, et de leur action générale sur la nutrition, quand une fois elles ont été absorbées.

Pour simplifier la question, éliminons d'abord toute discussion sur le point de savoir si l'abus de ces boissons et du tabac n'entraîne pas, chez ceux qui s'y adonnent, une diminution notable dans la quantité d'aliments qu'ils prennent. Il est évident qu'il y a là un résultat de l'action de ces substances, qui ne peut en être séparé.

Etudions tout d'abord leurs effets locaux. A part la stimulation qu'une petite quantité de liquide alcoolique, pris avant le repas, exerce sur la sécrétion de l'estomac, les effets de ces divers agents sont tous plus ou moins funestes. L'alcool nuit à la digestion stomacale, en raison de son degré de concentration ; s'il est très-concentré, il détermine une inflammation qui a pour résultat de suspendre toute sécrétion. En outre, les substances fermentescibles, contenues dans les liquides alcooliques (la bière, les vins sucrés effervescents, les liqueurs), développent une fermentation fâcheuse dans les matières alimentaires, auxquelles elles se trouvent mêlées. Le tannin contenu dans le thé et le café tend probablement aussi à diminuer la sécrétion des liquides de l'estomac [1]. Quant aux autres principes dont se composent ces boissons, disons seulement ceci : si l'eau est le meilleur dissolvant des matières alimentaires, rappelons-nous qu'elle agit seulement en raison de sa pureté, et

1. L'infusion de tabac, que la mastication de cette drogue introduit dans l'estomac, agit sans doute de la même manière.

qu'elle peut devenir un agent très-nuisible, quand on en introduit dans l'estomac des quantités excessives.

Voyons maintenant quels sont les effets généraux déterminés par l'usage de ces substances. Si elles présentent fort peu d'éléments que l'organisme puisse assimiler, toutes semblent agir de la même manière sur la nutrition ; sous leur influence, le système nerveux, qui préside à cette fonction, acquiert une énergie nouvelle; les organes s'usent moins vite, car l'excrétion d'acide carbonique et d'urée, qui mesure les déperditions organiques, descend bien au-dessous du chiffre normal.

Il serait inexact, cependant, d'assimiler complétement ces diverses substances, ou de supposer que chacune d'elles a une action toujours identique chez tous les individus. Il ne le serait pas moins de croire que toute leur influence se résume dans les effets locaux et généraux dont nous avons parlé. Notre expérience personnelle nous porte à attribuer à chacune de ces substances une action spécifique sur le système nerveux et le système vasculaire. D'autre part, il ne faut pas ajouter trop d'importance à la théorie physico-chimique, par laquelle on veut expliquer leur action. Ainsi il ne me semble pas improbable que la quantité moindre d'acide carbonique exhalé soit remplacée par quelque nouvelle transformation, ou par d'autres produits de combustion, qui échappent à nos procédés d'analyse[1]. Dans tous les cas, il reste à savoir si cette diminution d'acide carbonique représente une économie proportion-

1. N'est-il pas permis de supposer que l'acide carbonique est remplacé par de l'hydrogène, assez oxydé pour former de l'eau, et l'urée par l'ammoniaque ou le carbonate de cette base?

nelle, et cela étant, s'il faut admettre que la vie et la santé y trouvent un avantage correspondant.

Quoi qu'il en soit, l'expérience démontre que l'alcool et les liqueurs alcooliques exercent une action locale très-funeste sur le tube digestif et sur la digestion, et que leur influence plus générale sur la nutrition n'est pas moins dangereuse.

L'usage universel de ces liqueurs, et la possibilité de conserver la santé, si on en use avec modération, sont des faits qui ne contredisent en rien cette proposition. Il est également hors de doute que, dans certains cas, l'utilité des effets généraux qu'elles peuvent produire est hors de proportion avec les désordres locaux qu'on pourrait craindre; en un mot, ces liqueurs peuvent constituer de très-utiles remèdes contre les maux que leur usage ou leur abus détermine quelquefois.

Résumons maintenant en quelques mots les traits caractéristiques de la pathogénie de la dyspepsie :

1° En dépit de la résistance singulière que présente le tube digestif à l'action des substances avec lesquelles il est en contact, il est organisé de telle sorte que la mauvaise qualité, l'excès ou l'insuffisance de l'alimentation, amènent le désordre de la fonction, en un mot, l'indigestion ;

2° Il y a plus. En dehors des idiosyncrasies, qui font que tel aliment très-sain pour l'un peut agir comme un poison chez un autre, nous sommes contraints d'admettre, pour expliquer la dyspepsie, une délicatesse, une faiblesse spéciale des organes digestifs. Nous voyons, en effet, l'intégrité de la fonction persister chez bien des individus dont l'hygiène est déplorable; et d'autre part, nous pouvons constater combien les désordres des organes digestifs, combien les accidents dyspeptiques sont rares ou rapidement modifiés, quand les autres conditions de la santé sont bonnes : dans la vie active, dans la vie au grand air, par exemple. Voilà pourquoi tant d'excès, si souvent répétés, n'amènent quelquefois aucun désordre fonctionnel ; voilà pourquoi les moyens les plus efficaces pour assurer la santé générale : le grand air, l'exercice modéré, l'activité du corps et de l'esprit, sont aussi les plus sûrs pour prévenir le développement de la dyspepsie, et les remèdes les plus héroïques à lui opposer.

Les troubles fonctionnels dont les organes digestifs sont le siége constituent une sorte d'avertissement providentiel, qui nous met en garde contre des maladies plus graves et plus profondes ; il y a là quelque chose d'analogue aux indications salutaires de la douleur. Grâce à la place occupée par l'estomac dans l'appareil digestif, les désordres qui se produisent dans cet organe s'opposent parfois à ce que les produits d'une digestion mal élaborée pénètrent dans le sang et soient bientôt transportés dans la profondeur des tissus.

Abandonnée à elle-même, la dyspepsie n'est pas sans danger. Mais si, d'une part, la similitude des symptômes ne permet pas d'affirmer que la maladie ne se terminera pas par une lésion organique, comme le cancer ou l'ulcère, d'autre part, le traitement de la dyspepsie acquiert une grande importance, puisqu'il peut prévenir l'explosion de ces terribles maladies. En tout cas, n'oublions pas que bien souvent les troubles digestifs accusent des écarts de régime, dont la répétition peut amener des désordres irréparables, tels que tubercules, rhumatisme, goutte, calculs, etc...

## TRAITEMENT.

Si, dans l'exposé des moyens de traitement que réclame la dyspepsie, je place les agents de l'ordre médical avant les moyens hygiéniques. je suis bien loin de vouloir par là consacrer la supériorité des premiers. Dans la grande majorité de cas, ce n'est pas par les drogues que l'on guérit la dyspepsie. Ici elles ne conservent plus même l'influence favorable qu'elles ont certainement dans beaucoup d'autres maladies. Mitiger les symptômes, amoindrir les effets, voilà tout ce que nous pouvons en attendre. Surtout, n'espérons pas par des médicaments nous exempter de la recherche, plus importante ici que jamais, des causes qui ont donné naissance à la maladie. L'expérience démontre que, dans bien des cas de dyspepsie, une alimentation et un régime convenable suffisent à la guérison : aussi les moyens hygiéniques l'emportent-ils sur les autres.

Voici pourquoi je tenais à indiquer d'abord les moyens pharmaceutiques. La dyspepsie est une maladie souvent légère et dont on triomphe presque toujours assez facilement. Elle attaque de préférence les gens riches et adonnés aux excès. Les habitudes qui l'entretiennent supposent, quand elles ne la produisent pas, une certaine faiblesse intellectuelle. A tous ces titres, la dyspepsie est le terrain de prédilection du charlatanisme. Ici plus que partout ailleurs, il y a des recettes sans nombre, et des guérisons merveilleuses. Le secret de tous ces prodiges est dans l'efficacité du régime et de l'hygiène. Voilà ce qu'il faut bien reconnaître, pour démasquer l'imposture, et aussi pour pouvoir apprécier la valeur des médicaments et choisir ceux que nous devons employer dans le traitement de la dyspepsie. Je ne sais si les moyens qui m'ont réussi et que je crois devoir recommander seront approuvés par d'autres ; nous avons encore beaucoup à apprendre sur leur emploi et leurs effets ; dans tous les cas, il me paraît indispensable d'en faire précéder l'indication, de quelques conseils importants :

Un malade atteint de dyspepsie prend un certain médicament. Il guérit. A-t-il été guéri par le médicament ? Oui, dit le vulgaire. Le médecin consciencieux ne peut accepter cette appréciation erronée et trop flatteuse de son ordonnance, et il se pose ces questions : « La guérison est-elle due à cette amélioration spontanée qu'on observe dans cette maladie, comme dans beaucoup d'autres ; ou bien est-elle le résultat de l'action combinée du régime et du médicament? La valeur traditionnelle de ce médicament est-elle confirmée par les effets physiologiques qu'il détermine sur l'homme sain ? L'effet thérapeutique est-il encore manifeste, si on fait abstraction de l'influence de l'hygiène? Est-il facile à produire expérimentalement, et résulte-t-il immédiatement de l'ingestion du médicament dans l'estomac ? Enfin, qu'arrive-t-il si on vient à interrompre, cesser et reprendre la médication ? »

Une enquête de ce genre diminuerait sans doute beaucoup le nombre des médicaments, et rendrait moins communs les nouveaux spécifiques. La médecine gagnerait à s'appuyer sur une base plus scientifique, et le charlatanisme verrait diminuer le nombre de ses dupes : on saurait combien la santé est mieux protégée par les influences hygiéniques que par les drogues exotiques les plus rares. Enfin, le médecin aurait le plus grand avantage à manier un moins grand nombre de remèdes, dont les propriétés mieux éprouvées, seraient à l'abri de toute discussion.

Mais les heureux effets de la *vis medicatrix naturæ* ne doivent pas désarmer le praticien et lui faire oublier la valeur de la thérapeutique. Nous n'avons pas à répondre à la question abstraite de savoir si la nature et le régime peuvent triompher de la maladie; mais à employer tous nos efforts pour amener cet heureux résultat. Eh bien! il est certain que les médicaments ont pour le moins cet avantage de hâter et de rendre aussi probable que possible cette terminaison favorable; ils font cesser la douleur, ils abrégent la convalescence et soutiennent les forces et la vie jusqu'à ce que la guérison s'établisse. Dans la dyspepsie même, les palliatifs ont encore trop d'importance pour qu'on s'en abstienne. Ceux qui ont observé l'influence des toniques, chez les malades dont la dyspepsie est entretenue par une nourriture insuffisante, un air malsain, un travail excessif, et par l'intempérance, savent combien il serait dérisoire de se borner à prescrire ici le régime et l'hygiène. Dire à un riche dyspeptique qu'il peut guérir sans drogues serait une témérité; adressée à un malade en général, une pareille déclaration serait illogique, absurde et cruelle.

Les *contre-irritants* sont principalement utiles dans les formes graves de la maladie, quand le symptôme douleur prédomine. Ce que nous en avons dit à propos de l'ulcère de l'estomac, nous dispense d'entrer ici dans de plus grands détails.

Ajoutons quelques mots, à propos de l'action sur la muqueuse de l'estomac, soit des liquides chauds, soit de la glace. La chaleur calme quelquefois la douleur; mais il faut diriger ce traitement avec une grande prudence, bien surveiller la température, et bien choisir les cas où on doit faire usage de ce moyen. La glace, moins efficace contre la douleur, est très-utilement employée contre le vomissement. On doit alors préférer la glace en petits fragments ou râpée, aux liquides glacés.

La *pepsine*, je dois l'avouer, ne m'a presque jamais réussi, bien que j'aie choisi avec le plus grand soin, pour la donner, les cas où son administration me paraissait le mieux indiquée. Peut-être la dyspepsie, par défaut de suc gastrique, est-elle plus rare qu'on ne pense; il est d'ailleurs peu aisé de reconnaître quand on a affaire à un cas de ce genre. D'autre part, quand il s'agit de ces dyspepsies que nous avons le droit de rattacher à des causes plus profondes et plus générales, quel effet utile peut-on attendre d'un médicament dont l'action est limitée à un seul principe alimentaire? J'ai vu, dans certains cas, la pepsine produire des troubles considérables, alors même que l'estomac paraissait ne présenter aucun caractère d'irritabilité. Je crois qu'on pourrait éviter quelques-uns de ces inconvénients, en l'employant sous forme de peptone, avec laquelle on pourrait préparer soit une boisson, soit un lavement très-nutritif, fort utile dans certaines lésions de l'œsophage ou de l'estomac (p. 233).

Les *toniques* présentent souvent une très-grande utilité. On peut même les regarder comme indispensables, toutes les fois que l'état d'irritation de l'estomac n'en contre-indique pas l'usage. Les substances amères tirées du règne végétal méritent particulièrement notre attention. Ainsi, quelques-unes d'entre elles, comme le colombo, ont une influence spéciale sur les nausées et le vomissement; la plupart augmentent l'appétit; enfin leur usage prolongé produit un tel accroissement des forces, qu'elles semblent jouer dans l'organisme, où elles pénètrent, un rôle plus élevé que celui de simples altérants. C'est parmi ces substances que se trouve la quinine, qui présente la plupart des excellents effets du quinquina, et qui rend les plus grands services chez ces dyspeptiques, dont l'estomac ne peut tolérer ni la poudre, ni la décoction de quinquina. La gentiane, le quassia, l'écorce d'oranges, la camomille, et beaucoup d'autres amers, remplacent la quinine chez les malades qui ne la supportent pas; ou servent de véhicule ou d'adjuvants pour d'autres médicaments. La règle est de donner ces substances à jeun, ou si on veut tirer parti de leurs propriétés apéritives, quelques instants avant le repas. Si on les combine aux alcalins, on aura avantage à les administrer à la fin du travail digestif.

Les substances toniques du règne végétal, très-astringentes, conviennent surtout dans la dyspepsie avec tendance à la diarrhée ou au pyrosis. Le bois de campêche, le kino, le cachou, la ratanhia, seront ainsi donnés, de préférence sous forme de poudre ou d'infusion : l'alcool qui entre dans les teintures de ces substances diminuant singulièrement leurs propriétés.

Les différents agents métalliques classés parmi les toniques, sont également fort utiles dans la dyspepsie. Au premier rang nous placerons les préparations ferrugineuses, qui réussissent d'autant mieux, que l'anémie est plus accusée, et que la nutrition a reçu des atteintes plus profondes; que le malade a été davantage privé de lumière, d'air et d'exercice : circonstances qui aggravent (si même elles n'ont déterminé) la dyspepsie chez l'habitant des villes. Voilà pourquoi le fer est plus utile chez les femmes, chez les dyspeptiques dont la vie est sédentaire, que chez les individus colorés, surabondamment nourris, qu'on trouve dans la clientèle des campagnes. Il est certain que le fer joue ici un autre rôle que celui d'aliment ou de tonique : il augmente les sécrétions gastrique et intestinale, par son action sur les muqueuses qui les fournissent. Mais on doit avoir soin de s'abstenir de ce médicament, quand l'estomac est irritable, quand il y a des nausées. Il faut l'administrer immédiatement après le repas, en évitant de le donner avec ou après le thé (ce qui formerait de l'encre dans l'estomac du malade). Une des préparations qui réussissent le mieux, est le citrate; donné sous une forme effervescente, il est toléré par les estomacs les plus délicats. Toutefois, et ceci s'applique *à fortiori* aux préparations de fer plus irritantes, inutile de donner des doses élevées : on n'en obtiendrait pas plus d'effets, mais on risquerait de provoquer des nausées et de la flatulence. Le carbonate, le phosphate, le sulfate et le perchlorure forment une série de préparations de plus en plus irritantes : aussi faut-il diminuer les doses, et augmenter la quantité du dissolvant. Ainsi, par exemple, tandis qu'on peut donner comme dose ordinaire, dix grains [1] de citrate; deux grains de sulfate, ou bien sept ou huit *minims* [2] de la teinture officinale de perchlorure, sont des quantités qu'il ne faudra pas dépasser chez la plupart des dyspeptiques. L'oxyde de fer et la limaille de fer, qu'on donnait autrefois dans de la mélasse, sont au-

1. Un grain = 0,06 centig
2 Un minime = 0,06 centig., à peu près une goutte. (*N. du Trad*)

jourd'hui, et avec raison selon moi, presque abandonnés. A moins qu'on ne démontre leur supériorité, ces médicaments présentent des inconvénients et des dangers qui doivent les faire repousser.

On emploie quelquefois l'oxyde ou le sulfate de zinc; le zinc associé au fer paraît en augmenter les effets. Le bismuth, qui peut encore être regardé comme tonique, est surtout efficace dans la forme de dyspepsie que les anciens appelaient « sensibilité morbide de l'estomac ». Il diminue la flatulence, calme les nausées, prévient le vomissement, et surtout il apaise la douleur déterminée par l'ingestion des aliments : aussi ce médicament mérite-t-il bien d'être rangé parmi les sédatifs.

Les alcalins et les acides, de même que les différents sels formés par leur combinaison, tiennent aussi une grande place dans le traitement de la dyspepsie.

Les *alcalins* (en comprenant sous ce nom leurs carbonates et les alcalis terreux) sont surtout applicables dans les cas où, vers la fin de la digestion, on observe de la flatulence, des régurgitations et des aigreurs; l'amélioration qui résulte de leur emploi tient à ce qu'ils neutralisent localement les acides lactique et acétique, produits par la décomposition d'aliments non digérés. On en obtient encore de grands avantages dans certaines dyspepsies anciennes, soit qu'ils préviennent les dépôts d'acide urique; soit qu'ils excitent la sécrétion biliaire, pancréatique ou intestinale. Mais comme il faut éviter de neutraliser le suc gastrique, on doit donner les alcalins vers la fin de la digestion, ou pendant l'état de repos de l'estomac. Dans tous les cas, à moins qu'on veuille produire une action très-générale, il faut n'employer les alcalins qu'à titre de palliatifs et de médication passagère, et ne pas les continuer chaque fois au delà de quelques semaines.

Les *acides* sont surtout considérés comme toniques. Leur action locale, à peu près identique, consiste à exciter la sécrétion de l'estomac, et à augmenter le pouvoir dissolvant du suc gastrique. La chimie ne nous a pas encore appris s'il y avait quelque différence entre les effets généraux de chacun des acides que nous employons; mais l'action astringente, attribuée depuis longtemps à l'acide sulfurique, donne à cet acide un caractère très-tranché. Les acides sont tous contre-indiqués par une grande irritabilité de l'estomac. Est-il nécessaire de dire que des médicaments aussi énergiques doivent être donnés par doses très-faibles; qu'on ne doit faire usage que de solutions très-étendues : de cinq à vingt gouttes des dilutions indiquées dans la Pharmacopée de Londres ; et qu'il faut avoir grand soin de protéger les dents du malade contre l'action corrosive de ces liquides? On devra les administrer avant ou immédiatement après le repas; je préfère à toute combinaison leur solution dans l'eau pure ou distillée[1]. En ceci, les acides diffèrent des carbonates alcalins qui, loin de perdre leurs propriétés, acquièrent une énergie nouvelle par leur combinaison avec les amers. Enfin, on dit que les acides et les alcalins, donnés alternativement, rendent quelquefois de grands services, les acides avant ou pendant le repas, les alcalins une heure ou deux après : ce mode d'administration, qui convient certainement dans quelques formes de maladies organiques et constitutionnelles, est une poly-

1. Je ne fais pas même d'exception pour la quinine, quand on tient à obtenir les effets de l'acide.

pharmacie rarement utile dans la dyspepsie, et qu'il faut abandonner autant que possible.

Parmi les différents composés salins des alcalis et des alcalis terreux, considérés comme possédant une action spéciale, nous n'en mentionnerons que deux : l'iodure de potassium et l'hyposulfite de soude. Le dernier a été vanté il y a quelques années par le Dr Jenner, contre la dyspepsie flatulente : ce sel empêcherait la décomposition des aliments, et exercerait une action locale sur l'estomac. On doit le donner aux mêmes doses et avec les mêmes précautions que les carbonates alcalins, dont l'action peut être comparée à la sienne. Quant à l'iodure de potassium, j'ai l'habitude de le donner dans les dyspepsies flatulentes, lorsqu'un excès de féculents, une mastication incomplète, l'absence de dents, l'abus du tabac ou d'autres causes ont diminué ou altéré la sécrétion salivaire. Il convient alors de donner une petite dose[1], de 1 à 2 grains mélangés avec 7 à 10 grains de bicarbonate de potasse; on voit presque toujours survenir une amélioration après l'administration de deux ou trois doses.

Les *purgatifs* constituent un moyen de traitement dont l'appréciation est fort importante. Le malade, sous le coup d'une indigestion déterminée par un excès d'aliments et de boissons, cherche le moyen de débarrasser son estomac, si des vomissements naturels ou une diarrhée spontanée n'ont

1. Je pourrais montrer avec quelle facilité l'iodisme a pu survenir à la suite de très-petites doses (par exemple trois grains répétés trois fois, et même moins d'un grain), chez des malades jeunes et robustes. Quant aux accidents plus graves qui peuvent résulter de l'abus de l'iodure de potassium, je ne les connais que par ouï-dire, mais je sais qu'ils ont été constatés par les observateurs les plus distingués de notre époque.

pas déjà remédié au mal. Les Romains préféraient le moyen le plus prompt et le plus efficace, un émétique, après lequel ils pouvaient prendre part à un nouveau festin. Les gastronomes modernes ont recours à un purgatif : procédé qui, pour être moins répugnant et moins dangereux, est également fondé sur le même principe.

Mais le médecin n'est pas un *censor morum*, et je n'appel e ici l'attention sur ce mode d'application des purgatifs dans la dyspepsie, que pour signaler les conséquences de cet abus.

Sans doute on voit, à la suite de ces excès, et aussi dans certaines dyspepsies accidentelles ou habituelles, indépendantes de pareilles causes, la plupart des symptômes les plus pénibles disparaître, après l'administration d'un purgatif énergique, et surtout après l'usage si commun de la pilule bleue et de la médecine noire (*blue pill and black draught*). Mais le soulagement immédiat qui en résulte ne sera durable qu'autant que le malade se conformera à l'hygiène et au régime, qui constituent avec la médication générale appropriée, le véritable traitement de la dyspepsie. J'irai plus loin : le plus souvent, cette amélioration est très-passagère, et au bout de quelques jours, le dyspeptique voit reparaître les symptômes locaux de la maladie ; il éprouve un malaise, une faiblesse générale, déterminée par l'usage des purgatifs, et surtout de ceux dont le mercure fait la base. Inutile d'ajouter qu'il faut condamner de la façon la plus expresse l'usage habituel ou seulement répété de pareils moyens.

Voici donc les règles que je poserais quant à l'emploi des purgatifs dans la dyspepsie. Ils peuvent rendre de grands services à l'occasion ; ils ne doivent jamais former la base d'un traitement, où les médicaments toniques seront toujours placés au premier rang. Dirigés contre la constipation habituelle, les purgatifs sont généralement inefficaces : on les remplacera avec avantage par un régime mieux approprié au tempérament du malade. Quand ils sont indispensables, il faudra tâcher d'obtenir l'effet désiré avec les plus petites doses possibles : dans ce but, on donnera le purgatif à jeun, soit avant le dîner s'il s'agit d'une pilule dont l'action est lente, soit de bonne heure le matin si on administre un purgatif liquide. En général, la forme pilulaire est préférable, surtout quand on veut répéter souvent la dose : les purgatifs sous forme liquide, et surtout les purgatifs salins, sont moins bien supportés par l'estomac. L'huile de ricin fait exception à cette règle ; mais il est souvent difficile de prévoir l'effet exact d'une quantité donnée : en d'autres termes, de trouver une dose minimum qui agisse, sans être suivie de cette constipation, si fréquente après la diarrhée idiopathique, ou artificiellement déterminée par les purgatifs.

Dans une maladie où la douleur est si fréquente, il est clair que les *calmants* doivent être souvent indiqués. Ici, comme ailleurs, c'est l'opium qui mérite la première place. Bien que ces agents ne soient que des palliatifs, leur usage est indispensable dans l'irritabilité morbide de l'estomac. Dans les formes plus simples de la maladie, il faut y recourir aussi rarement que possible, et éviter surtout que l'estomac s'habitue à ne plus pouvoir se passer de drogues, dont les effets sur la nutrition sont à peu près les mêmes que ceux de l'alcool et des autres stimulants. La dose et le mode d'administration varient, bien entendu, suivant les circonstances, et surtout suivant l'importance et la durée de l'effet qu'on désire. Ainsi, dans une crise de dyspepsie aiguë, nous donnerons l'opium en solution. S'agit-il, au contraire, de prévenir ou d'atténuer les douleurs habituelles après le repas : nous donnerons une pilule de morphine ou d'extrait d'opium, assez tôt pour que l'effet du médicament se produise avant l'accès. Toutefois, une des préparations calmantes à laquelle nous devons le plus de succès, dans des cas de ce genre, c'est la poudre de kino composée, avec addition de bismuth. (Comparez, p. 226.)

Je n'ai point l'intention d'étudier ici en détail la valeur d'une foule d'autres médicaments, tels que le mercure, l'argent, l'arsenic, l'acide prussique, la strychnine, et quelques autres alcaloïdes végétaux. Quant au mercure, je ne nie pas que quelques maladies où domine l'élément dyspepsie, ne réclament l'administration de ce remède; mais si je repousse l'usage habituel du mercure, même à titre de purgatif, je redoute plus encore les effets généraux de ce médicament. L'acide prussique produit quelquefois la cessation des vomissements ; la strychnine est considérée comme un excellent moyen de remédier à la constipation habituelle. Sans doute, on pourra trouver que cette simple mention n'est pas en rapport avec la réputation de ces médicaments. Mais j'observerai que je parle ici surtout de ma propre expérience : or, je n'ai presque jamais obtenu que des résultats négatifs. Après une pratique non interrompue pendant vingt années, dont quinze ans dans les hôpitaux et dispensaires de Londres, où je me suis particulièrement occupé, et avec succès, du traitement de la dyspepsie, j'avoue n'employer que très-rarement ces médicaments énergiques, tout simplement parce que je n'en ai pas besoin. Je ne veux pas imposer mon exemple, et je ne songe nullement à récuser les témoignages favorables de tant d'autres observatenrs autorisés; mais je terminerai en citant ici un passage d'un excellent traité des dyspepsies, dû à un des premiers médecins de l'Europe, mort tout récemment, après une longue carrière remplie d'honneurs. On jugera si les médicaments qui nous occupent ne sont pas bien souvent contre-indiqués, malgré l'utilité qu'on leur accorde dans certains cas; en un mot, il sera prouvé qu'il s'agit ici moins d'une question de thérapeutique abstraite, que d'une question de tact, de prudence et de consciencieuse sollicitude pour le malade.

« J'ai un grand éloignement, je l'avoue, pour de semblables remèdes, qui portent avec eux de si grands et si incontestables périls, et dont les bons effets sont, à mon avis, très-incertains. Ces périls peuvent être prévenus, il est vrai, si le médecin est constamment attentif à tout ce qu'il prescrit, s'il relit soigneusement son ordonnance, si celle-ci est écrite de telle sorte qu'aucune incertitude ne soit possible sur les mots et sur les chiffres; si le pharmacien et ses élèves sont à l'abri de toute distraction et de toute erreur; si le remède est donné au malade exactement aux intervalles et aux doses indiquées; si, comme il est arrivé plusieurs fois, on n'administre pas en un seul jour les doses accumulées des jours précédents; si, après l'épuisement d'une première masse de strychnine, celle qui suit n'est pas plus pure et plus forte. Mais comment être sûr que ces conditions seront *toutes* et *chaque jour* observées de la part de *chacun* de ceux qui sont appelés à les remplir ? Si, nonobstant ces dangers, la strychnine devait guérir des dyspepsies contre lesquelles tout autre moyen aurait échoué, moi-même j'y aurais recours. Mais quand je me reporte sur la passé, quand je vois la dyspepsie presque constamment due à des erreurs d'hygiène qui l'entretiendront, tant qu'elles ne seront pas éloignées, quand il doit être évident pour tous qu'aucun médicament, strychnine ou autre, ne saurait suppléer à la soustraction de ces causes, que dans le peu de cas où j'en ai essayé, je n'en ai obtenu aucun effet manifestement favorable, je ne saurais en recommander l'usage »[1].

Nous ne parlerons pas longuement de l'alimentation. Nous connaissons déjà, par la physiologie de la digestion, les principes qui doivent régler la quantité, la qualité et la fréquence des repas chez l'individu bien portant et *à fortiori* chez le dyspeptique. On sait l'importance que méritent la préparation et surtout la mastication et l'insalivation des aliments. Il faudra donc observer avec soin en quoi le malade s'écarte de ces données physiologiques, modifier les applications suivant les idiosyncrasies, et prescrire au besoin un régime plus convenable et mieux approprié. Il est difficile d'établir d'avance un plan de conduite pour les circonstances si variées, en présence desquelles le médecin pourra se trouver. Je mè bornerai aux indications suivantes :

Quant à la *quantité* des aliments, nous sommes obligés bien souvent de la réduire, au début, à un minimum qui ne pourrait être adopté d'une façon permanente. Dans beaucoup de cas de dyspepsie, tout superflu est nuisible. Réduire les aliments à ce que l'estomac est capable de digérer, sera le premier pas fait dans la voie de la guérison, sauf à revenir plus tard à une alimentation plus abon-

1. Chomel, « *Des Dyspepsies.* » Paris, 1857, p. 228.

dante. Si l'estomac est le siége principal de la maladie, il importe de diminuer surtout les aliments azotés sur lesquels il exerce principalement son action, d'assurer leur digestion et leur mélange avec d'autres principes alimentaires, en les donnant par petites doses répétées, ou sous forme de pulpe qui, une fois imprégnée de suc gastrique dans l'estomac, pourra passer aisément de cet organe dans l'intestin.

Que dire de l'usage de l'*alcool* dans la dyspepsie ? Chaque cas, suivant moi, a ses règles spéciales, et ne peut être compris dans une formule générale ; cependant je dois faire ici quelques observations. D'abord, on n'exposera pas, sous quelque prétexte que ce soit, à une rechute l'homme qui a abandonné ses habitudes d'ivrognerie, en lui prescrivant l'alcool sous une forme ou sous une autre. J'ai vu plusieurs exemples de ces rechutes, causées par une imprudence de ce genre, au grand détriment du malade. Il convient encore d'avertir le patient, que ses excellentes intentions exigent une semblable réserve dans son alimentation, et que ce serait purement substituer une erreur à une autre que de substituer à l'excès de boissons l'excès d'aliments.

Voici les avantages de l'alcool dans la dyspepsie. Par ses effets locaux et généraux, l'alcool réveille l'appétit chez une personne incapable sans cela de prendre aucune alimentation. Un certain nombre d'individus, soit dyspepsie, soit fatigue, éprouvent le besoin de cet excitant au principal repas de la journée. L'alcool augmente la sécrétion de l'estomac, ce que démontre la nécessité de remplacer une petite quantité de vin par une énorme quantité d'eau, pour rendre la digestion aussi facile. Enfin, il existe un grand nombre de cas où l'usage d'un liquide alcoolique convenable semble avoir la plus heureuse influence sur tout le travail digestif; bien qu'en général, même chez les dyspeptiques, les aliments bien choisis et bien préparés se digèrent beaucoup mieux en l'absence de liquides alcooliques. Le plus souvent, en effet, l'alcool détermine chez le dyspeptique la lenteur, la difficulté de la digestion, et un état fébrile très-accusé après le repas. Enfin, certains faits m'autorisent à supposer que, en dehors de tout désordre du tube digestif, l'usage modéré de l'alcool augmente dans une proportion notable les principes ammoniacaux contenus dans les matières fécales; si cela était démontré, il en résulterait qu'à mesure que l'urée diminue par l'usage de l'alcool, elle serait remplacée par une autre excrétion.

Le choix du liquide alcoolique à employer varie dans chaque cas particulier. En principe, plus la mixture alcoolique sera étendue d'eau, sans autre mélange, moins nous devrons en redouter l'action sur le travail digestif. Ainsi, une petite quantité d'eau-de-vie, ou une dose double de xérès sec, étendue d'eau pure, est généralement préférable à la bière; et aux prétendus vins sucrés de Porto et de Xérès fabriqués dans notre pays. Le champagne et les autres vins effervescents sont nuisibles ; les vins plus purs et plus naturels, d'origine française ou allemande, conviennent, mélangés ou non avec de l'eau, dans un très-grand nombre de cas. Enfin, quand l'usage d'un liquide alcoolique, indiqué par l'état général de l'organisme, dérange la digestion, on en évitera parfois les inconvénients, en ajoutant une quantité d'eau plus considérable, ou en faisant prendre cette boisson en dehors du temps des repas.

*Régime*. Ce terme comprend beaucoup d'autres conditions d'une extrême importance dans le traitement des dyspepsies rebelles. Ainsi, l'air pur, l'exercice, l'activité des fonctions de la peau, le repos du corps après les repas, le repos de l'esprit après les travaux intellectuels prolongés, etc... Il faudrait encore parler de l'influence favorable des voyages, des eaux minérales, et de l'hydrothérapie. Les eaux minérales ont une efficacité thérapeutique qu'il est impossible d'estimer au-dessus de sa valeur. Il est certain que la plupart de ces eaux sont admirablement supportées par des estomacs trop irritables, pour tolérer les préparations artificielles de la pharmacie; il est également certain que ces eaux introduisent, dans l'économie, des quantités considérables des agents (ferrugineux, salins, purgatifs), auxquels nous sommes forcés de recourir dans le traitement de beaucoup de variétés de dyspepsies. A part cette action, il nous faut tenir compte des conditions favorables au milieu desquelles se trouve le malade. Aux eaux, il se soumettra aux règles de l'hygiène, ce que nous ne pouvons obtenir de lui, tant qu'il conserve ses habitudes et son entourage ordinaire. Les avantages de l'eau pure, telle que les hydropathes la donnent à l'intérieur et à l'extérieur, ne sont pas encore bien démontrés. Il est probable qu'il y a là une ressource précieuse, mais elle ne doit pas rester entre les mains de gens à système, qui voient dans l'eau pure un moyen capable de remplacer tous les autres pour guérir toutes les maladies : aveugle conduite qui présente trop de dangers pour le malade et trop d'erreurs pour la médecine. En nous fondant sur l'analogie et l'expérience, nous pouvons affirmer que la plupart des résultats attribués à cette médication sont dus à l'air, au repos de l'esprit, aux heures matinales, à la simplicité de la nourriture, à l'exercice physique [1] : toutes conditions que les malades soumis au traitement hydropathique acceptent avec la même docilité que les douches et le drap mouillé, après avoir peut-être, pendant des mois ou des années, refusé de se soumettre à ces prescriptions hygiéniques, quand elles leur étaient imposées par un médecin plus autorisé.

1. On peut voir quelle transformation rapide amène chez le boxeur le régime auquel il se soumet; on sait également combien de milliers d'habitants des villes partent épuisés, pour revenir pleins de vigueur, après avoir fait à pied leur excursion annuelle (*pedestrian tour*).

# CHAPITRE VII.

## PHTHISIE GASTRIQUE.

On observe d'ordinaire dans le cours de la phthisie pulmonaire des troubles digestifs qui, malgré leur caractère de symptômes de second ordre, n'en montrent pas moins que l'estomac est indirectement atteint dans cette maladie. Absence plus ou moins complète d'appétit, éructations, régurgitations d'aliments ou d'un liquide âcre, fortement acide; vomissements, douleurs de toute nature plus ou moins vives après le repas, depuis les aigreurs jusqu'à la souffrance la plus violente à l'épigastre : telles sont les manifestations qu'on rencontre presque toujours pendant la durée de l'affection pulmonaire.

Toutefois, il est complétement impossible de rattacher cette dyspepsie aux causes variées et souvent complexes qui la déterminent, ou de rechercher le point de départ des phénomènes élémentaires qui constituent cette maladie. Il n'est même pas facile d'en énumérer les principales variétés. Dans certains cas, on a le droit de dire que la dyspepsie a produit la phthisie, parce qu'elle l'a précédée et déterminée; dans d'autres cas, peut-être plus nombreux, la lésion thoracique et les troubles de l'estomac semblent se rattacher à une même cause : un état d'appauvrissement et de cachexie de l'organisme. Mais le plus souvent, suivant moi, la dyspepsie et tout cet ensemble de désordres, que nous résumons sous le nom de cachexie (si tant est que ce mot possède un sens bien exact), tout cela est un résultat de la réaction qu'éveille dans les tissus ou dans toute l'économie la présence de la matière tuberculeuse. Cette dyspepsie se rapproche de ces troubles digestifs qui accompagnent une blessure ou une fracture. Lorsque la destruction du poumon est plus avancée, l'émaciation, les sueurs profuses, la suppuration et l'altération du sang par les tissus putréfiés du poumon, toutes ces causes exercent une action plus ou moins marquée sur la nutrition, et par suite sur la digestion. Il faut y joindre encore : 1° une oxygénation insuffisante du sang, avec toutes les conséquences qui en résultent dans l'organisme : combustion incomplète, élimination imparfaite, etc...; 2° une irritabilité, un épuisement nerveux, à un degré qu'on n'observe pas dans les lésions des autres parties du corps, parce qu'il s'agit ici d'une fonction dont l'activité ne peut se suspendre sans entraîner la cessation de la vie, et qui exige une énergie toujours croissante[1] à mesure que la maladie enlève à l'organe altéré les conditions physiques de son action [2]. C'est encore à une cause nerveuse de même nature qu'il faut attribuer le vomissement, si commun dans certains cas de phthisie, où il perd ses caractères ordinaires et cesse d'être un symptôme dyspeptique. Le vomissement qui termine l'accès de toux chez les phthisiques très-avancés semble tout à fait comparable au vomissement qui se produit dans la coqueluche ; il présente la plus grande analogie avec les nausées que détermine, chez

1. La fréquence croissante des mouvements respiratoires montre bien quel surcroît d'énergie est alors nécessaire : quand la respiration est devenue insuffisante par suite des lésions dont le poumon est le siége, les parties restées comparativement saines luttent pour suppléer à ce défaut d'action.

2 L'étude physiologique de la poitrine, du poumon et des bronches, fait connaître ces conditions dans tous leurs détails, et indique la part qui revient à chacun de ces organes dans l'acte de la respiration.

les individus bilieux ou adonnés aux excès, l'action de se gargariser ou de se brosser les dents. Dans tous ces cas, l'affaiblissement du système nerveux établit une sorte de solidarité, qui prive ses différentes parties de leur indépendance normale et leur impose une simultanéité apparente d'action.

Chaque période de la phthisie présente donc de telles variétés au point de vue de la dyspepsie, qu'il est parfois impossible de donner une analyse pathologique exacte des symptômes fournis dans chaque cas particulier. Mais l'importance du diagnostic de ces différentes formes et causes de dyspepsie ne dépend en aucune façon de la part que l'on fera à chacune d'elles dans l'histoire de la maladie. L'énumération que nous avons donnée plus haut n'avait pour but que de justifier la prédominance des symptômes dyspeptiques qui accompagnent la phthisie en général, et de rendre compte des accidents si nombreux et si variés dont l'estomac est le siége dans le cours de cette affection.

Je trouve encore là cet avantage, de nous permettre de constituer, par voie d'exclusion, un groupe de faits qui, aux points de vue clinique et pratique, méritent une étude spéciale, et que je propose de ranger sous le titre de « *phthisie gastrique* ».

Je suis prêt à accorder que, dans beaucoup de cas, la dyspepsie concomitante de la maladie pulmonaire se rapproche par une gradation imperceptible des symptômes de la « phthisie gastrique ». Cependant une expérience qui s'accroît chaque jour me présente des observations de plus en plus nombreuses de cette maladie : d'une part, l'état parfois latent de la lésion thoracique et la prédominance des symptômes gastriques justifieraient la distinction que j'établis ; d'autre part, les faits observés présentent, malgré la variété de leur nature, un ensemble symptomatique assez uniforme, qui permet de les ranger sous la même description, et d'instituer pour tous une médication générale dont maintes fois j'ai pu constater le succès.

Voici, en résumé, l'histoire d'un cas de ce genre. Le malade, en général au-dessous trente-cinq de ans, accuse comme premier symptôme une douleur pendant la digestion, commençant une ou deux heures après le repas, pour diminuer et disparaître peu à peu. Au début, ce symptôme ne se manifeste qu'une fois par jour, surtout après le repas plus copieux du matin. Il s'accompagne rarement de flatulence ou d'éructation. Plus tard, la douleur devient plus fréquente et se produit à la suite de tous les repas; elle acquiert plus d'intensité, dès que le malade mange davantage ou se nourrit d'aliments d'une digestion plus difficile. Peu à peu le *mal de cœur* est plus accusé, des nausées surviennent, bientôt suivies de vomissement. Disons toutefois que ce dernier symptôme manque quelquefois pendant longtemps et que, dans certains cas, il fait complétement défaut. Quant il existe, le vomissement n'entraîne que bien rarement, et à la longue, des matières alimentaires, en petite quantité, et sans qu'il en résulte l'apaisement de la douleur qui précède cette crise. La douleur et les nausées deviennent de plus en plus pénibles; un rien les provoque, elles se rapprochent du moment où le malade prend ses aliments, et bientôt il passe le temps du repas en d'inutiles et douloureux efforts, chaque mouvement de déglutition étant suivi de souffrances intolérables. Bien souvent les désordres de la digestion atteignent une telle violence qu'ils deviennent par eux-mêmes la cause immédiate de la mort. Plus fréquemment encore, une infiltration tuberculeuse envahit les poumons, ou bien, épuisé à la fois par la désorganisation pulmonaire et par les troubles de la digestion, le malade ne tarde pas à succomber. D'autres fois, la dyspepsie cesse spontanément ou cède à un traitement approprié ; la maigreur et la faiblesse diminuent avec une grande lenteur et laissent le malade dans cet état de santé imparfaite, qui indique au médecin que la phthisie s'est arrêtée dans sa marche. Cet état peut durer jusqu'à ce que les infirmités de l'âge, se confondant avec les symptômes si obscurs de la maladie, nous laissent dans l'incertitude sur la cause à laquelle nous devons principalement attribuer la terminaison fatale.

Si on étudie cliniquement ces faits, c'est-à-dire si on se place en dehors de toute idée systématique, pour ne s'attacher qu'au diagnostic et au traitement, on est porté à rechercher s'il existe d'autres formes de phthisie chez les proches parents du malade.

Sur ce point très-important, l'expérience montre que la règle relative à la fréquence de ce rapport est ici applicable [1], sauf les exceptions que nous allons indiquer. D'abord, la règle s'applique dans une mesure un peu plus restreinte, dans la phthisie gastrique, que dans la tuberculisation pulmonaire : en d'autres termes, il faut moins souvent compter ici pour le diagnostic sur les renseignements qu'on cherchera dans la famille du malade. En second lieu, il existe une disposition manifeste à la maladie chez les différents membres de la même famille, avec une

1. J'ai fait de nombreuses recherches dans les hôpitaux, qui m'ont permis d'établir (*on the Medical Selection of Lives for Assurance*, 3e édition, p. 25) que, parmi les phthisiques des classes moyennes, 35 pour cent des parents compris dans les quatre plus proches degrés (père et mère, frères et sœurs, oncles et tantes, et grands-parents) sont indubitablement phthisiques.

forme semblable ou analogue de phthisie, autant du moins qu'il est possible de rencontrer la phthisie gastrique, maladie rare, chez deux ou un plus grand nombre de proches parents ; plus souvent, en effet, nous trouverons chez l'un la phthisie gastrique, tandis que l'autre succombera à la maladie tuberculeuse à forme intestinale bien caractérisée. La première de ces dénominations est certainement la plus importante et la plus caractéristique, car j'ai eu occasion d'observer, dans un bien plus grand nombre de cas, la forme gastrique de la phthisie chez des personnes dont la famille était complétement indemne de tubercules, et dont la vie active, au grand air, semblait devoir les garantir de toute atteinte.

L'examen de la poitrine, chez ces malades, vient en aide au diagnostic, quoiqu'il semble assez difficile de déterminer dans quelle mesure. Malgré l'apparence paradoxale de cette proposition, il est vrai de dire que l'absence des symptômes thoraciques, non moins que la présence des autres manifestations, permet au médecin d'affirmer qu'il s'agit dans tel cas déterminé d'une phthisie gastrique. Les lésions considérables, anciennes du poumon, lésions qui ne sauraient être méconnues, donnent à penser que les troubles gastriques concomitants sont, comme nous l'avons indiqué plus haut, des résultats nécessaires et très-communément observés des lésions elles-mêmes. Cette distinction, fondée, il est vrai, sur le rapprochement de faits pathologiques, coïncide d'une façon curieuse avec le contraste très-réel des symptômes. Je ne crois pas avoir jamais rencontré l'ensemble-type des manifestations gastriques, présenté dans le tableau ci-dessus, chez des individus offrant en même temps les signes de masses tuberculeuses dans le poumon, encore moins de tubercules ramollis ou suppurés. Il y a plus, la forme de phthisie pulmonaire, qu'on rencontre le plus souvent chez les individus atteints de phthisie gastrique, c'est-à-dire la granulation tuberculeuse disséminée dans tout le poumon, qui souvent détermine la phthisie aiguë, présente rarement de manifestations du côté de l'estomac, aussi caractérisées que celles indiquées plus haut.

La fièvre vient encore en aide au diagnostic, car elle est ici beaucoup plus intense que dans l'ulcère de l'estomac, et à plus forte raison dans la dyspepsie ou les troubles fonctionnels de cet organe. La réaction fébrile, jointe à l'absence de lésions thoraciques importantes, établit une forte présomption en faveur de la véritable nature de la maladie. Pour se rendre compte de cet état, il suffit de mettre en parallèle une autre affection, également dérivée de la phthisie pulmonaire : la phthisie laryngée. Si on retranchait de l'ensemble symptomatique de cette dernière maladie, la voix, la toux, la respiration spéciales qui la caractérisent, on reproduirait une situation analogue à celle qu'on observe souvent dans la phthisie gastrique, où l'état général du malade témoigne d'une irritation profonde, intense, encore latente, mais dont les troubles de l'estomac sont insuffisants pour rendre compte.

La douleur elle-même est beaucoup plus variable que dans les maladies organiques de l'estomac. Au point de vue de l'intensité, elle ne va presque jamais jusqu'à ce degré que les malades appellent « spasmes », mais, au-dessous de cette limite assez vague, elle présente des degrés innombrables, depuis la sensation de pesanteur et de plénitude jusqu'à la douleur brûlante. Le siége de ce symptôme n'est pas moins variable. Fixée le plus souvent au centre même de l'épigastre, elle s'étend quelquefois au delà de la région épigastrique, en dehors de laquelle elle se trouve parfois entièrement située. Tantôt elle remonte derrière le sternum, tantôt elle se dirige vers les mamelons; quelques malades la ressentent vers la région ombilicale, d'autres dans l'espace situé à gauche (rarement à droite) de l'ombilic. Quand la douleur est très-vive, elle laisse presque toujours une sensibilité anomale, souvent passagère, et qui, parfois, se dissipe sous l'influence d'une pression plus ou moins énergique.

Un autre caractère distingue la douleur dans le cas qui nous occupe. Facilement déterminée par un repas trop abondant ou composé d'aliments lourds, souvent elle est le résultat d'une erreur de régime; dans tous les cas, elle est beaucoup plus capricieuse, et se montre plus irrégulièrement que dans l'ulcère ou le cancer de l'estomac. Aussi peut-on étudier et satisfaire avec plus de sécurité les goûts du malade, et augmenter sa ration alimentaire sans danger, dès que les symptômes présentent une amélioration notable. Quant à l'époque de la digestion, pendant laquelle débute la douleur, elle est ici moins fixe et moins bien caractérisée. Dans les premiers temps, la douleur apparaît soit au milieu, soit plutôt vers la fin de la période de la digestion; elle coïncide donc moins avec une sécrétion très-active de l'estomac, qu'avec la contraction musculaire énergique, nécessaire pour faire franchir aux aliments la valvule pylorique. Puis la douleur se montre plus tôt; enfin elle se produit, non plus au moment où les aliments arrivent en contact avec l'estomac, mais pendant l'acte de la déglutition même; et cela avec une rapidité qui rappelle les convulsions subites déterminées chez l'individu atteint du tétanos, par le bruit le plus léger, ou, pour prendre un exemple plus familier, le retour brusque des douleurs terribles de la crampe, au moindre mouvement imprudemment exécuté par le pied.

Le vomissement est souvent aussi, comme dans l'ulcère de l'estomac, l'acte par lequel se termine la crise, à la suite de l'ingestion d'aliments, que l'estomac ne peut supporter. Mais ce n'est pas tout. Quand la maladie est plus ancienne, le vomissement se produit avec une telle facilité et suit de si près l'ingestion des aliments, qu'il constitue à lui seul toute la crise. Aussi voyons-nous parfois la maladie réduite à ce symptôme unique, dont la cause et la nature ne peuvent être déterminées par le clinicien qu'avec la plus grande difficulté. En effet, il faut alors savoir exclure les causes ordinaires qui peuvent provoquer des vomissements de ce genre ; mais, alors même que la phthisie gastrique est bien reconnue, il reste à démontrer si, en dehors d'elle, d'autres causes ne viennent pas aggraver le symptôme dont il s'agit ; et on sait que cette complication peut être déterminée par l'hystérie, la constipation, la congestion du foie et l'ulcération intestinale, surtout ces deux dernières lésions, qui accompagnent si souvent la phthisie.

L'absence d'hémorrhagie dans la phthisie gastrique établit encore une différence notable entre cette maladie et l'ulcération, ou le cancer de l'estomac. Ce caractère présente une grande valeur pour le diagnostic. Je ne me rappelle pas avoir jamais observé dans cette maladie une véritable hématémèse, mais tout au plus quelques filets sanguinolents, amenés non par le vomissement, mais par les efforts qui se produisent pendant la durée, et surtout vers la fin de cet acte. D'où il est permis de conclure, si les choses se passent ainsi dans la majorité des cas, qu'il y a plutôt anémie que congestion de l'estomac.

La constipation accompagne d'ordinaire la phthisie gastrique. Elle manque quelquefois. La diarrhée peut provenir de l'infiltration tuberculeuse ou de l'ulcération des follicules isolés ou agminés de l'intestin ; ou bien elle peut être le résultat de la congestion du foie.

Je voudrais pouvoir me dispenser d'ajouter au tableau que je viens de tracer de la maladie, et qui n'est que le résumé de mes propres observations, l'exposé de quelques hypothèses sur la nature des symptômes groupés sous le titre de phthisie gastrique. Ce n'est ni une définition, ni même une explication que je prétends donner ; je me bornerai à indiquer les analogies qui me paraissent établir le véritable caractère de la maladie, et surtout ses rapports avec les tubercules pulmonaires. Ce n'est que par l'étude de ces analogies qu'on peut expliquer cette singulière association de symptômes ; ce n'est qu'en rapprochant ce que nous voyons dans des points de l'organisme plus superficiellement placés et plus directement observables, que nous pouvons nous rendre compte de ce qui se passe loin de nos yeux, à l'intérieur de l'estomac, dans la phthisie gastrique. Une tentative de ce genre n'est pas sans utilité. La science et l'art de la médecine trouvent leur compte à ces recherches destinées à donner à chaque maladie la place qui lui convient, comme simple déviation de la santé, plutôt que comme entité morbide distincte.

Si l'esquisse que nous avons tracée de la phthisie gastrique est fidèle, elle nous permet de reconnaître, parmi les symptômes de la maladie, certains troubles primordiaux et essentiels des fonctions normales de l'estomac. La douleur est une de ces manifestations les plus caractéristiques, mais aussi les plus vagues, car elle n'implique rien autre chose qu'une irritation des nerfs de l'organe. Mais l'exagération morbide plus significative de la sensibilité propre à l'estomac, et le vomissement qui implique un désordre profond des fonctions motrices de l'organe, montrent que l'irritation porte sur l'appareil nerveux sensitif et moteur de l'estomac tout entier. Enfin le moment même où la douleur atteint son paroxysme constitue une nouvelle preuve à l'appui de notre hypothèse : car c'est précisément pendant le travail le plus actif de la digestion, que se produisent ces désordres dans la sensibilité et le mouvement de l'estomac.

Il est bien démontré que la sécrétion du suc gastrique est, dès le début de la maladie, profondément modifiée dans sa quantité et dans sa qualité, et que, à un degré plus avancé, cette sécrétion est réduite à son *minimum*. L'étude clinique du vomissement et l'analyse chimique des matières rejetées conduisent aussi à la même conclusion.

En l'absence de tout symptôme de congestion notable, et particulièrement d'hémorrhagies importantes, il est impossible de dire si, à l'état d'irritation, de sensibilité exaltée, et à l'irrégularité de l'action musculaire, nous devons ajouter une vascularité anomale de la membrane muqueuse de l'estomac. Si nous raisonnons par analogie, nous voyons que le Dr Beaumont (p. 135) a observé une congestion de la muqueuse dans la dyspepsie aiguë, suite d'excès de table ; et il me semble que certaines névralgies peuvent, sous ce rapport, être mises en parallèle avec l'ensemble de symptômes auxquels nous donnons le titre de phthisie gastrique.

La névralgie de la face, envisagée à ce point de vue,

présente des points de comparaison si nombreux et si frappants avec la maladie qui nous occupe, qu'on serait disposé à ne pas tenir compte de la nature différente de ces deux états La névralgie faciale peut être déterminée par l'une ou l'autre des causes suivantes : une portion de nerf altéré dans une dent cariée, ou bien un état morbide général ou limité aux organes digestifs. Enlever la dent malade, ou débarrasser l'organisme des principes nuisibles, des matériaux inutiles qu'il contient, voilà pour le praticien sensé et instruit les indications curatives.

Mais le traitement de cette névralgie est d'une bien moindre importance pour notre sujet, que les phénomènes élémentaires dont elle se compose. Or, voici ces phénomènes : 1° une douleur très-vive, pouvant s'étendre sur tous les tissus avoisinants. Elle présente une intensité d'autant plus grande, que ces parties reçoivent des ramifications plus nombreuses des branches de la cinquième paire ; 2° une sensibilité anomale, encore plus diffuse, affectant surtout et presque exclusivement la peau et les tissus superficiellement placés ; 3° une chaleur vive, une vascularité exagérée, et un gonflement des tissus cutanés et sous-cutanés ; 4° des élancements et des contractions musculaires spasmodiques, qui, malgré l'irrégularité de leur apparition et leur importance secondaire, n'en constituent pas moins des éléments constants de la maladie.

Eh bien ! nous rencontrons des éléments analogues dans la phthisie gastrique. Le nerf dentaire était irrité par la carie ; nous avons une irritation analogue dans les tissus et les nerfs du poumon, où la matière tuberculeuse peut désorganiser, ainsi que le prouvent de fréquentes hémoptysies, des tissus au moins aussi volumineux, aussi résistants que des tubes nerveux, bien longtemps avant que ces dépôts tuberculeux aient formé des masses susceptibles d'être diagnostiquées par l'examen physique du malade. Nous trouvons des conditions analogues pour les troubles généraux et pour ceux du tube digestif. Dans ces derniers, les conditions sont identiques pour les deux névralgies : ce sont toujours des erreurs de régime, quant à la quantité ou à la qualité des aliments, ou des symptômes équivalant à la dyspepsie, qui précèdent ou entraînent de plus grands désordres. La sensibilité exagérée est, *mutatis mutandis*, aussi appréciable quand il s'agit de la muqueuse de l'estomac, que quand il s'agit des téguments de la face. Le spasme musculaire qui, dans le tétanos ou la crampe, par exemple, présente dans ses causes une obscurité plus grande que beaucoup d'autres phénomènes nerveux anomaux, semble assurément peu comparable, si on se borne à mettre en parallèle les mouvements convulsifs des muscles de la face, ou la contraction si poignante des muscles de la jambe, avec les efforts musculaires qui déterminent le vomissement. Néanmoins les maladies de l'estomac et du foie indiquent, ce qu'il est à peine nécessaire de prouver, qu'il existe une relation certaine entre l'irritation du plexus solaire du grand sympathique, et le spasme des muscles à fibres lisses, animés par les nerfs qui en émanent, et aussi avec le spasme des muscles volontaires, à fibres striées, de l'abdomen ou des membres.

Nous pouvons donc considérer la phthisie gastrique comme une sorte de névralgie des branches du pneumogastrique et du grand sympathique[1]. Née de certains troncs

1. Deux nerfs dont les rapports dans cette névralgie viscérale sont aussi évidents et aussi nécessaires que ceux des nerfs analogues dans la névralgie de la face.

nerveux thoraciques, formés par la réunion de ces deux nerfs, l'irritation morbide gagne les branches abdominales, pour se manifester dans les ramifications viscérales du plexus solaire. Il se peut que là l'irritation se traduise par une véritable altération de la substance nerveuse, et qu'il en résulte une lésion des tissus de l'estomac ou des organes en rapport avec les filets nerveux ainsi altérés. Toujours est-il que la ligne de démarcation entre les désordres organiques et fonctionnels, qui se manifestent à la fois dans le nerf et dans l'organe, est pour le moment impossible à établir, et peut-être cette distinction n'existe-t-elle qu'en raison de l'insuffisance de nos moyens d'observation. Mais, après tout, on peut en dire autant des névralgies les plus caractéristiques. Ne voyons-nous pas, dans beaucoup de formes de rhumatisme et de sciatique, tous les degrés possibles suivant les cas observés, depuis l'inflammation la plus évidente des enveloppes des nerfs malades, et des organes où ils se distribuent, jusqu'a l'absence la plus complète de toute lésion en rapport avec la douleur qu'accuse le malade? Sans doute, parmi ces névralgies, les premières ont, en général, un caractère plus marqué de persistance, de continuité ou de rémittence assez fréquemment régulière; les dernières, au contraire, sont plus passagères, plus irrégulières, plus franchement intermittentes; mais c'est là une distinction plus clinique que scientifique. La névralgie de la phthisie gastrique présente, suivant les cas, une tendance à se rapprocher de l'un ou de l'autre de ces deux extrêmes : fait important qui explique ces améliorations si notables et si rapides, qui surviennent indépendamment des moyens diététiques ou pharmaceutiques, auxquels le malade ou le médecin pourrait être disposé à attribuer cette guérison apparente.

Le traitement de cette maladie se rapproche tellement de celui que réclame l'ulcération de l'estomac, avec laquelle elle a plus d'un point de ressemblance, que nous devons, pour l'établir, tenir compte de ce que nous avons dit (p. 221) à ce sujet.

Reconnaissons tout d'abord que la phthisie gastrique est susceptible d'un traitement systématique (ce qui n'est pas synonyme, bien entendu, d'une médication dont les drogues font tous les frais); ajoutons que les symptômes les plus alarmants de cette maladie disparaissent avec une rapidité qui contraste avec la lenteur extrême qu'on observe pendant la guérison des cas, même les plus favorables, d'ulcère de l'estomac. D'autre part, l'amélioration est ici souvent interrompue sans cause appréciable; en pareil cas, il faut, sans hésiter ni sans attendre, changer la thérapeutique, sous peine de rechutes graves. Ces particularités du traitement résultent de la nature névralgique de la maladie, et de ses rapports avec l'affection thoracique; quoi qu'il en soit, le fait est hors de doute. Combien de fois j'ai vu un malade, épuisé par une douleur incessante, et depuis longtemps incapable de prendre, sans la vomir, une cuillerée à thé de lait, faire des progrès si rapides, qu'en deux ou trois semaines on pouvait lui donner une nourriture abondante, dans laquelle entraient, outre la ration ordinaire d'aliments et de boissons en usage dans les classes moyennes, une à deux onces d'huile de foie de morue. Grâce à ce régime, les forces se relèvent bientôt, le teint s'anime, et l'embonpoint se traduit par une augmentation de poids.

L'opium et les autres narcotiques m'ont paru être souvent mal tolérés et plus souvent encore inutiles. Les carbonates alcalins, seuls, ou rendus effervescents au moyen de l'acide citrique ou de l'acide tartrique, rendent en général de très-grands services. Ils paraissent agir en activant la sécrétion salivaire et la fonction du foie, en neutralisant l'excès d'acide (sans doute l'acide lactique venant de la décomposition de l'amidon et de la salive) contenu dans l'estomac; enfin, ces sels exercent sans doute ici la même influence favorable qu'on leur connaît au début de la phthisie pulmonaire. Les vésicatoires n'ont souvent aucun avantage; si on en fait usage, il faut les appliquer sur le point de la poitrine indiqué par la douleur ou par l'auscultation; on doit s'en abstenir, s'il y a déjà de la fièvre ou de la chaleur à la peau. Le bismuth est utile, surtout quand le malade a de la tendance à la diarrhée. Le colombo, ou toute autre infusion amère, est un excellent véhicule pour l'administration des médicaments internes, parmi lesquels l'acide prussique, ou le sulfocyanure de potassium, méritent d'être mentionnés. On doit éviter les mercuriaux sous toutes les formes, même à titre de purgatifs, quel que soit le soulagement immédiat qui semble résulter de leur usage. Les purgatifs les plus simples : l'huile de ricin, le tartrate de potasse avec la rhubarbe, les pilules de rhubarbe, l'extrait de coloquinte associé à la jusquiame, méritent la préférence. Si on a le moindre soupçon de l'accumulation de matières dans les replis du côlon, il convient d'administrer un lavement avec de la décoction de gruau, de l'huile d'olive et de l'huile de ricin ou de l'asa fœtida. Ce moyen produit souvent la cessation immédiate de la douleur stomacale et du vomissement, en enlevant la cause qui aggrave ou qui détermine ces symptômes.

Les différentes préparations ferrugineuses ont une grande valeur, mais elles sont rarement bien supportées, si on ne les a pas fait précéder par l'un des médicaments dont nous venons de parler. Le citrate effervescent est peut-être la forme qui réussit le mieux au début. Le sulfate de fer convient aussi, administré en pilules. On peut avec avantage associer à ces deux préparations une petite dose (un grain) d'iodure de potassium.

L'alimentation du malade consistera en de petites quantités de lait, fréquemment répétées, ou en bouillon, auquel on joindra des aliments féculents : c'est le meilleur moyen de faire cesser le vomissement. On voit qu'à cette période le traitement ressemble singulièrement à celui de l'ulcère. Il faudrait aussi remédier aux inconvénients qui résultent de l'absence de mastication [1]. On ne tardera pas à introduire une plus grande variété dans le régime, et on élèvera rapidement les doses. Une petite quantité de stimulants alcooliques (tels que de l'eau-de-vie étendue dans une grande quantité d'eau ou de *soda-water*) est presque toujours favorable dès le début. Le rhum et le lait conviennent également dans beaucoup de cas. Ces moyens seraient nuisibles chez certains malades : peut-être à cause de la disposition à la congestion hépatique, si fréquente au début de la phthisie pulmonaire, et si caractérisée dans la plupart des cas de phthisie gastrique.

1. L'insalivation est un acte très-important. Quand la déglutition des aliments féculents a lieu, sans que la mastication et par conséquent sans que l'insalivation interviennent, des acides et des gaz se produisent dans l'estomac, au détriment de la digestion. J'ai vu les malades astreints à la diète liquide indiquée ci-dessus, soulagés par le remède vulgaire qui consiste à sucer un petit caillou, ou à mâcher un petit morceau de caoutchouc. Il est superflu d'insister pour recommander cette pratique à ceux qui en ont éprouvé les bienfaits.

# CHAPITRE VIII.

## SUR LA « GOUTTE DANS L'ESTOMAC. »

Par ce terme : « *Goutte dans l'estomac* », on entend en général une affection ayant son siége principal, sinon unique, dans les tissus de cet organe. Elle y constitue une manifestation de la cachexie goutteuse, qui souvent prévient, mais plus fréquemment encore remplace par rétrocession ou métastase les accès ordinaires de la goutte articulaire. En dépit des doutes exprimés par certains auteurs modernes sur la fréquence de cette affection, ou sur la possibilité de donner aux phénomènes morbides observés une autre explication et une autre cause, il faut reconnaître qu'il n'y a pas un seul auteur, ayant écrit sur ce sujet, qui ne donne en termes plus ou moins explicites la définition que nous venons de présenter.

En étudiant avec soin les faits qui se rapportent aux manifestations dont il s'agit, il est facile de comprendre pourquoi la « goutte dans l'estomac » a pris peu à peu, dans l'histoire de la maladie goutteuse, la place que nous lui voyons occuper. Les observations sont rares, obscures, peu comparables entre elles ; leur rapprochement ne fournit à la clinique que des données insuffisantes et trop peu précises. Les phénomènes observés sont nécessairement en rapport avec des symptômes, qui se lient étroitement aux actes morbides de l'estomac (chap. 11). Non-seulement ils mettent la vie en danger, mais souvent ils amènent la terminaison fatale, avec une rapidité qui suffit à expliquer la rareté ou l'absence des lésions à l'autopsie. Enfin leur véritable valeur ne peut être déterminée que par des connaissances à la fois cliniques et nécrologiques, qui, jusqu'à ces derniers temps, nous ont fait à peu près défaut, quant aux organes en cause, et en particulier quant à l'estomac. Tout en tenant compte de la nécessité impérieuse d'une explication plus satisfaisante de ce que nous appelons la « goutte dans l'estomac », nous pouvons peut-être jusqu'à nouvel ordre nous contenter d'une hypothèse utile et parfaitement légitime; on peut même se demander de quel droit on viendrait la contester, sans avoir à présenter à sa place une explication plus exacte, plus satisfaisante, fût-elle moins compréhensive.

Après une telle concession, on ne trouvera pas déplacé, je l'espère, que, même dans ce court Traité des maladies de l'estomac, j'essaye de répondre brièvement à une question que je me suis posée moi-même il y a longtemps, et qui depuis m'a été si souvent faite par d'autres : « Qu'est-ce que la goutte dans l'estomac? » Rigoureusement, la réponse à cette question implique la solution de divers points qui peuvent se résumer sous ces deux chefs : 1° Que voyons-nous dans la pratique qui nous autorise à admettre cette affection; et quelle est exactement la nature des faits groupés sous cette dénomination? 2° Jusqu'à quel point les cas dont il s'agit répondent-ils aux descriptions qui représentent ce qu'on peut appeler notre connaissance traditionnelle de cette affection? Sans négliger absolument cette partie bibliographique de la question, je m'attacherai surtout à traiter le premier point.

1° Quand, chez un individu qui est ou qui passe pour être goutteux, on voit survenir une dyspepsie violente et soudaine, il y a de grandes chances pour qu'on ait affaire à une manifestation goutteuse; c'est ainsi que la plus vulgaire colique peut recevoir la dénomination plus flatteuse de « goutte dans l'estomac ».

Le docteur Watson, dans ses admirables leçons, a fait justice de ces maladies prétentieuses. Il dit à ce sujet que ce n'est pas par la goutte, mais bien souvent par l'usage d'aliments indigestes, qu'il faudrait les expliquer. Si parmi les millions de personnes qui, à un jour donné, prennent par goût ou par nécessité des aliments qu'elles digèrent mal, et qui irritent, révoltent les parois de l'estomac ou de l'intestin, quelques-unes souffrent cruellement; si même ces accidents, se produisant à l'âge et avec le tempérament qui exposent le plus à la goutte, donnent lieu à des dangers très-réels, faut-il s'en étonner? En effet, chez ces personnes, les balances de la vie et de la mort sont dans un tel état d'équilibre, qu'un rien suffit pour faire pencher le plateau en faveur de cette dernière. L'irritation qui provoque les efforts salutaires de la nature, pour débarrasser l'économie, des trichines ou des cysticerques introduites avec la viande de porc mal cuite, de la chair de gibier putréfiée, des fruits gâtés ou des légumes corrompus, peut engendrer une prostration nerveuse profonde, tout comme elle détermine des douleurs, des vomissements et une violente purgation. Il est à peine nécessaire d'insister sur la description de ces attaques, dont les symptômes varient avec la quantité ou la qualité des *ingesta*, et dont la gravité dépend de la part qu'il faut faire à l'indigestion ou même à l'empoisonnement, dans la production des phénomènes observés. Même quand ils semblent le plus se rapprocher de ceux de la « goutte dans l'estomac », l'examen le plus superficiel démontre qu'il faut leur refuser cette prétention. Une douleur atroce à l'épigastre, accompagnée de nausées et d'un développement énorme de gaz, disparaissant à la suite d'éructations et de vomissements, tels sont les symptômes qui, chez une personne atteinte, avant ou après, de manifestations goutteuses, ont souvent donné lieu à cette explication. Mais ces mêmes symptômes sont fréquemment observés chez des personnes dont la jeunesse, la santé (comp. p 90, 383), et une immunité pour la goutte, repoussent complètement une interprétation de ce genre. De plus, la physiologie et la pathologie nous montrent que ces faits témoignent d'une simple irritation gastrique, sans aucun des signes qui accusent une origine arthritique. En dehors de tout caractère spécifique de la goutte, en dehors de toute coïncidence nécessaire (ou même fréquente) avec la diathèse goutteuse, les cas les plus graves et les plus difficiles à expliquer de cette espèce, méritent à peine d'être sérieusement discutés à ce point de vue.

2° Quoiqu'un peu moins commune, la colique hépatique est une cause d'erreur de diagnostic. En effet, cette maladie s'observe de préférence à l'âge et avec la constitution favorables à la goutte, et elle est déterminée par un état du foie analogue à celui qui existe dans cette affection. Il y a plus, et c'est là ce qui a mis dans l'erreur un grand nombre de médecins fort expérimentés, les accès de colique hépatique alternant avec la goutte articulaire, on peut les considérer comme un déplacement ou une métastase de la maladie, abandonnant les jointures pour se porter dans l'estomac.

Dans la colique hépatique, la soudaineté de l'invasion, la violence de la douleur épigastrique, les vomissements, la lenteur, l'irrégularité ou l'intermittence du pouls (plus rarement accéléré et filiforme), la dyspnée (ou même l'asthme), qui accompagne souvent les troubles du côté de l'abdomen, tout cela présente un ensemble symptomatique qui rappelle la description de la goutte dans l'estomac. Mais quand ces symptômes se produisent sans qu'il y ait la moindre apparence de jaunisse, ou bien (ce qui peut encore arriver) quand, chez un individu goutteux, ils apparaissent au début d'un accès de goutte articulaire, dont ils prennent la place, on ne peut s'étonner qu'on les rattache à une maladie comme la goutte, caractérisée par une lésion de structure et par un enchaînement logique de symptômes, plutôt qu'à une affection comme la colique hépatique, qui est loin d'être expliquée dans tous ses détails. La fréquence de cette maladie, la diversité de ses symptômes facilement rapportés à l'estomac, l'impossibilité de tirer de l'anatomie pathologique aucune lumière sur une maladie aussi vague, et qui compromet aussi rarement la vie, telles sont sans doute les raisons pour lesquelles la colique hépatique, déterminée par l'arrêt de la bile épaissie dans les canaux biliaires, n'a encore qu'une description incomplète et un diagnostic incertain. Ajoutons que, dans cette maladie, le phénomène le plus saisissant, l'accès déterminé par le passage d'un calcul à travers le canal cholédoque, a eu le privilége d'absorber presque à lui seul l'attention des médecins.

Aujourd'hui encore, un grand nombre de praticiens, d'ailleurs fort instruits, se refusent à admettre une colique hépatique en l'absence de jaunisse, tandis que d'autres (faute de pouvoir localiser la douleur, dont le siége est loin d'être aussi constant, exactement au point où la vésicule biliaire est en contact avec la paroi abdominale) nient encore plus formellement que le mal ait son origine dans les canaux hépatique ou cystique. Quoi qu'il en soit, il est certain que beaucoup d'observations de prétendue « goutte dans l'estomac » ne sont en réalité que des cas de colique hépatique méconnue. Allons plus loin : dans les exemples mêmes rapportés par Scudamore comme des types de cette forme de goutte, la colique hépatique est reconnaissable ; elle y est tout entière *usque ad unguem* ; les ongles mêmes du malade portent la trace d'une jaunisse, dont la relation fidèle de la maladie nous atteste l'existence.

3° Il y aurait exagération à prétendre que la dégénérescence rénale a été souvent confondue avec la « goutte dans l'estomac ». Cependant, on rapporte certaines observations de cette dernière maladie qui peuvent, sans aucun doute, s'expliquer par une affection des reins diagnostiquée ou méconnue [1]. Ici encore nous devons reconnaître qu'il ne manque pas de raisons pour motiver cette erreur. Les symptômes gastriques dont s'accompagne la maladie rénale sont identiquement ceux de la « goutte dans l'estomac ». Ils débutent souvent tout à coup ; tantôt ils semblent indiquer l'invasion ou une exacerbation de l'affection rénale,

1. J'ai eu l'occasion de m'entretenir sur ce sujet avec le Dr Todd, qui partageait exactement l'opinion que je viens d'exprimer.

capable de produire les désordres du système nerveux ; tantôt ils coïncident avec un arrêt brusque de la sécrétion rénale, tel qu'on l'observe soit avec une altération des reins, soit en dehors de toute lésion de structure de ces organes. Il y a plus : l'accès dont il s'agit forme un accident ordinaire, spécial à la maladie goutteuse, à l'attaque de goutte, la dégénérescence rénale n'étant qu'un élément de la maladie générale. Aussi est-il permis de dire que plusieurs de ces faits appartiennent réellement à la « goutte dans l'estomac ». On voit, en effet, à mesure que les symptômes goutteux abandonnent les articulations, se produire, du côté des reins, des désordres qui, eux-mêmes, deviennent l'origine de manifestations du côté de l'estomac et de l'abdomen. Mais, cette concession faite, le terme de « goutte dans l'estomac » reste encore inapplicable à l'ensemble des symptômes, ou au transport de l'urée à l'estomac, à l'urémie, qui sont les phénomènes les plus frappants ; ou aux désordres de la fonction rénale, qui en est le point de départ, et constitue la seule véritable « métastase ». En outre, les symptômes ordinaires de ces attaques sont fort loin de ressembler aux manifestations traditionnelles de la « goutte dans l'estomac ». Ainsi, il est rare que la douleur soit à la fois intense et localisée ; en d'autres termes, si elle est vive, elle s'étend sur tout l'abdomen, et quelquefois elle gagne la tête ou les membres. Le vomissement est également trop prononcé ; en général, il a été précédé par des nausées et des efforts répétés, s'il n'a pas débuté longtemps avant l'attaque. Les évacuations intestinales qui l'accompagnent constituent le plus souvent, une rechute ou une aggravation d'une diarrhée antérieure. L'état de langueur de tout l'organisme, et la lenteur de la circulation en particulier, se produisent peu à peu, comme une conséquence éloignée de tous ces symptômes, au lieu de se montrer au moment même de leur brusque apparition. Avec la même attention, on pourrait peut-être, dans certains cas, distinguer la douleur épigastrique qui survient si facilement après des vomissements répétés, de la souffrance si poignante et si soudaine par laquelle débute l'accès de « goutte dans l'estomac ». En somme, la ressemblance est rarement assez parfaite pour justifier la confusion entre cette dernière maladie et l'urémie, d'autant plus que l'examen chimique et microscopique de l'urine permettra, en général, d'établir un diagnostic exact.

4° Il serait encore possible de confondre avec la maladie qui nous occupe cette série de phénomènes, qui viennent bien souvent précipiter la terminaison des maladies valvulaires du cœur, et qu'on observe surtout, quand le cœur est plus profondément altéré, soit par la dégénérescence de la substance musculaire, soit par la lésion des vaisseaux coronaires, ou par la dilatation, ou l'état athéromateux de l'aorte. Si on étudie les symptômes de ces états qui, sous beaucoup de rapports, rappellent les manifestations bien connues de l'angine de poitrine, on voit qu'ils se distinguent des troubles biliaires, dont nous avons parlé plus haut, moins par le degré ou le siége de la douleur, et par la fréquence des vomissements, que par la présence d'une dyspnée plus accusée, plus violente, par l'état du pouls faible, ondulant, filiforme, et par le collapsus : caractères qui prouvent combien le cœur est plus directement intéressé dans cette scène. Néanmoins, comme la dyspepsie et l'irrégularité du pouls s'observent fréquemment dans la colique hépatique, chez les individus avancés en âge, la distinction pratique entre les variétés hépatique et cardiaque de la « goutte dans l'estomac » est quelquefois très-difficile. La physionomie du malade sera un excellent guide pour le médecin exercé. Ce serait tenter l'impossible que de vouloir par des mots faire ressortir les mille nuances qui séparent les troubles si variables de la circulation : ici, l'oppression, l'anxiété ; là, l'épuisement et la prostration des forces. Ajoutons que, dans certains cas, les deux lésions cardiaque et hépatique peuvent se trouver réunies, et compliquées elles-mêmes quelquefois par une affection correspondante des reins.

Dans le traité classique du Dr Gairdner [1], on voit quelques observations importantes sur la fréquence et la valeur des lésions cardiaques et surtout aortiques dont s'accompagne la goutte invétérée. J'irai encore plus loin que le Dr Gairdner : mon expérience m'a permis de constater, tant au lit des malades que dans les autopsies nombreuses que j'ai faites, l'extrême fréquence de ces lésions, et le peu de gravité des symptômes par lesquels elles se traduisent chez beaucoup de sujets, parvenus d'ailleurs à un âge très-avancé. Cette fréquence et cette innocuité sont vraies, non-seulement pour les formes légères et les moins accusées, mais aussi pour un grand nombre de cas très-caractérisés, que le médecin tant soit peu exercé au diagnostic ne saurait méconnaître. J'ai, dans mes observations, l'histoire

1 « *On gout* ». 4e Edition.

d'un grand nombre de personnes chez lesquelles ces lésions n'avaient déterminé aucun dérangement de la santé pendant de longues années, et ne s'étaient presque pas aggravées dans leurs signes physiques, sous l'influence de sérieuses maladies intercurrentes. Le médecin devra donc, tout en se tenant sur ses gardes, ne pas porter un pronostic trop effrayant.

5° Ces éliminations faites, reste-t-il une maladie à laquelle nous puissions donner le nom de « goutte dans l'estomac »? Pour moi, j'affirme ne pas connaître, n'avoir pas vu un seul cas de cette maladie, je n'en ai pas rencontré une seule observation, et les plus grands médecins de l'époque actuelle n'ont pas été plus heureux; mais je n'irai pas au delà de cette déclaration, car dans la goutte et le rhumatisme j'ai constamment trouvé l'estomac dans un état de relâchement et de météorisme, qui faisaient supposer une grande irritation des nerfs de l'organe, et je me demande s'il ne pourrait pas exister une forme plus intense de cette irritation nerveuse, capable de déterminer une douleur violente, des vomissements, des troubles cardiaques, et peut-être une hémorrhagie des parois de l'organe. Nous avons déjà vu que la dyspepsie des goutteux présente quelque chose qui ressemble de loin à ces phénomènes. Ajoutons que les dyspepsies des convalescents de fièvre rhumatismale, ou même de fièvre simple, offrent aussi des caractères analogues sous ce rapport. Néanmoins, il doit être bien rare que la mort soit la conséquence de ces désordres. J'hésiterais donc d'abord à accepter ces faits sur les témoignages que possède jusqu'ici la science médicale.

Mais leur existence fût-elle démontrée, je voudrais savoir si on peut leur donner le nom de « goutte »; en un mot, si à défaut d'une origine spécialement ou exclusivement goutteuse, à défaut d'une localisation bien certaine dans l'estomac, ils ne méritent pas plutôt une place parmi ces états morbides singuliers du système nerveux, auxquels il semble qu'il convienne en réalité de les rapporter.



FIN.

# ERRATA.

| Pages. | Lignes. | |
|---|---|---|
| XII | 16 | lisez : *Brouardel.* |
| XLII | 20 | peu digestive, *lisez* : *post*-digestive. |
| XLIV | 23 | exemplaire, *lisez* : exemple. |
| 4, 5, 6, 7 | 16 et 17, 2, 5, 4 | hypocondre, *lisez* : hypochondre. |
| 51 | 25 | propre, *lisez* : propre [1] (appel de note). |
| 74 | 9 | de l'action concourante, *lisez* : du concours simultané. |
| 104 | 28 | épithéliale et, *lisez* : épithéliale, plus. |
| 129 | 31 | dangereuse, *lisez* : dangereuse et sté- |
| 143 | 1 | considérations, *lisez* : mêmes raisons. |
| 145 | 15 | folliculaires, *lisez* : folliculeuses. |
| 147 | 4 | de la note *lisez* : 1857), d'où. |
| 148 | 17 | épuisements, *lisez* : épuisement. |
| 158 | 20 | attaque, *lisez* : accès. |
| 166 | 3 | la couleur et la fluidité qui attestent. *lisez* : sa fluidité, et la couleur qui atteste. |
| *Id.* | 25 | ulcèree, *lisez* : ulcère. |
| 196 | 20 | j'ai vue, *lisez* : j'aie vu. |
| 197 | 3 | se produit, *lisez* : dût se produire. |
| 198 | 29 | éternuement, *lisez* : éternument. |
| 207 | 31 | d'un organe, *lisez* : de l'estomac. |
| 215 | 16 | leur, *lisez* : sa. |
| 299 | 29 | pylorene, il y avait, *lisez* : pylore, il y en avait. |
| 348 | 10 | anémique, *lisez* : anémié. |
| 397 | 19 | *fastiny*, lisez : *fasting.* |

# TABLE DES CHAPITRES.

## CHAPITRE VI.



## CHAPITRE VII.



## CHAPITRE VIII.



FIN DE LA TABLE DES CHAPITRES.

# TABLE ALPHABÉTIQUE

## DES MATIÈRES.



### A



### B



### C

D

**E**

## F



## G

H



I



J



K



L



M

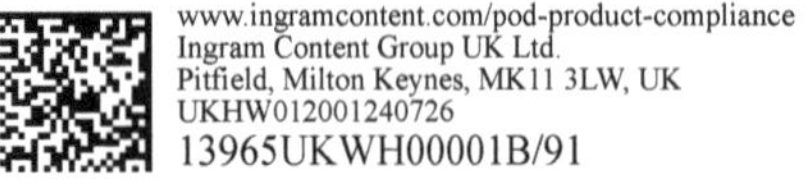
www.ingramcontent.com/pod-product-compliance
Ingram Content Group UK Ltd.
Pitfield, Milton Keynes, MK11 3LW, UK
UKHW012001240726
13965UKWH00001B/91

9 782012 973275